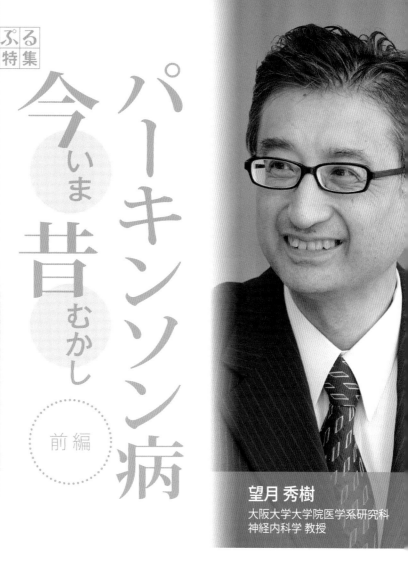

とりぷる特集

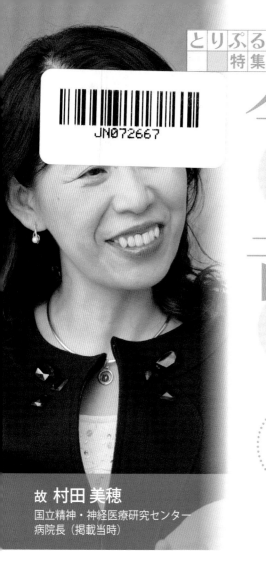

パーキンソン病 今《いま》昔《むかし》

前編

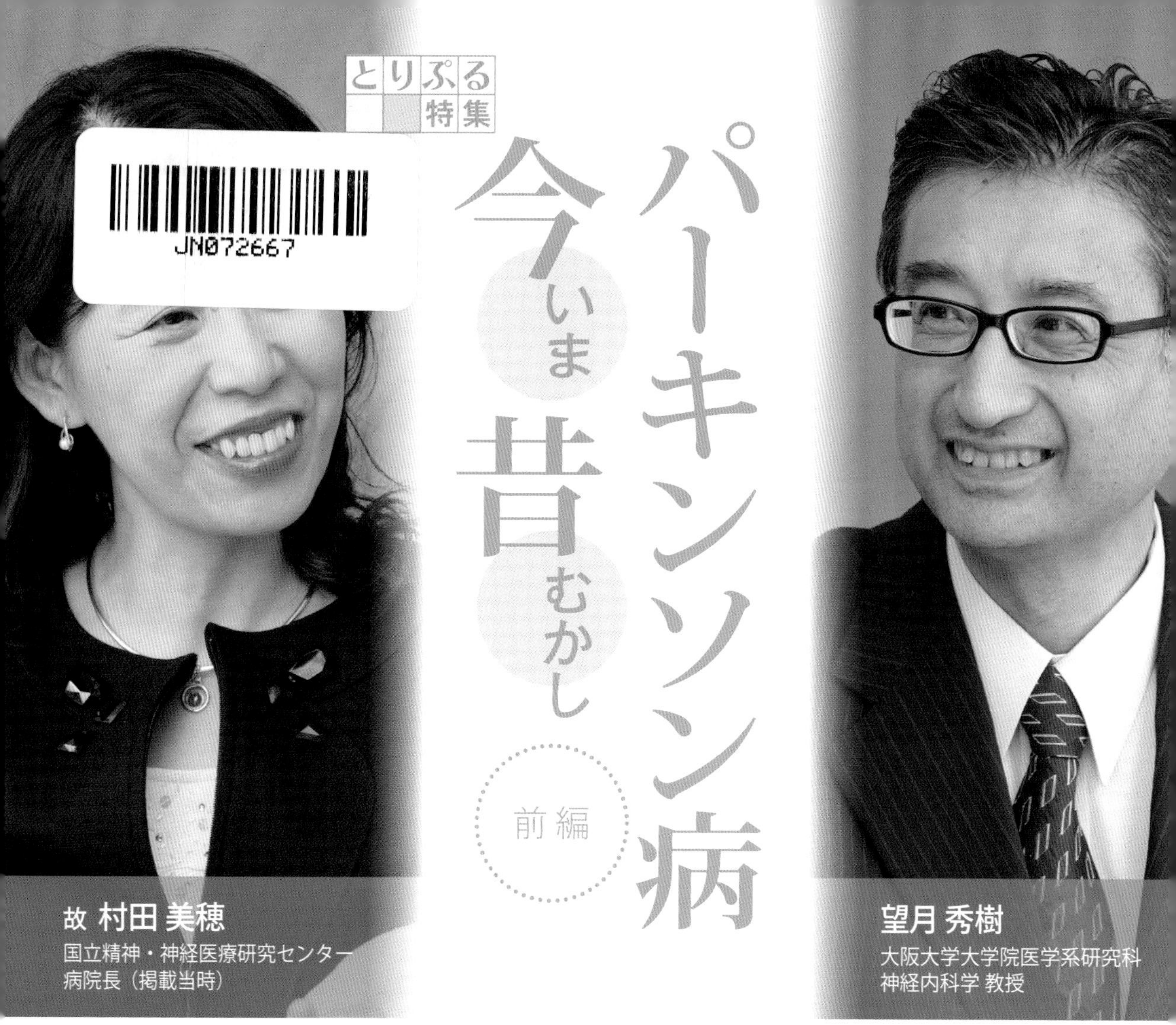

故 村田 美穂
国立精神・神経医療研究センター
病院長（掲載当時）

望月 秀樹
大阪大学大学院医学系研究科
神経内科学 教授

パーキンソン病の原因がまだよくわかっていなかった20世紀の中頃までは、有効な治療法がなかなか見つからない時代が続きました。

しかし、1960年代に入って脳（線条体）のドパミン減少がパーキンソン病に関係していることが明らかになると、その不足を補う物質としてレボドパの研究が進み、1972年には日本でもパーキンソン病のレボドパ療法がスタートしました。

このあとパーキンソン病の対処法は多様な広がりを見せていきますが、その間の動きや現在の潮流について、前編（早期治療）と後編（進行期治療）の2回にわたって『とりぷる』総監修の村田美穂先生と望月秀樹先生に解説していただきます。

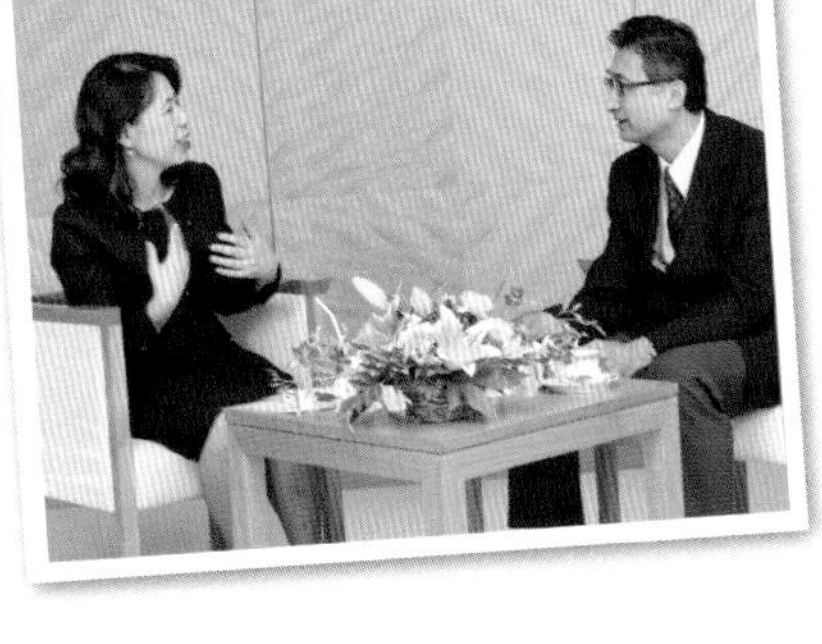

1 パーキンソン病 ―1972年以後―

とりぷる 特集

パーキンソン病治療の本格的な始まり

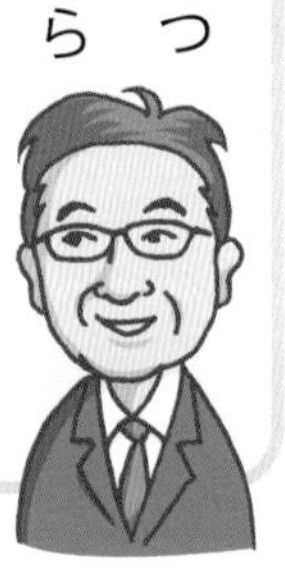

望月 19世紀以降いくつかの薬での治療が試みられていましたが、1972年に導入されたレボドパ療法が日本での本格的なパーキンソン病*治療の始まりですね（**表1**）。40年近く使われているレボドパは、今でも信頼できる治療法の一つです。

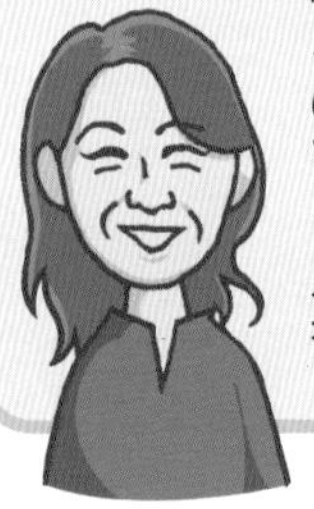

村田 昔は、症状がかなり現れていても未治療のままの患者さんも多く数年でかなり動きが悪くなってしまった方も少なくなかったと思います。それがレボドパを使うと、映画『レナードの朝』で描かれたように劇的に改善されるので、患者さんやご家族に大きな驚きと喜びを与えました。

長期経過でわかってきたこと

望月 レボドパが普及し、長期服用の患者さんが増えるにつれて、ジスキネジア*やウェアリング・オフ*現象、オン・オフ現象などが注目されるようになりました（**表2**）。

村田 レボドパは効果がはっきりしているだけに、さらに改善を求めて服用量が多くなりがちだったことも、ジスキネジアやウェアリング・オフ現象を助長する背景にあったと思います。1980～90年代頃のことですね。

望月 そうしたレボドパの長期服用に伴う問題を解決するために、より新しい薬のドパミンアゴニストへの関心が高まりました。

村田 ドパミンアゴニストは作用時間が長めで穏やかに作用するので、ウェアリング・オフ現象の軽減などに期待が寄せられましたね。

望月 その一方で、治療のために外部から大量に補充されるドパミン自体が脳の神経細胞

＊「わかる！ パーキンソン病」（8～9ページ）で解説しています

表1 パーキンソン病治療の変遷（概要）

19世紀～	症状改善のためコリン作用の抑制やドパミン放出促進などが試みられる
日本国内の動き	
1972年	レボドパ使用開始
1978年	パーキンソン病が特定疾患（難病）に指定
1985年	ドパミンアゴニスト使用開始

表2 レボドパ長期服用で発現する症状

- ジスキネジア
- ウェアリング・オフ現象
- オン・オフ現象　など

を傷つけるのではないか、つまりレボドパが〝毒〟になるという仮説も出されました。こうした動きの中で、それまでのレボドパを中心とする治療とは異なる流れが強まっていったのですが、そこに「ELLDOPA Study」（エルドパ・スタディ、2004年）という研究が現れて、驚くべき結果が示されたわけですね。

レボドパ再考の動き

村田　この「ELLDOPA Study」では、レボドパを飲んだグループとプラセボ（効果のない見かけだけの薬）を飲んだグループとを比較しました。当初、服薬中はレボドパグループのほうが身体の動きがよくても服用中止後は同じになるだろうと予想されていました。しかし、実際には、中止後もレボドパグループのほうがプラセボグループよりもよい状態を維持していたのです。

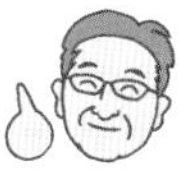

「私自身、鉄とドパミンメラニンによるドパミン神経細胞への影響を調べていたので当時のことはよく印象に残っています」
Mochizuki H, et al. Neurodegeneration 1993；2：1-7.

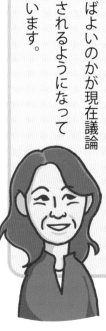

望月　つまりレボドパが〝毒〟ということは証明されなかったわけですよね。今では、レボドパ療法が神経細胞に悪い影響を及ぼすという考え方はほぼ否定されています。

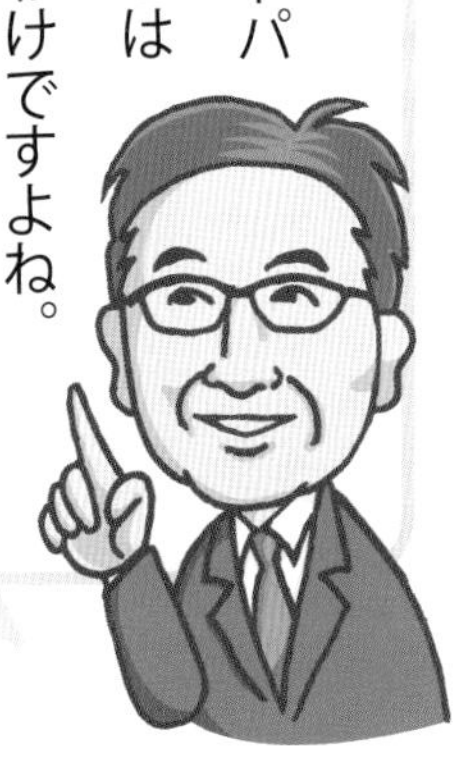

村田　そうですね。「ELLDOPA Study」から得られた教訓は、早い段階から対策を講じて身体の動きがよい状態を保つことの大切さだと思います。そのためにはどのように治療を進めればよいのかが現在議論されるようになっています。

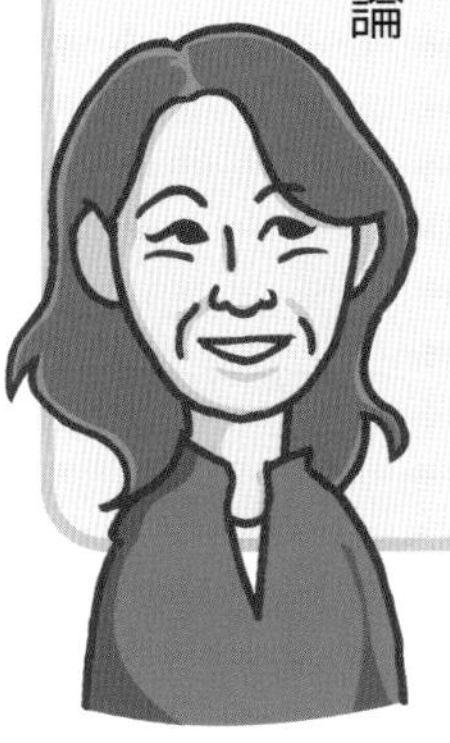

2 早期治療とパーキンソン病

とりぷる特集

治療を遅らせず早期に開始する時代へ

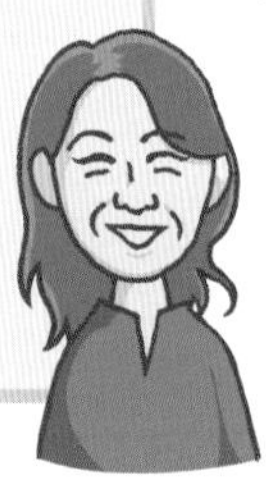

村田　以前はレボドパへの誤解から、「なるべく服薬を遅らせたほうがよい」という考え方が医師の側にあり、「レボドパは危ない薬だから飲みたくありません」と患者さんからいわれることもありました。しかし今では早期に対処するメリットが示されていますし、治療を我慢しないで怖がらずに進めていける環境をもっと整えていきたいです。

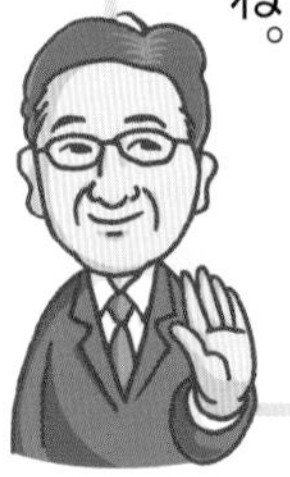

望月　私も早期治療に賛成です。患者さんのクオリティ・オブ・ライフ（QOL、日常生活のしやすさ）を保つという点でも早期治療は大事ですよね。

クオリティ・オブ・ライフの重要性

望月　軽い振戦や歩行障害だったら、薬を出さずに「大丈夫ですよ」と声をかけて患者さんに安心していただくことも可能ですが、症状が軽いとはいえお困りだからこそ受診されているのだと思います。安心を与える「大丈夫ですよ」の一言が、結果的に病気の我慢を強いる言葉になる恐れがあるので、患者さんの本心を聴き取るよう特に注意しています。

村田　患者さんとしては、医師から「これは病気ではなく薬も必要ありません」という言葉を聞きたいのが真情だと思いますが、そのために、困っている症状があっても「できないわけではないです」と過小に報告される方もいます。ですから、患者さんの気持ちをくみ取りながら正確に評価していきたいと私も思っています。治療によって患者さん自身も気付かなかった表情の乏しさや猫背が改善されて、ご近所の方から「別人みたい」

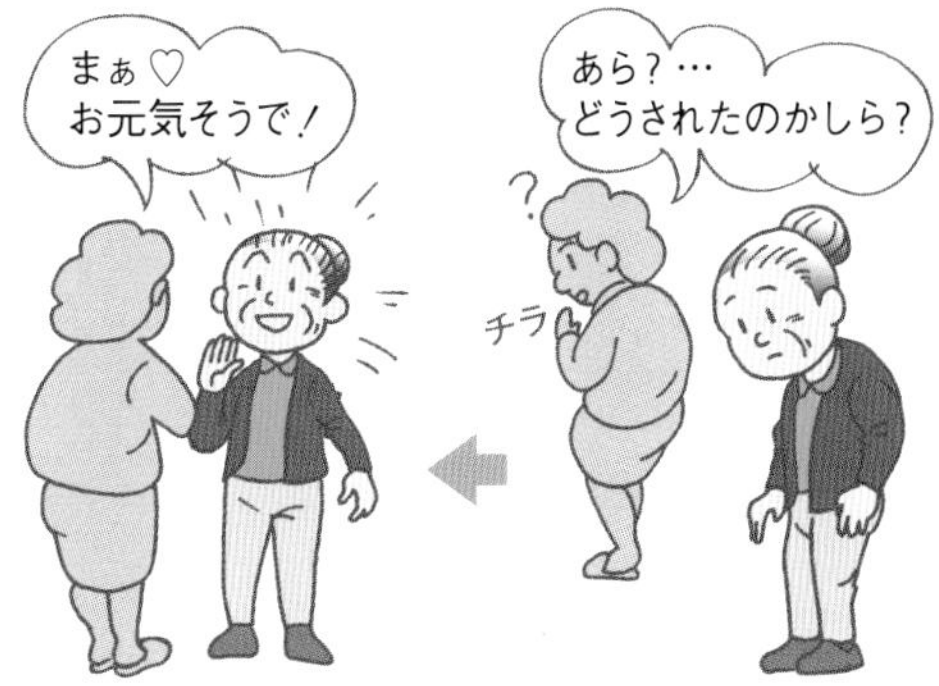

表3 早期治療の薬剤選択で考慮するポイント

① 年齢
② 症状の種類
③ 症状の程度

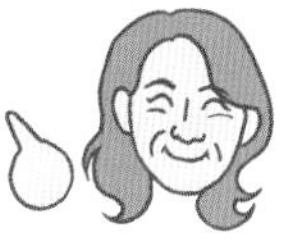

と驚きの声を受けて、ご本人も大変うれしい思いをしたというお話も耳にします。

薬剤選択の考慮ポイント

望月　一概にいうのは難しいと思うのですが、早期治療の薬剤選択はどのようにされていますか。

村田　確かに難しいですね（笑）。患者さんによって処方にはかなりの幅がありますが、基本的には表3に挙げた①年齢、②症状の種類、③症状の程度を考慮して決めています。患者さんごとに生活上のニーズが異なりますので、ある方にとって最良の薬剤選択が他の方にも当てはまるとは限りません。

望月　また薬によっては徐々に増量しなければならないものや他の薬と組み合わせて使うものがあるので、患者さんに十分説明しておくことも大事ですよね。そうしないと「この先生は毎回いろいろ薬を変更しているけれど本当に大丈夫なのかな？」と心配されるかもしれないので（笑）。

村田　お薬の説明とともに「なるべく身体を動かしてください」と伝えています。「体操している」という方にみせてもらうと、動きが小さい方がおられるので「大きく動かしてください」といい添えています。

望月　今までお話ししてきたように、パーキンソン病は以前に比べて治療の選択肢が大幅に増え、20年、30年と長期にわたって病気と付き合っている患者さんも珍しくありません。それだけに早い段階からきちんと治療を進めて、できるだけ長くよい状態を保っていくことが本当に大切ですし、現代ではそれが十分に可能になっているのです。

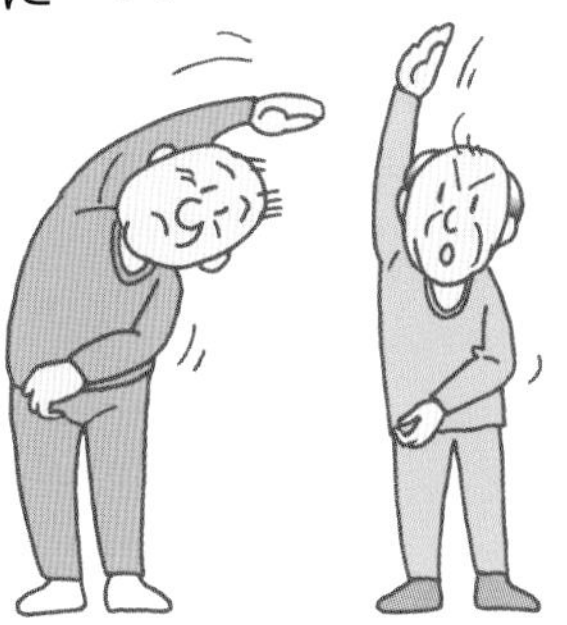

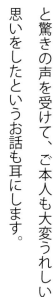

〈前編・了〉

パーキンソン病を理解するためのキーワードをわかりやすく解説します

わかる！パーキンソン病

〈監修〉
（独）国立病院機構 仙台西多賀病院 院長
武田 篤

パーキンソン病

原因と症状

脳には数百億にものぼる神経細胞があり、お互いにうまく連絡を取り合って脳の働きを調整しています。細胞どうしの連絡には「神経伝達物質」が使われますが（**図1**）、そのうちドパミンという物質が不足するとパーキンソン病が起こります。

ドパミンは、脳の奥にある「黒質」という部分（本当に黒い）から「線条体」にかけて存在する「ドパミン神経細胞」によって作られています。パーキンソン病ではこのドパミン神経細胞の働きが弱まり、ドパミンの生産量が減少して神経細胞どうしの連絡がうまく取れなくなってしまうのです（**図2**）。それが主な原因となって次のような症状が現われます（厳密にはドパミン以外の神経伝達物質の影響も明らかとなっています）。（↖）

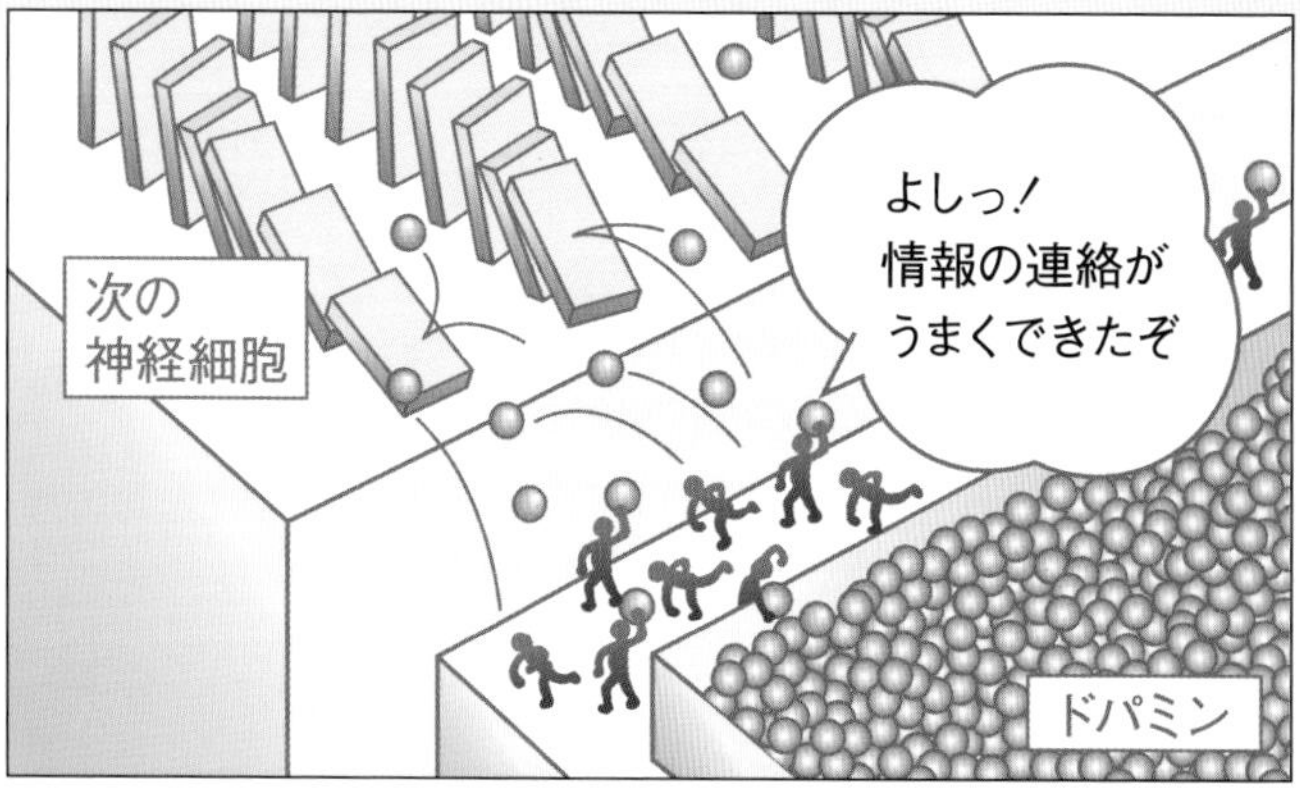
よしっ！
情報の連絡が
うまくできたぞ
次の
神経細胞
ドパミン

図1 神経細胞で情報が伝達されるしくみ（イメージ図）

ジスキネジア

自分の意思ではないのに手足や身体が勝手に動く症状で、パーキンソン病の薬が効きすぎている時に起こります。薬の効果が現れる時や切れる時にも起こる場合があります。ジスキネジアを避けるために薬の量を減らしすぎると今度は身体の動きが悪くなってしまうので、薬の調整は主治医の先生とよく相談して決めることが重要です。

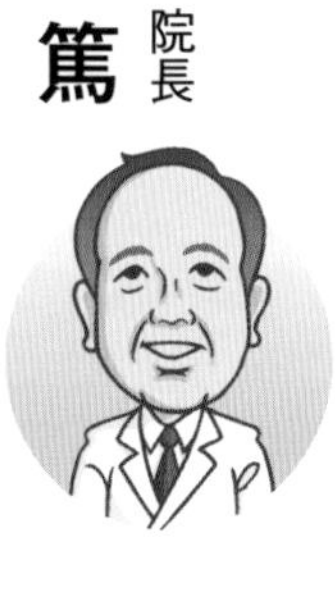

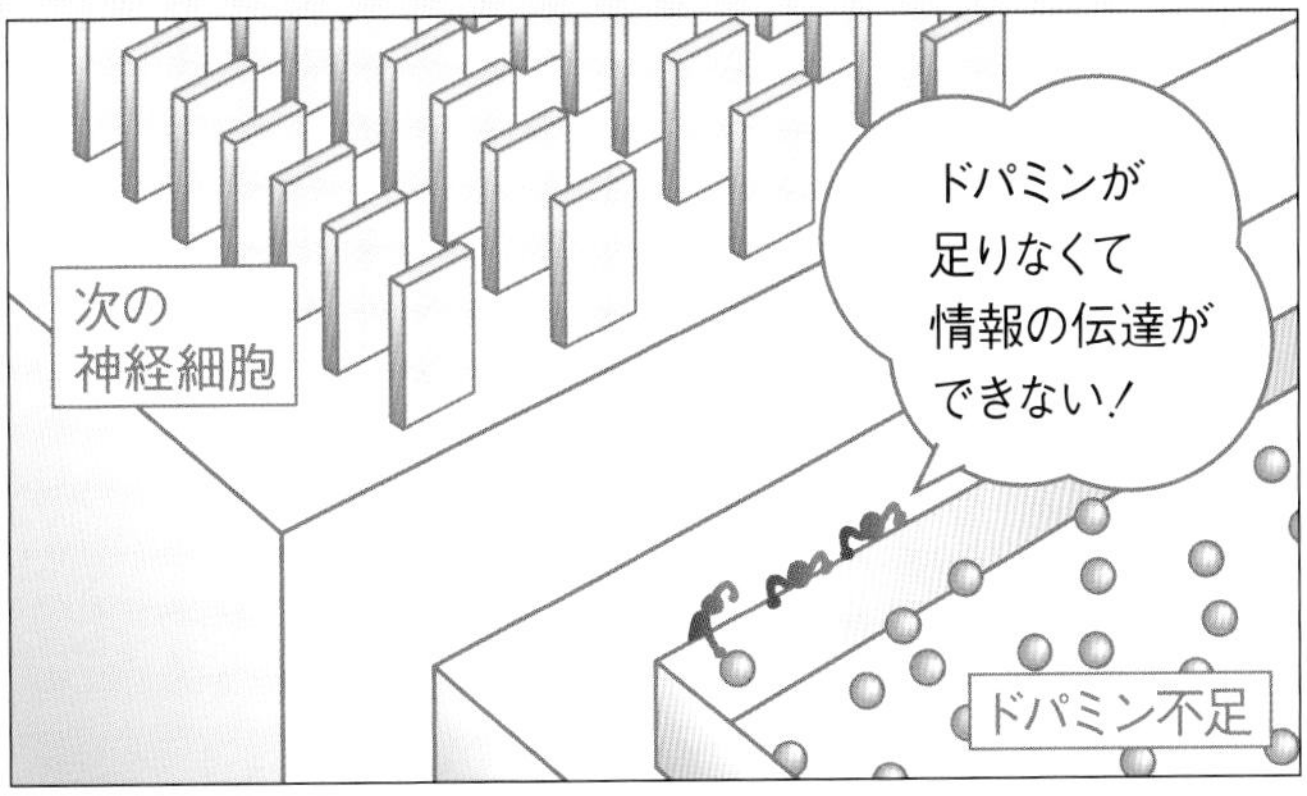
次の
神経細胞
ドパミンが
足りなくて
情報の伝達が
できない！
ドパミン不足

図2 ドパミンが足りないと情報が伝達できない（イメージ図）

（↙

運動面
手足がふるえる／歩行や動作が遅くなる／歩幅が小刻みになり一歩めが出しにくい／ベッドやイスから立ち上がりにくい／身体のバランスを崩して転びやすい　など

精神面
意欲や元気がなくなる／気分が落ち込む（抑うつ）／幻覚や妄想が起こる／認知機能が低下する　など

その他
便秘になる／立ちくらみがする／トイレが近くなる（頻尿）／顔が脂ぎる　など

症状は「左右どちらかの手足のふるえ」から始まることが多く、他に「歩きにくい」「身体を動かしにくい」という症状が最初に現れることもあります。

患者数

厚生労働省の患者調査（２０１４年）によると、パーキンソン病の患者数は全国で16万3千人＊にのぼり、日本人のおおよそ１０００人に１人がパーキンソン病という計算になります。60歳代以降での発症が多く、高齢になるほど患者数は増加します。

＊ 厚生労働省. 平成26年患者調査.

ウェアリング・オフ現象

治療が長期化するにつれて、薬の効果が持続する時間が徐々に短くなる現象をウェアリング・オフ現象と呼びます。これは少しずつ病気が進行して、ドパミンを神経細胞の中に貯蔵できる量が減るために起こると考えられています。対処法としては、薬の服用回数を増やす、別の薬を一緒に飲む、などの方法によって、神経細胞内のドパミンの量をなるべく一定に保つような工夫がなされます。

表紙コレクション 1

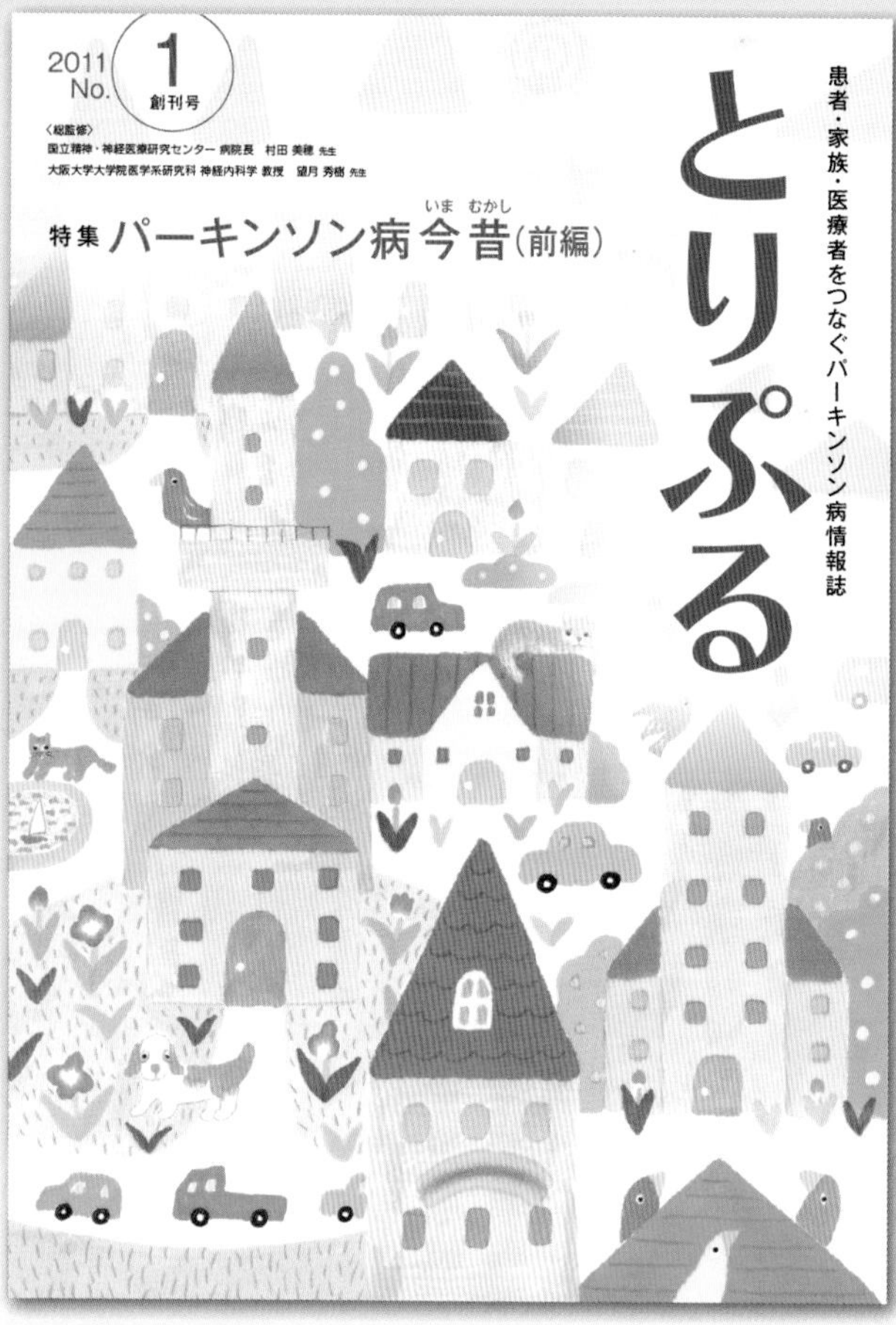

2011 No. 1 創刊号
〈総監修〉
国立精神・神経医療研究センター 病院長 村田 美穂 先生
大阪大学大学院医学系研究科 神経内科学 教授 望月 秀樹 先生
特集 パーキンソン病 今《いま》昔《むかし》(前編)
とりぷる
患者・家族・医療者をつなぐパーキンソン病情報誌

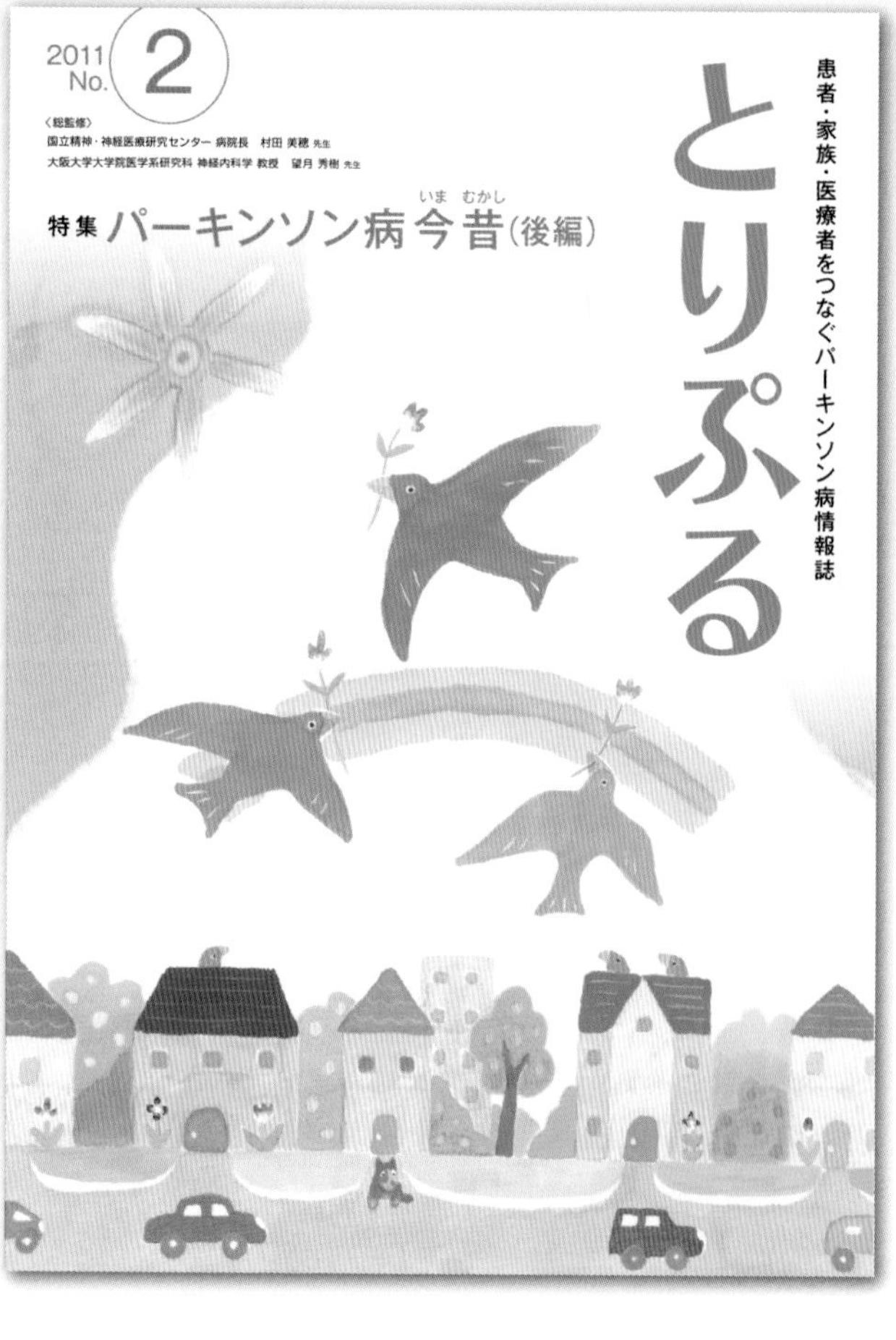

2011 No. 2
〈総監修〉
国立精神・神経医療研究センター 病院長 村田 美穂 先生
大阪大学大学院医学系研究科 神経内科学 教授 望月 秀樹 先生
特集 パーキンソン病 今《いま》昔《むかし》(後編)
とりぷる
患者・家族・医療者をつなぐパーキンソン病情報誌

とりぷる特集

パーキンソン病 今《いま》昔《むかし》

後編

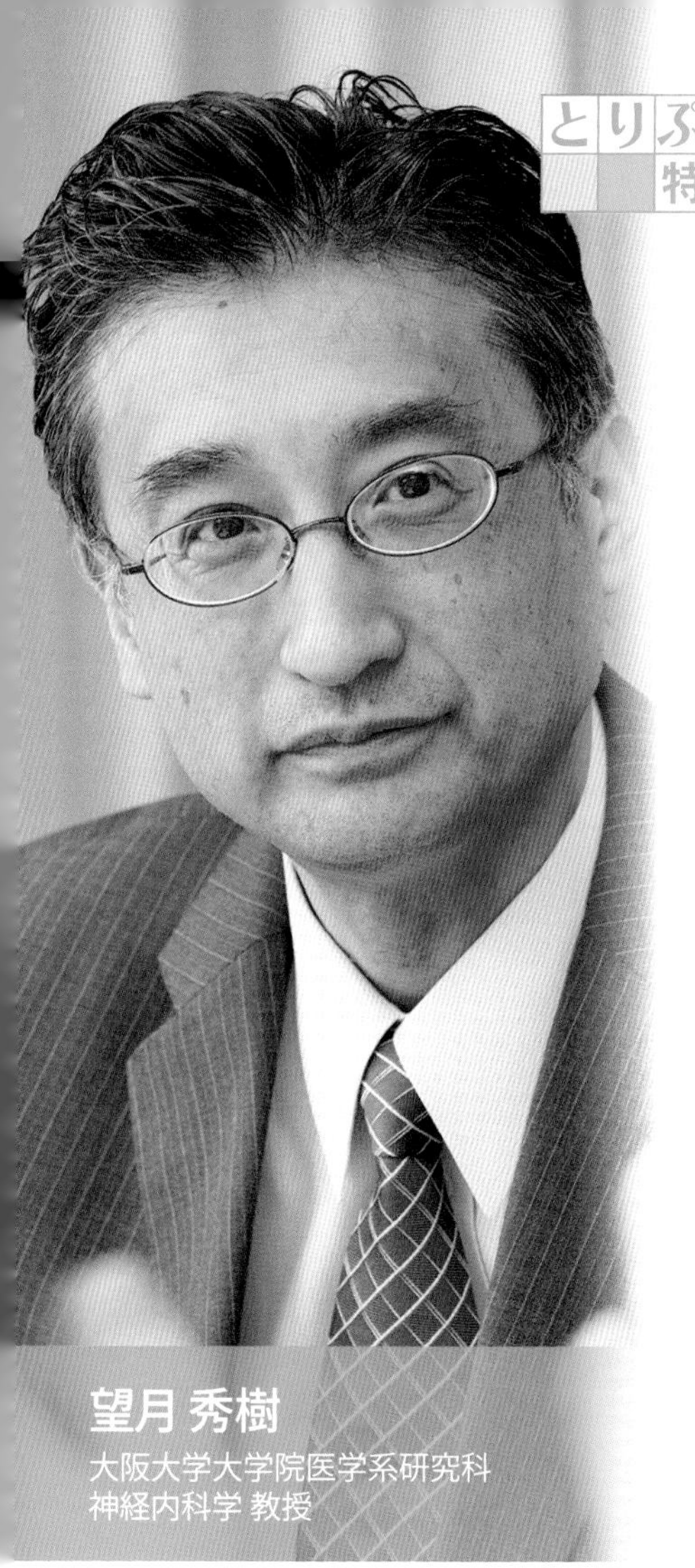

望月 秀樹
大阪大学大学院医学系研究科
神経内科学 教授

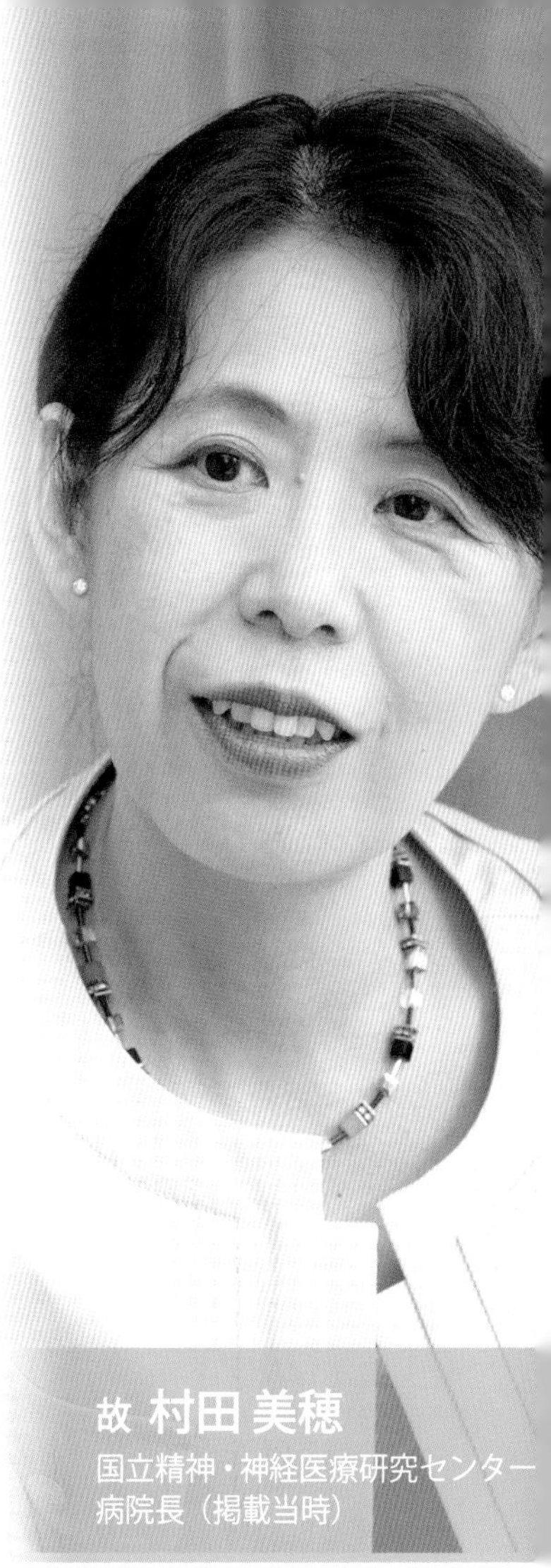

故 村田 美穂
国立精神・神経医療研究センター
病院長（掲載当時）

新しい治療薬の開発や年々工夫が重ねられる薬の使い方などによって、かつては考えられなかったほど長い期間にわたって安定した状態を保ちながら、パーキンソン病の治療が進められる環境が整えられてきました。

『とりぷる』2号では、創刊号で着目した「早期治療」の続編として「進行期治療」の今昔（いまむかし）を取り上げました。食事と服薬のタイミングや将来の新しい薬の形、身体の動きのよい状態を保つ大切さなどを中心として、総監修の望月秀樹先生と村田美穂先生に解説していただきます。

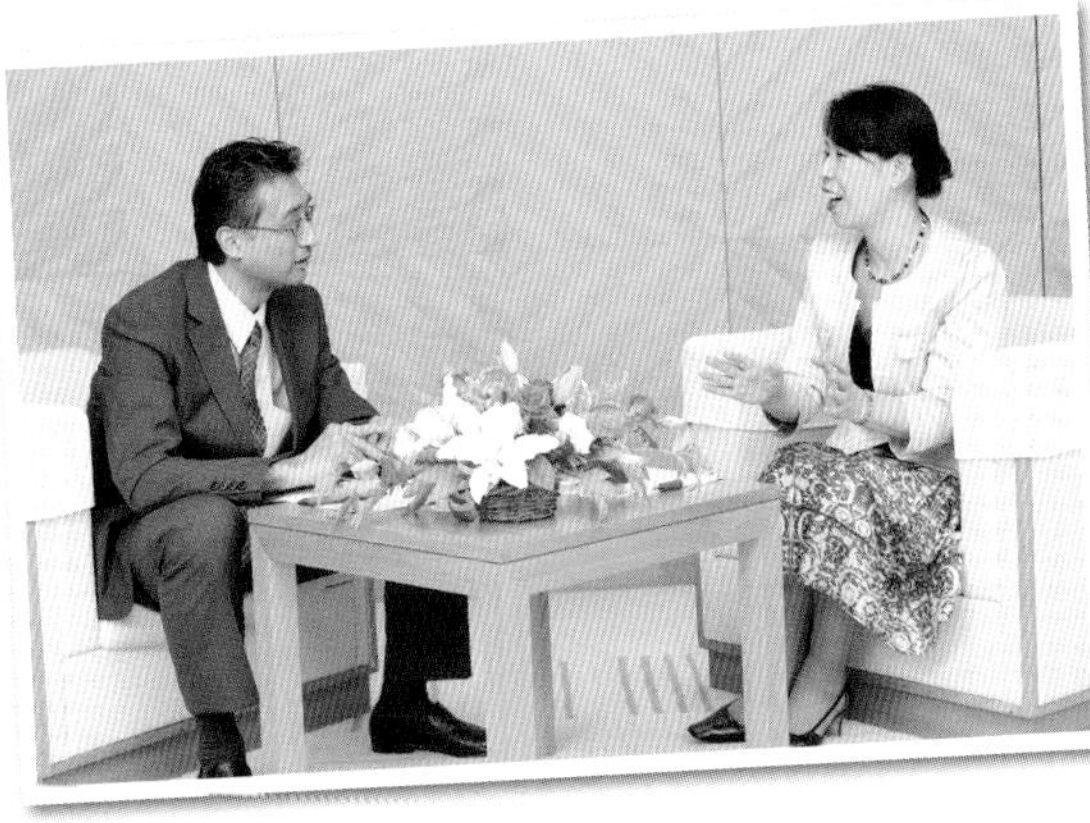

1 安定的な長期治療を可能にした工夫

とりぷる特集

進行期治療の進歩

望月　かつてパーキンソン病は「10年ほどで運動機能がかなり落ちる」といわれていました。しかし、ジスキネジアやウェアリング・オフ現象などを防ぐ工夫が重ねられ、今や治療期間が20年、30年という方も少なくありません。

村田　以前は、症状の改善にはレボドパの用量や回数の調節くらいしか方法がなく、薬の「さじ加減」が困難でした。しかしドパミンアゴニストや、レボドパの効果を長もちさせる薬の開発などもあって症状の安定が得られやすくなりました。

オフ時間の解消とジスキネジアへの対応

村田　パーキンソン病はゆっくり進行する病気のため、症状の安定が得られやすくなったといっても、治療に必要な薬の用量は次第に増えていくのが自然な経過です。しかし、最初の設定用量を守ろうとするために、薬の効果が切れる「オフ時間」が延びて、外出を諦める患者さんも多いように思えます。

望月　一度でも外出時に「オフ」を経験すると、「また動けなくなったらどうしよう…」という不安が強まりますよね。

村田　すると家に閉じこもりがちになって生活範囲が狭まり、患者さん自身の存在まで小さくなったように感じることになりかねません。充分な薬で「オフ」を解消するのは大事な点だと思います。

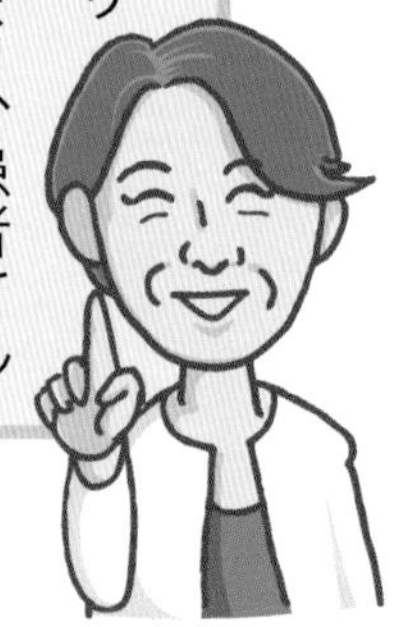

望月　「レボドパを増やすとジスキネジアが心配」という声も確かにありますが、少しジスキネジアが現れてもひとりで歩けるほうが嬉しい、日常生活動作（ADL）*が改善したほうがよいという方もおられます。

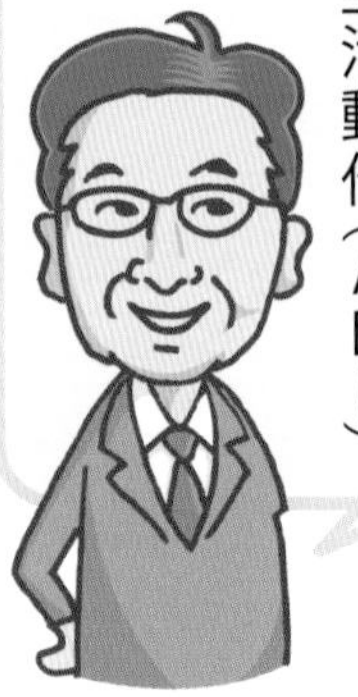

図 食事・服薬のタイミングと血中濃度の変化（イメージ図）

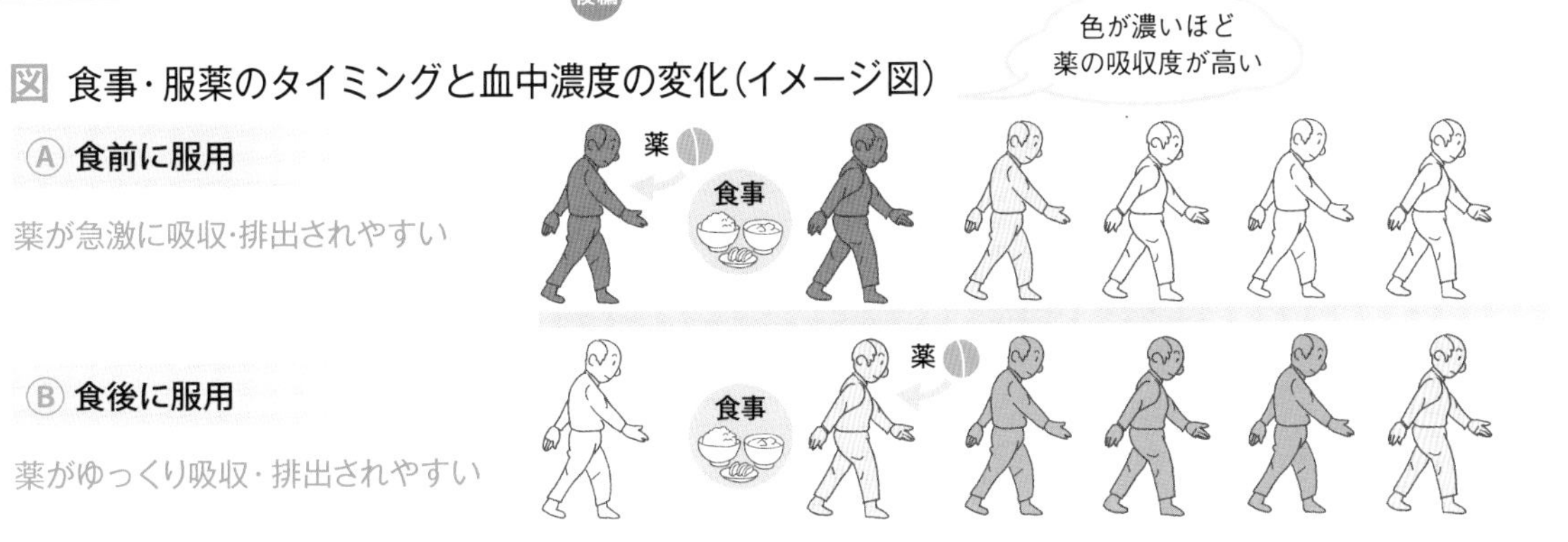

村田　特に高齢発症の方では激しいジスキネジアが現れることはあまりなく、仮に現れても軽度ですし、レボドパの用量を元に戻せば短時間で消失します。レボドパの増量で、起床も難しかった方がゴルフに出かけられるまでに改善するケースもあります。いったん薬を増やしたら一生そのままということではないので、1～2カ月増やして効果を確認してからその後どうするかを決めてもよいと思います。

食事のタイミングと血中濃度

望月　充分なレボドパを使うという認識の変化と同時に、レボドパの使い方にも工夫が加えられてきたと思いますが、村田先生はどのような対応をされていますか。

村田　私はレボドパの血中濃度*をなるべく一定に保つために、食事と服薬のタイミングに気をつけるように患者さんに伝えています。

望月　「一律に数時間おきに服用」ということではなくて、食事とのタイミングを大事にされているということですね。

村田　はい。食前に服用すると薬が体内に一気に吸収され、短時間で排出される傾向がありますね（図のⒶ）。このような急激な変化は、ジスキネジアやウェアリング・オフ現象の防止には望ましくありません。一方、食後服用ではゆっくり吸収・排出されるので、比較的安定した血中濃度を保ちやすいといえます（図のⒷ）。

望月　そうですね。ただ、肝心の食事中に身体の動きが悪く、ご飯を食べるのがつらいという患者さんもおられるので、その場合は服用のタイミングを見直すこともあります。

村田　「食事中がつらい」という訴えには、1回分の薬を分けて飲むように指導してみます。すると「こんなに身体が楽になるとは思わなかった」という感想を耳にすることがよくありますね。

＊「わかる！ パーキンソン病」（16～17ページ）で解説しています

2 細やかな進行期治療に向けて

とりぷる特集

「薬の自己調整はしない」が基本！

村田　長期の治療継続中でもお元気な患者さんが本当に増えてきて、海外旅行や結婚式に出かけたいので少し多めに薬がほしいという希望も珍しくありません。その時は患者さんとよく話し合い一定の範囲で予備の薬をお渡ししますが、「普段は決められた処方を守って自己調整はしないでくださいね」と伝えています。

望月　患者さんの個々のニーズを聴き取って、なるべく対応したいと考えていますが「あの患者さんがそうだから私も…」とは簡単にはいかないことも理解していただけるとうれしいです。

新しく便利な薬の形

望月　より安定して薬の効果を引き出すために、お腹に付けた胃ろう*から液体の薬を投与する治療法が開発されていて（図）、この方法だと食事の影響を受けにくく、比較的安定した効果が得られるといわれています。

村田　嚥下の機能が低下している患者さんでも胃ろうからドパなどの薬を投与することで身体の動きが改善して、食事はお口から召し上がれるようになるという方も多いです。

パッチ薬や24時間作用型の薬もあります（図）。睡眠中もヒトは動いていますから寝返りや姿勢の変更ができないと、なかなかぐっすり眠れません。パッチ薬などで睡眠中の動きを改善できれば、患者さんの眠りの満足感はかなり高まるのではないでしょうか。

望月　よく眠れないと次の日の調子が悪くなり、するとまた次の日も…と悪影響が長引くので、夜間の運動機能もある程度保つ視点は大切ですね。

村田　パーキンソン病の患者さんは今や一般の方の寿命と変わらないほどで、何かの病気で手術が必要となることもしばしばです。その時に患者さんが薬を飲めない場合でもパッチ薬ならば使用できます。

＊「わかる！ パーキンソン病」（16～17ページ）で解説しています

図 検討されている便利な薬の形

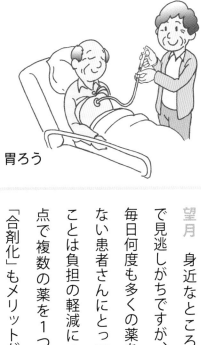

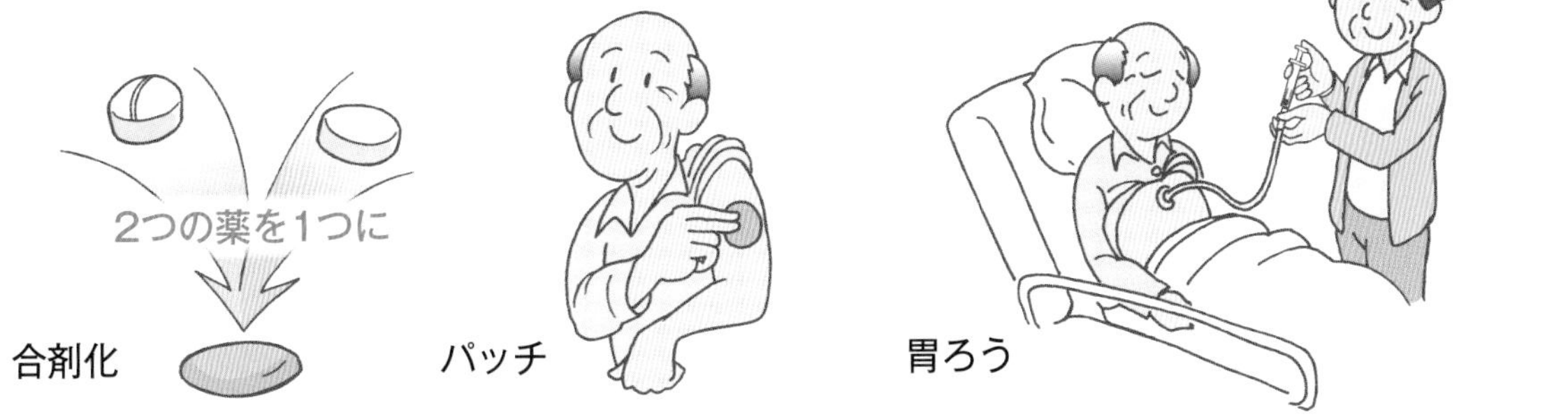

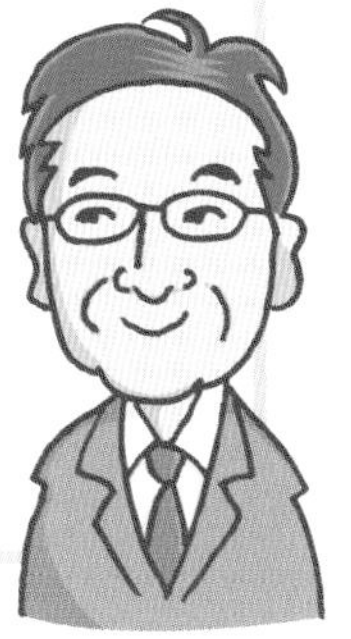

望月　身近なところで見逃しがちですが、毎日何度も多くの薬を飲まなければならない患者さんにとって、薬の錠数が減ることは負担の軽減につながります。その点で複数の薬を1つの錠剤にまとめる「合剤化」もメリットがありますね（図）。

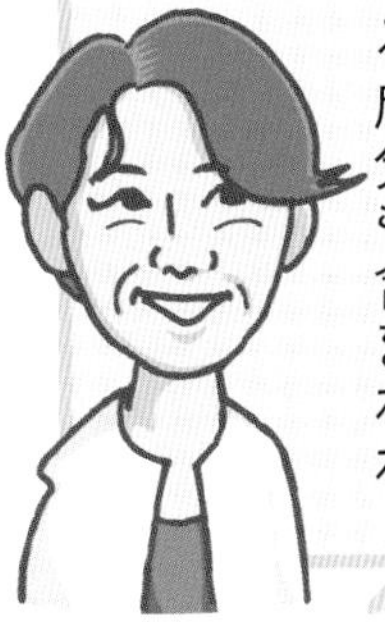

村田　レボドパとレボドパの分解を防ぐ薬の合剤は今すでに使われていますが、さらに薬の吸収をよくする成分も含まれれば、より便利になると思います。

大切なのは動きがよい状態を保つこと

望月　パーキンソン病は脳の神経細胞が変性するために起こる病気で、残念ながらその進行を防ぐ薬はまだありません。しかし、動物や培養細胞の実験では変性を妨げる、もしくは遅らせる薬の可能性が指摘されています。

村田　そのような実験結果をヒトで証明するのが難しいのが実情ですね。ただし、今飲んでいる薬が病気自体を改善する可能性を秘めている点は多くの方に知っていただきたいです。

望月　パーキンソン病の薬は決して毒ではなく、さまざまな薬を活用して運動機能を長く保つことが長期治療成功のカギだと思います。

村田　もう一つ大切なのは運動ですね。運動は動きの改善だけでなく、動物実験では神経細胞を元気にするという報告もあります。

望月　ただ、パーキンソン病は真面目な方が多く、熱心になり過ぎないか心配ですが…（笑）。

村田　必ずしもすべての方が熱心に運動されるわけでもないようですよ（笑）。でも、もちろんリハビリを始める前には安全性も含めて専門の医療スタッフに指導を受けたほうが安心ですね。

〈後編・了〉

わかる！パーキンソン病

パーキンソン病を理解するためのキーワードをわかりやすく解説します

〈監修〉
（独）国立病院機構　仙台西多賀病院　院長
武田　篤

血中濃度（薬物血中濃度）

同じ量の薬を飲んでも実際の効果は患者さんによって違います。これは薬を吸収する能力の違いによるもので、参考の図を3つ挙げました。

図1は3名のレボドパ血中濃度（吸収度）を示したもので、いずれも服用後すぐに体内に吸収されて一定の濃度に達すると次第に減少します。しかしCさんのピークは他よりも高く（●）、さらにAさん（●）はBさん（●）の2倍の薬を飲んでいるのに血中濃度がほぼ同じことから、Aさんのほうが薬の吸収力が弱いことがわかります。

薬の吸収には個人差だけでなく測定時期による差異もあります。**図2**はDさんのグラフで、当初は血中濃度の変動が緩やかでしたが（●）、4年後は**図1**に近い形（●）に変わっています。

（↑）

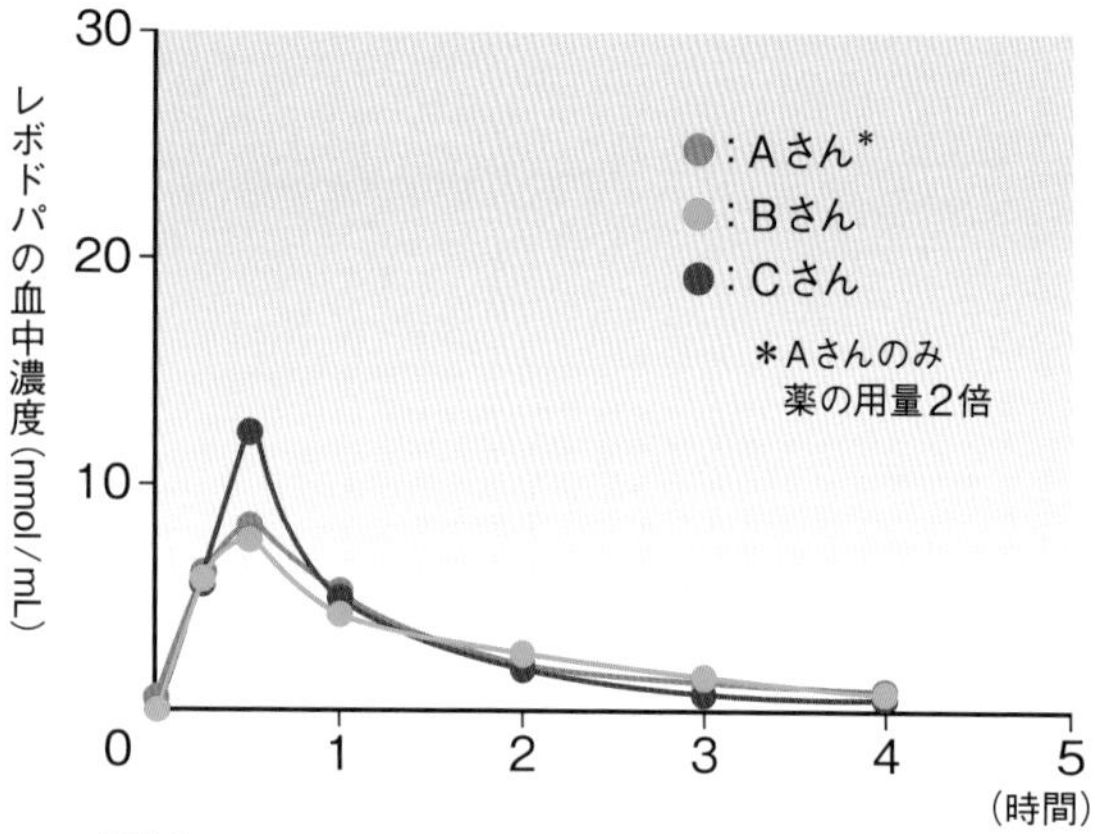

図1　レボドパの血中濃度イメージ図（個人差）

日常生活動作（ADL）

普段の生活を送る上でどうしても欠かせない身体の動きがあります。

- ご飯を食べるために、手を動かして食べ物を口に運び、よくかんで飲み込む
- 着替えのために洋服のボタンを外して、上半身をひねって、そでを通す　など

これらの基本的な動きを「日常生活動作（ADL：Activities of Daily Living）」と呼び、どの程度達成できるかによって障害の度合いを測ることができます。ADL改善は、QOL（生活の質）の改善にもつながります。

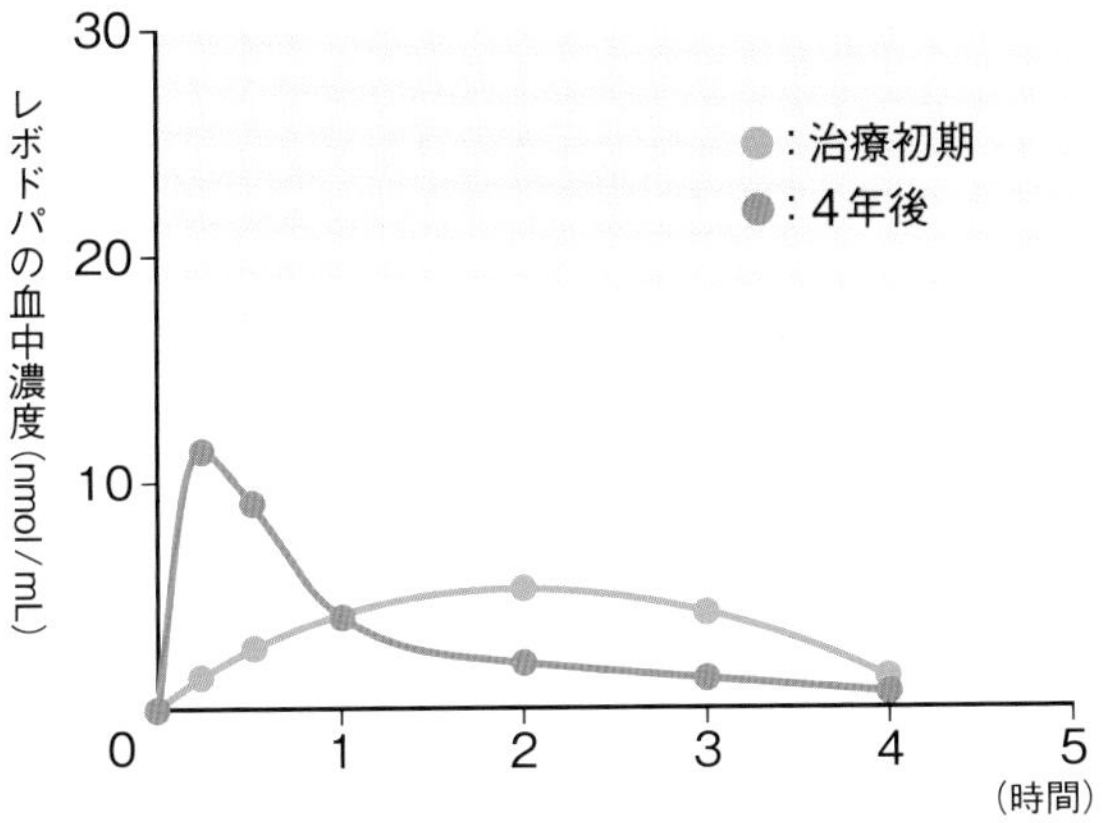

図2 レボドパの血中濃度イメージ図（測定時期）

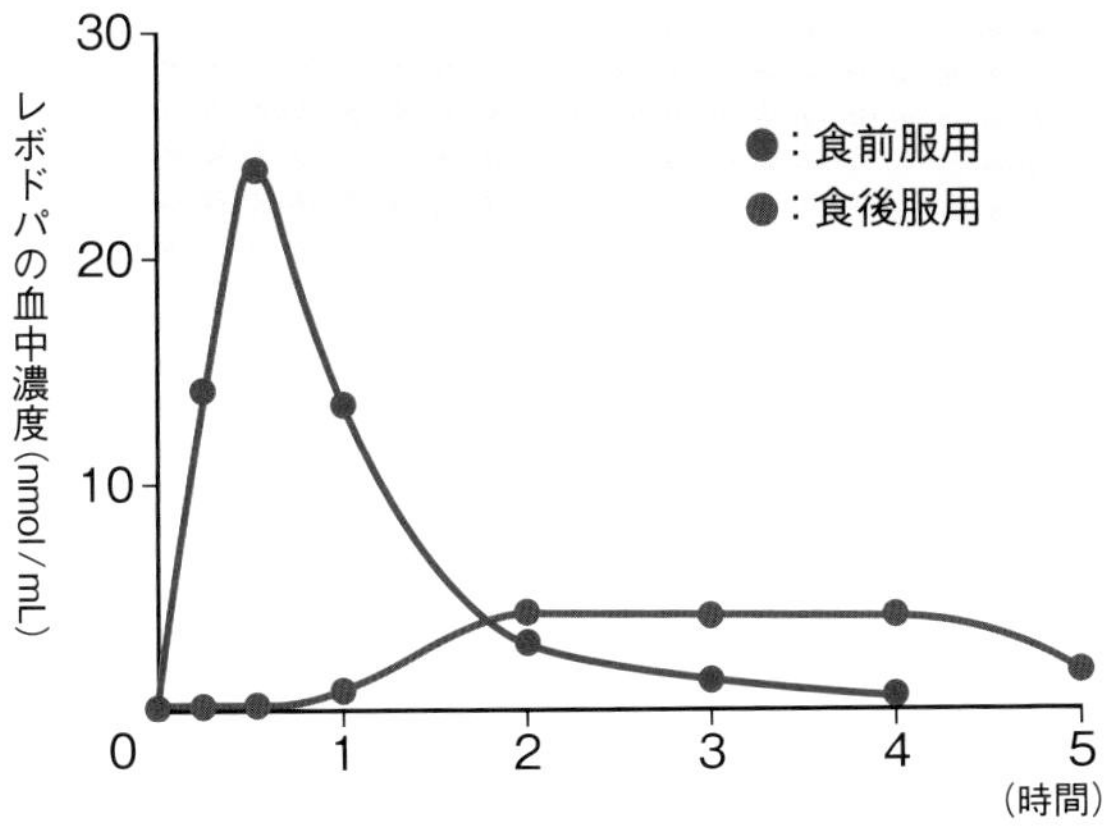

図3 レボドパの血中濃度イメージ図（食前と食後服用）

図3は食前服用か食後服用かで比較したイメージ図です。食前服用では変化が急激で(●)、食後服用では徐々に血中濃度が上がって一定の濃度を保つ傾向があります(●)。

薬が早く吸収されるほうが即効性があって望ましいと思われるかもしれませんが、血中濃度のピークが高いと長期的には運動合併症のリスクにつながるといわれているため、一概にどちらがよいかは答えられません。

「実際の効果がどれくらいか」、「即効性を求めるか、運動合併症のリスク回避を優先するか」など個別的な判断を踏まえて主治医と十分に相談し、指示を守って服薬することが大切です。

なお血中濃度の変化は、血液検査をしなくても症状の変化を問診することで、ある程度推定することができます。1日の中で大まかな症状の変化を主治医に伝えていただくと、血中濃度の変化を推定しやすくなります。

胃ろう

胃ろうとは手術によって胃と皮膚をつなぐ小さな穴を開けて、そこからチューブを通して直接栄養や薬を届ける方法です。口からの栄養摂取が難しい場合に選択され、小児からお年寄りまで広く対応できます。

現在胃ろうは、内視鏡を使った「経皮内視鏡的胃ろう造設術（PEG：Percutaneous Endoscopic Gastrostomy）」という手術によるものが主流です。口から栄養が摂れるようになった時は胃ろうを外すことができ、しばらくすれば傷も目立たなくなります。

表紙コレクション 2

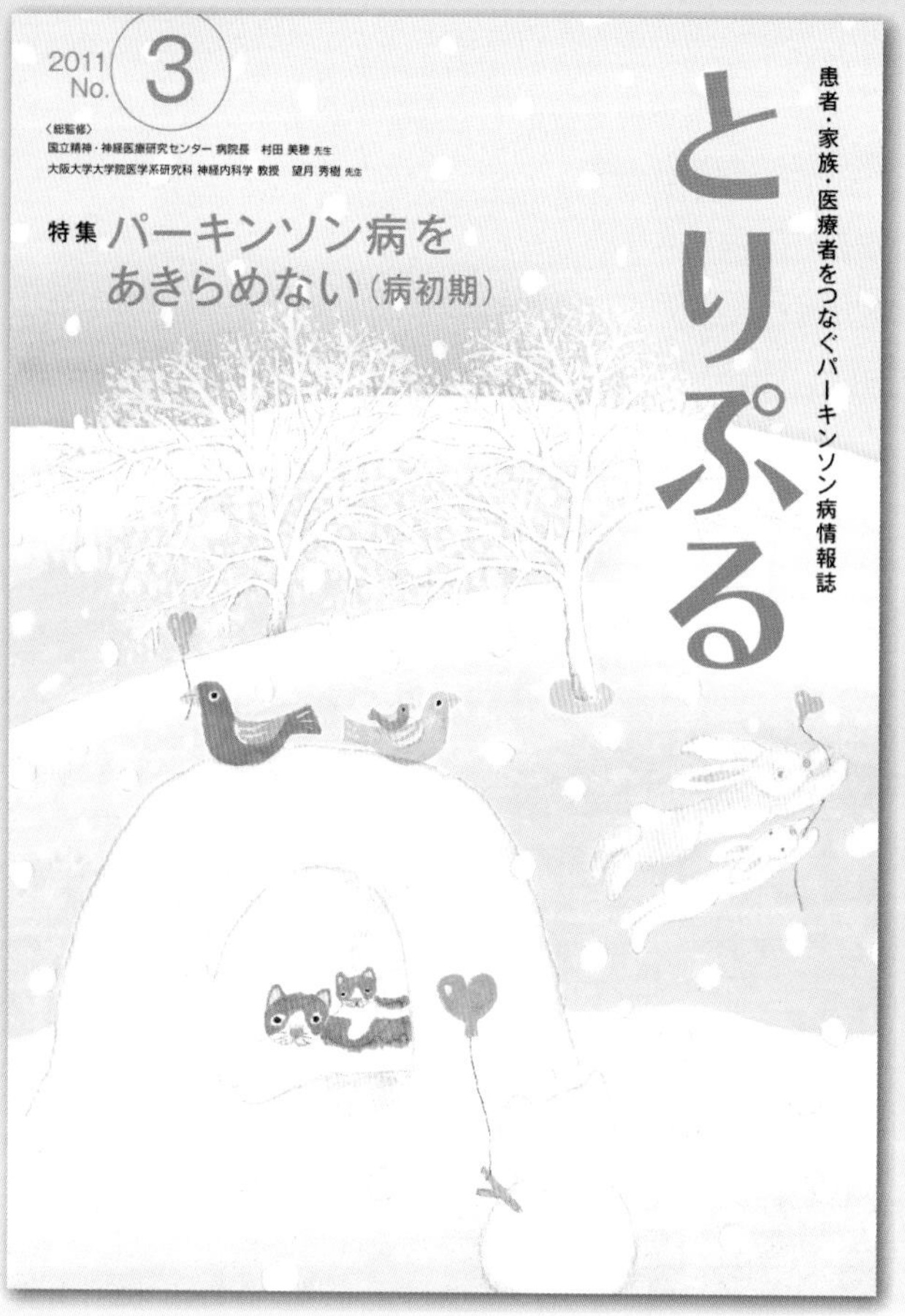
2011 No. 3
〈総監修〉
国立精神・神経医療研究センター 病院長 村田 美穂 先生
大阪大学大学院医学系研究科 神経内科学 教授 望月 秀樹 先生
特集 パーキンソン病をあきらめない（病初期）
とりぷる
患者・家族・医療者をつなぐパーキンソン病情報誌

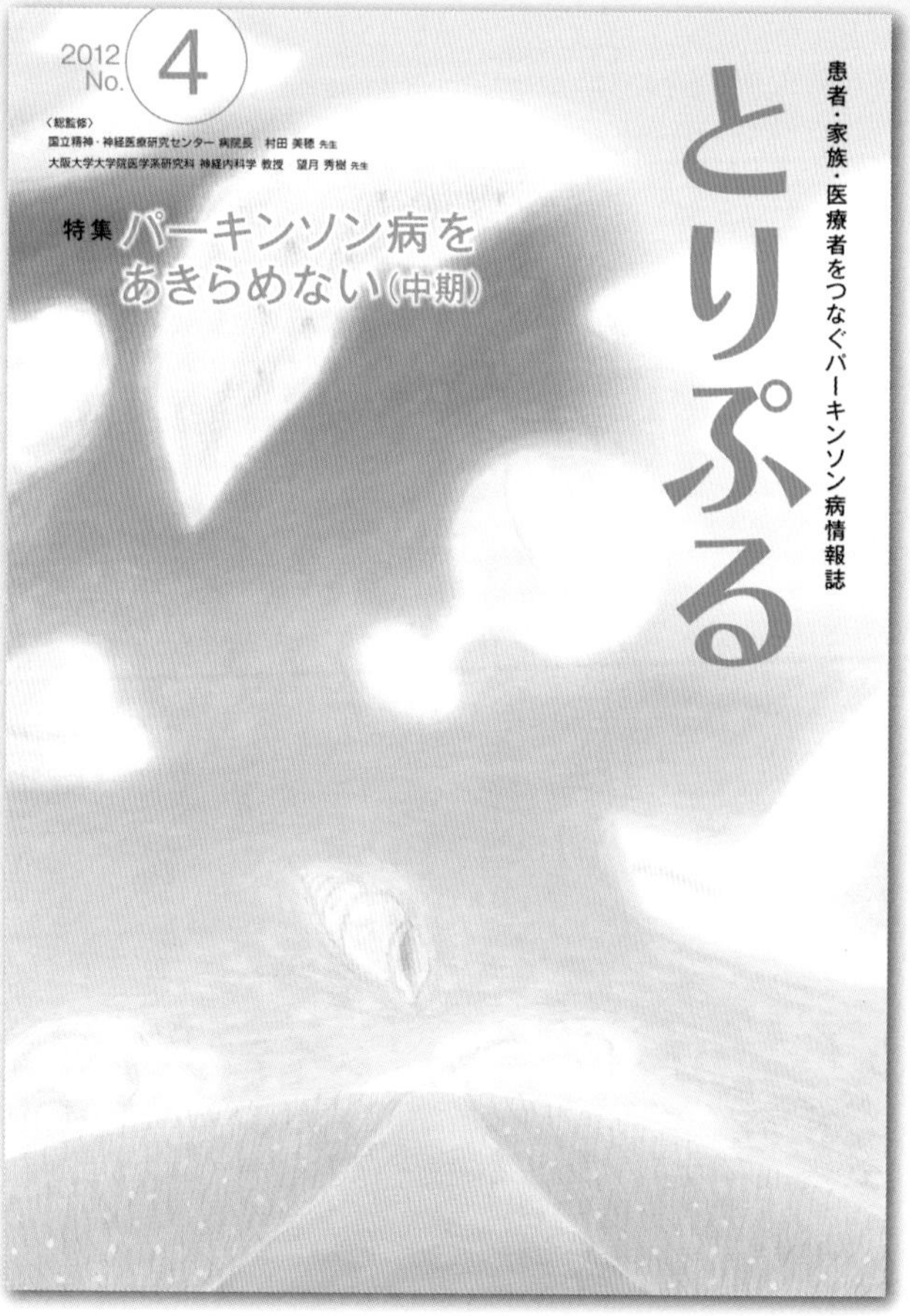
2012 No. 4
〈総監修〉
国立精神・神経医療研究センター 病院長 村田 美穂 先生
大阪大学大学院医学系研究科 神経内科学 教授 望月 秀樹 先生
特集 パーキンソン病をあきらめない（中期）
とりぷる
患者・家族・医療者をつなぐパーキンソン病情報誌

とりぷる特集

パーキンソン病をあきらめない

病初期

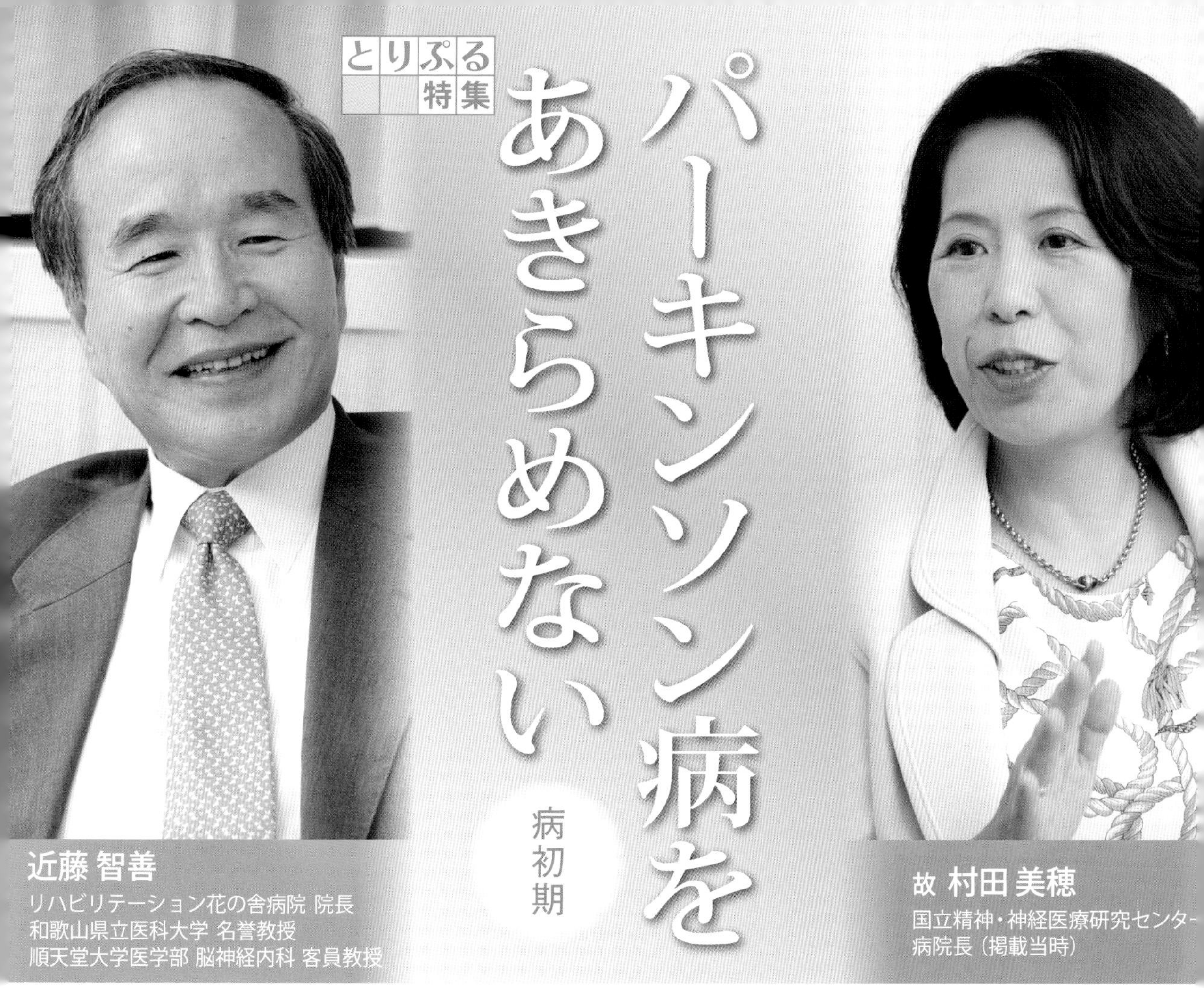

近藤 智善
リハビリテーション花の舎病院 院長
和歌山県立医科大学 名誉教授
順天堂大学医学部 脳神経内科 客員教授

故 村田 美穂
国立精神・神経医療研究センター病院長（掲載当時）

社会的な認知度の高まりもあって、以前よりも早い段階でパーキンソン病に気づき、薬による治療を始めることが可能となってきました。しかし、パーキンソン病は薬だけで治療するものではありません。身体を動かさないために運動機能が低下することを防ぐため、初期の段階から運動を心がけることがとても大切です。

パーキンソン病は「治らない病気」とあきらめることなく、正しく病気を理解して医師と共同作業で治療を続けていけば、発症後も長期にわたって介助の必要もなくご自身で元気に生活できる方もおられます。

そこで『とりぷる』3号では「パーキンソン病をあきらめない（病初期）」と題して、近藤智善先生と村田美穂先生に詳しくご解説をいただきます。なお次号では「パーキンソン病をあきらめない（中期）」を取り上げる予定です。

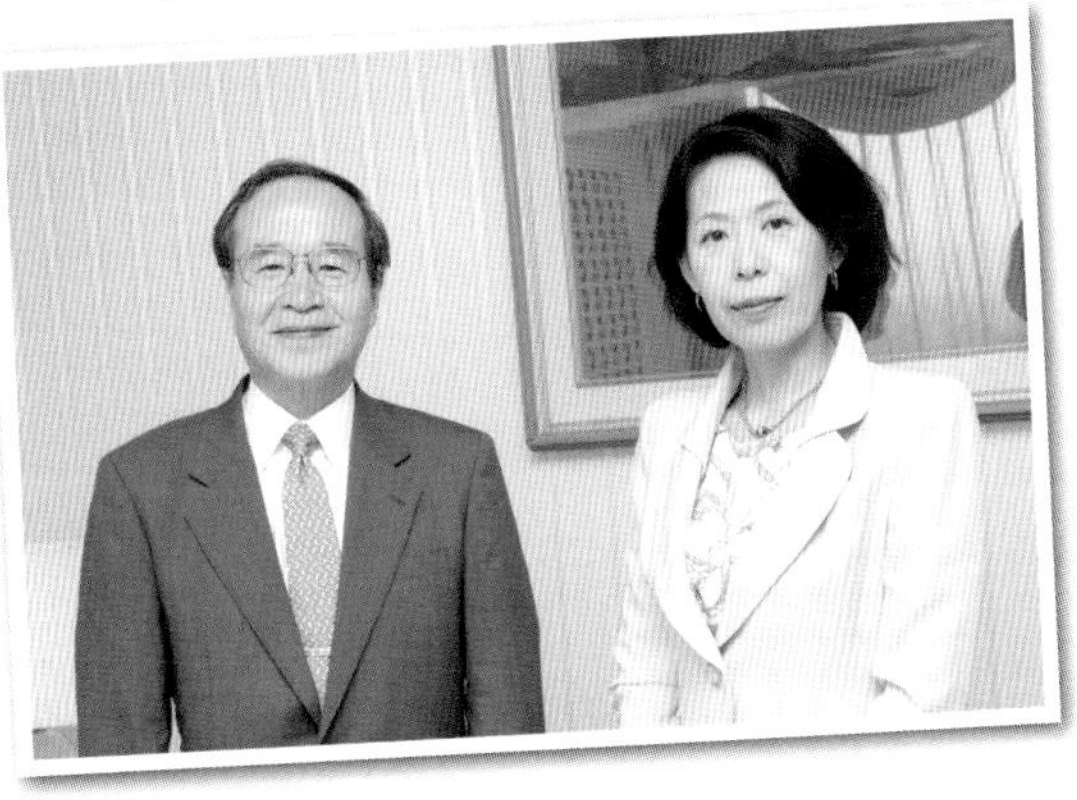

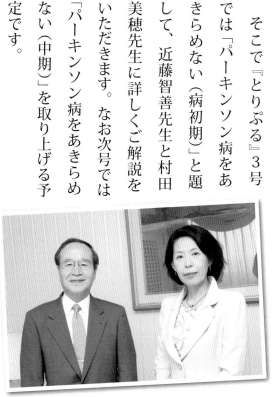

1 発症に気づく手がかり

とりぷる特集

ふるえと動作緩慢

村田　以前に比べるとパーキンソン病の知名度が上がり、診断までにかかる年月は短くなっていると感じます。

近藤　正確なところはわかりませんが、現在では専門医に受診すれば発症から平均2.5年ほどで診断に至っているようです。

村田　患者さんがパーキンソン病に気づく症状は何が一番多いでしょうか。

近藤　パーキンソン病には特徴的な4つの運動徴候（四徴）があります。そのうち、①ふるえで受診する方が約50％、②動作が遅くなり動きにくくなる動作緩慢で受診する方が約40％といわれています*。③筋固縮は診察所見ですので、これが初発症状になることはありませんね。④突進歩行など身体のバランスが悪くなる姿勢反射障害は主に進行期に現れる症状で、病初期ではまずみられません（**図1**）。

村田　パーキンソン病の受診理由として最も多いふるえは、安静にしている時に現れるという特徴があり（静止時振戦）、本態性振戦とは区別されています。

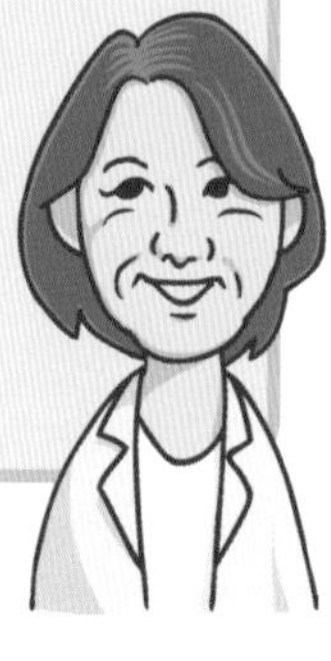

近藤　パーキンソン病を見極めるには、ふるえの特徴を知ることが重要ですね（**表1**）。

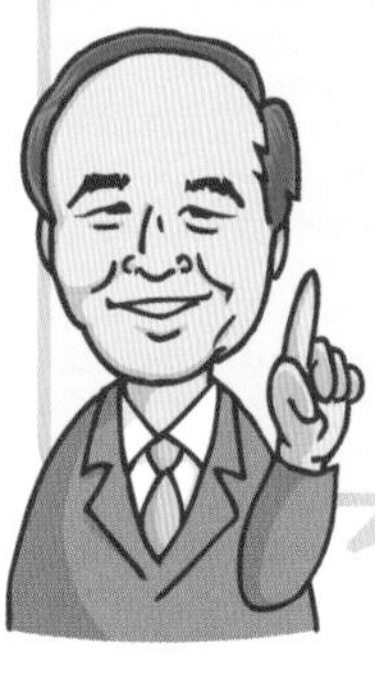

村田　動作緩慢の具体例はどのようなものでしょうか。

近藤　歩くのが遅い、食器洗いや歯磨きなど反復動作がしにくい他に、黒板の板書が難しいという学校の先生もおられました。

表1　ふるえの特徴

- **静止時振戦**
  じっとしている時に現れる1秒間に5回程度のゆっくりとしたふるえ
- **本態性振戦**
  動作時や一定の姿勢を保つ時に現れる1秒間に十数回程度の速いふるえ

＊谷口彰、他．臨床神経 2008；48:106-113.

図1　パーキンソン病に特徴的な4つの運動徴候

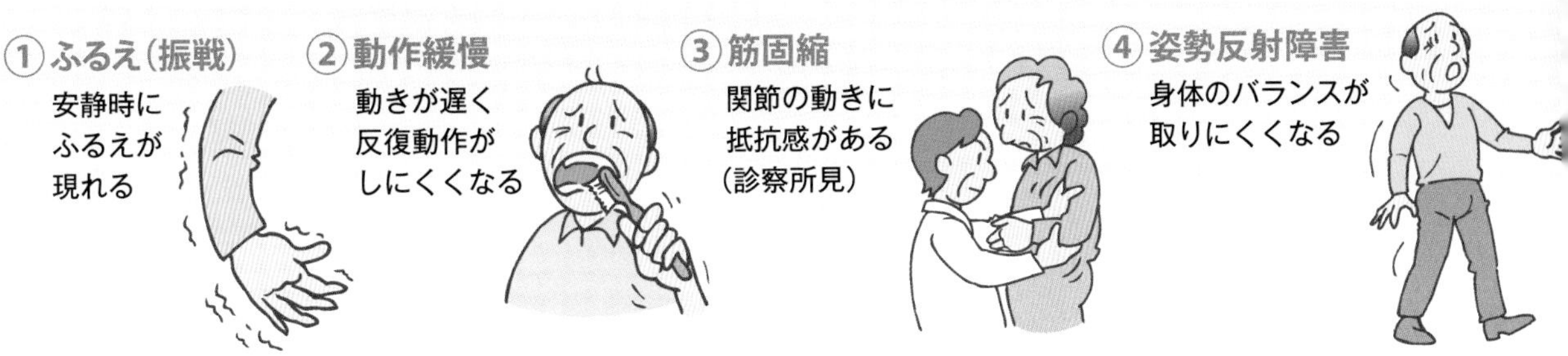
①ふるえ（振戦）
安静時にふるえが現れる
②動作緩慢
動きが遅く反復動作がしにくくなる
③筋固縮
関節の動きに抵抗感がある（診察所見）
④姿勢反射障害
身体のバランスが取りにくくなる

「匂いをかぎわけられますか」

村田　パーキンソン病では、患者さんご自身ではなくご家族が症状に気づかれることもあります。

近藤　その一例に嗅覚*が挙げられます。私はパーキンソン病が疑われる方には必ず「匂いをかぎわける自信がありますか」と質問しているのですが、曖昧な返事をされる方は実際にパーキンソン病と診断されることが非常に多いです。ご本人が気づいていなくてもご家族が嗅覚の低下に気づいていることがあり、その場合も発症している例が多いですね。

村田　パーキンソン病診断の補助となるポイントとして、他にどんなことがありますか。

近藤　夜中に怖い夢をみて大声を出すといった症状も診断の手がかりとなります。それほど多い例ではないですが、男性で毎日排便のあった方が3日以上に排便間隔が空いた状態が続いているといった変化もパーキンソン病を疑わせる症状と考えられます。社交的で活発だった方が外出を控えたり口数が減ったりといったうつ傾向も診断の助けとなりますが、実際にはなかなか気づくのが難しいです。

関連する病気との鑑別

村田　パーキンソン病と、他の似た病気との見分け方（鑑別）に関して、先ほど例に出た静止時振戦・本態性振戦の他に注意すべきものは何でしょうか。

近藤　パーキンソン病は脳のドパミン神経細胞が減少するために起こる病気ですが、その部分に異常がなくてもパーキンソン病に似た症状を現す疾患があります。主なものとして①抗精神病薬や消化器用薬、ある種の抗うつ薬が原因となる「薬剤性パーキンソニズム」、②動脈硬化などが原因で脳の血流が悪くなって起こる「脳血管性パーキンソニズム」の2つが挙げられます（表2、3）。

＊「わかる！　パーキンソン病」（29ページ）で解説しています

1 発症に気づく手がかり

表2 薬剤性パーキンソニズムの特徴

薬剤性パーキンソニズム		パーキンソン病では…
原因となる薬を服用している	←	原因となる薬を服用していない
発症時の左右差が小さい	←	左右どちらかの手足で発症することが多い
発症時、無動の症状が中心	←	ふるえや動作緩慢が中心
数週間程度の短期間で悪化する	←	数カ月単位でゆっくり進行する
明瞭な安静時振戦が認めにくい	←	安静時振戦がはっきり認めやすい

表3 脳血管性パーキンソニズムの特徴

脳血管性パーキンソニズム		パーキンソン病では…
歩行障害が中心的な症状	←	歩行以外にもふるえや動作緩慢の症状がある
小股歩行がみられるが、脚の左右間の幅（歩隔）*が広い	←	小股歩行がみられ、歩隔が狭い（広がらない）
進行期でも後方突進は稀	←	進行期には後方突進が現れやすい

村田　薬剤性の場合は、原因となる薬の服用を始めてからパーキンソニズムが現われるまでの期間が意外と長いケースもありますが、症状が現われた後の進行がかなり早いのが特徴です。

近藤　そうですね。薬剤性パーキンソニズムの治療は原因薬物の減量・中止が原則です。脳血管性の場合は基本的には脳梗塞の治療が中心です。

村田　パーキンソン病よりも少ないですが、よく似た病気に進行性核上性麻痺や多系統萎縮症もありますね。

近藤　これらの疾患は初期段階ではパーキンソン病との区別が難しいケースが少なくありませんね。そのような場合、私は「パーキンソン病の可能性が高いと思いますが、類似の病気かもしれません。でも治療はどちらも基本的に同じです」と率直に患者さんにお伝えして納得していただいています。

*「わかる！ パーキンソン病」（27ページ）で解説しています

2 パーキンソン病はよくなる病気

とりぷる特集

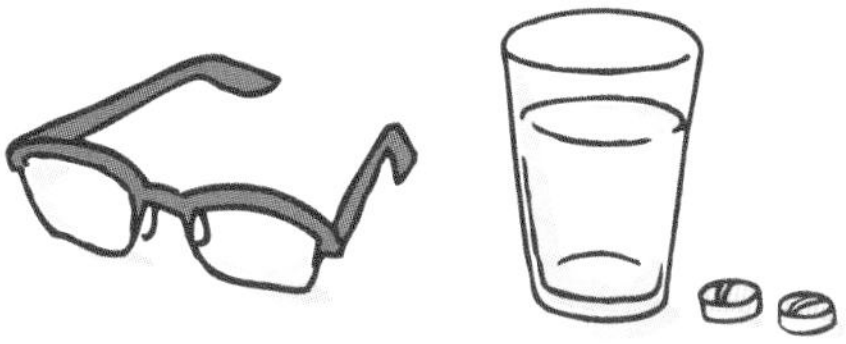

パーキンソン病を近視にたとえると…

近藤　パーキンソン病と診断された患者さんの中には「パーキンソン病は治らない病気」という情報をどこかで耳にして、非常にショックを受けて落ち込んでしまう方がおられます。

村田　診断されたばかりの初期の患者さんでも「このまま車いすの生活になるのではないか」と心配される方がいます。

近藤　そのような時、私はパーキンソン病の治療をメガネにたとえて説明しています。「近視の人はメガネを使って、よく見えるようにしますね。度が進めばレンズを厚くして視力を保ちます。でもメガネで近視が治るわけではありません。パーキンソン病も同じです。薬によって病気の原因を治すことはできませんが、症状が進んでも薬の量を増やして身体の状態を良好に保つことができますよ。」と。

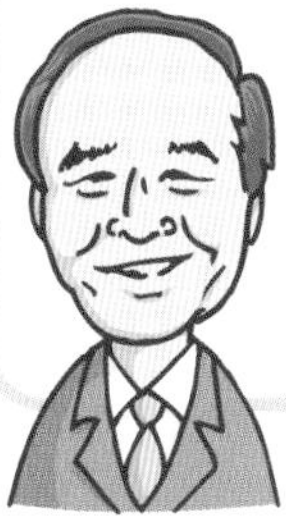

村田　それはとてもわかりやすいたとえですね。発症後10年を過ぎた方でも薬の効果が現れているオンの状態では、約8割の患者さんがホーエン&ヤール重症度3度以下、つまり、介助は必要なくご自身で生活できるレベルを保ち得るというデータがあります*。

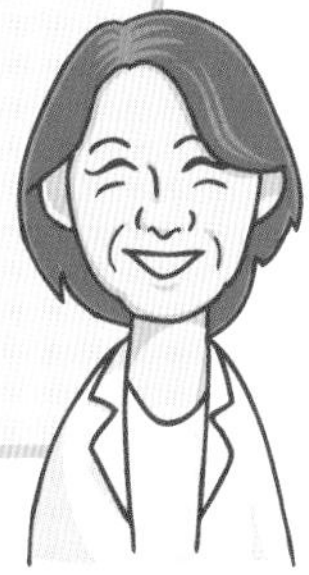

近藤　パーキンソン病を過度に不安視しないように一般的な老化現象と対比しながら説明することもポイントだと思います。パーキンソン病の平均発症年齢が60歳代半ばで平均余命が15年ということを参考にすると80前後となりますから、その年齢ではパーキンソン病ではない方でも身体の動きは低下するものです。ことさらパーキンソン病を悲観せず、他の方と同じように元気に過ごせる可能性に目を向けていただきたいですね。

＊藤本、村田、服部、他. Brain and Nerve 2011; 63(3): 255-265.

表4　ホーエン&ヤール重症度

1度	**一側性パーキンソニズム** 身体の右側・左側どちらかに軽い症状が現われる
2度	**両側性パーキンソニズム** 身体の両側に症状が現われる
3度	**軽～中等度パーキンソニズム。姿勢反射障害あり** **日常生活に介助不要** 身体のバランスが悪くなる
4度	**高度障害を示すが、歩行は介助なしにどうにか可能** さまざまな症状が現われるが、 独力で起立・歩行することができる
5度	**介助なしにはベッドまたは車いすの生活** 独力での起立・歩行ができない

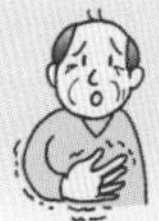
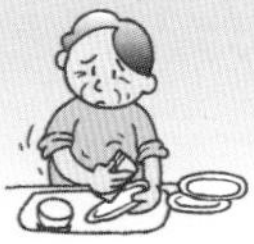
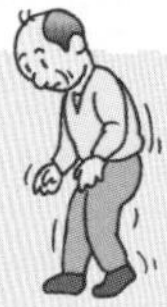
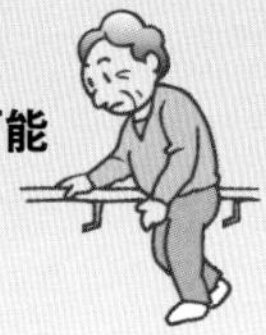
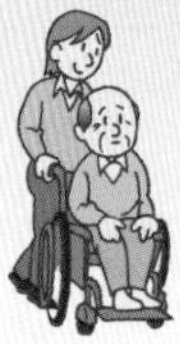

「薬だけ飲めばよい」ではダメ

村田　パーキンソン病の治療は薬が基本ですが、身体を動かすこともとても重要です。

近藤　その通りです。パーキンソン病では脳の神経細胞が徐々に減少していきますが、身体の運動機能が低下するのは、実は身体を動かさないために本当に動けなくなる「廃用性」の要素がかなり大きいのです。パーキンソン病はそもそも身体の動きが少なくなる無動の現れる病気ですから、なおさら身体を動かすことが大切なのです。

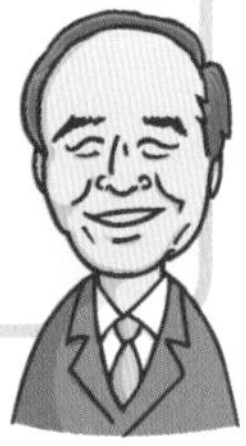

村田　初期の患者さんにリハビリテーションを提案すると「もう少し経ってから」とお答えの方がおられますが、リハビリを始めるのに早すぎることはないと思います。

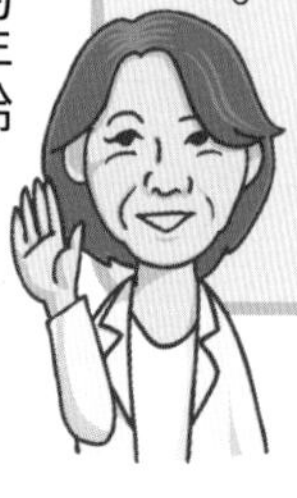

近藤　私も同意見です。以前、平均年齢約73歳で突進歩行が現れ始めた方を対象に2カ月間の筋トレを実施したところ、きちんと訓練ができた患者さんでは転倒の回数が減りました。73歳でも筋トレの効果が出ることが確かめられ、その点では有意義だったのですが、突進歩行が現れる前から始めていればいっそう効果的だったでしょう。

もう一つ、身体を動かすと「やる気が出る」「新しいことに挑戦する」という精神面での改善が得られることが明らかとされています。

村田　身体を動かしてやる気が出れば、運動能力も改善してさらに活動的になるという好循環につながりますね。

②パーキンソン病はよくなる病気

表5 生活機能障害度

1度	日常生活、通院にほとんど介助を要しない
2度	日常生活、通院に部分的介助を要する
3度	日常生活に全面的介助を要し、独立では歩行起立不能

薬物治療の開始とふるえの対処

村田 運動の大切さを踏まえた上で、薬物治療を開始する時はどのようにされていますか。

近藤 ①日常生活でどんな不便がありますか、②不便をなくすため薬で治療を始めたいですか、という2点を質問しています。不便を我慢する必要がないことは強調していますが「治療はまだ先で」という方には、「半年後に予約だけしておきますので、途中で具合が悪くなったらいつでも来てください」とお伝えしています。

村田 まずは経過をみるという場合でも、次回の予約を入れるなど「見守っていますよ」という医療者側の姿勢が伝わると患者さんも安心されるのではないでしょうか。

近藤 そうですね。一方、薬物治療を希望される方には「パーキンソン病治療ガイドライン」に沿ってレボドパやドパミンアゴニストによる治療開始を原則としています。投与期間や年齢を考慮して抗コリン薬やアマンタジン類を最初に選択する場合もあり、実は薬の費用も薬剤選択のポイントです。

村田 治療費の公費負担が認められるのは「ホーエン&ヤール重症度3度以上」かつ「生活機能障害度2度以上」ですから、症状の軽い患者さんにとって経済的な負担は小さくありません＊(表4、5)。

近藤 薬の費用と効果も考えての判断ですが、ふるえが中心で他の症状が目立たない場合は、治療を希望されても経過の観察を提案することがあります。

村田 確かに振戦のみの症状を薬で抑えるのは難しい場合があります。しかし、ふるえの症状は年月と共に軽くなることが多く、振戦が中心症状の患者さんは長期予後もよい印象ですね。

近藤 はい。病気の進行が遅めで認知症の合併も少ないと思います。もちろん患者さんのQOL(生活の質)が下がっているときは、症状が振戦だけであっても薬物の治療を始めます。

＊2014年4月時点

3 自分の「船」を乗りこなそう

とりぷる特集

医者は「御用聞き」

村田　パーキンソン病の初期と進行期をわける目安として、ウェアリング・オフやジスキネジアなど運動合併症の発現があると思います。データを見直してみると、徐々にウェアリング・オフが気になり始めるのは発症7年目頃かなという印象がありますが、いかがですか。

近藤　私は、3〜4年目頃のように感じています。経過5年以上の方を対象に私たちがアンケート調査をした結果では、振戦を指標にすると47%、動作緩慢を指標にすると37%にウェアリング・オフがみられました*。個々の患者さんに応じて運動合併症を防ぐ処方というのは医師の腕の見せ所ですよね。

村田　パーキンソン病は「この薬を1日3回何錠ずつ飲めば治ります」という万人共通の正解がある病気ではありません。症状や重症度、患者さんの体質や年齢、職業の有無、さらにご自身がどんな人生を希望されているかという点も含めて医師が薬を選び、一人ひとりの患者さんと共同で治療を進めていきます。

近藤　そのために患者さんから医師へのフィードバックは不可欠です。医師はいわば「御用聞き」ですから、患者さんからの注文（訴え）に応じて対処し、その結果を聞き取ってより適切な処方や処置を工夫していきます。

村田　患者さんの中には、薬がうまく効かなかったことを医師に伝えるのを申し訳なく思われて、別の病院に移ってしまう方もおられるようです。

近藤　医師に「効果がよくなかった」と伝えるのは失礼でも何でもなく、むしろ次の対応を取る上でとても大切なことなので、ぜひ遠慮せずにフィードバックしていただきたいですね。

副作用も作用のうち

村田　現在のパーキンソン病治療は「原因を治す」というよりも「症状をコントロールしてい

＊近藤智善, 高橋一司. BRAIN and NERVE 2011; 63: 1285-1292.

く」ものですが、決して特別なことではありません。高血圧や糖尿病、肝硬変などの治療も同じで、完治させるのは難しいため安定的なコントロールを目指すという点で共通しています。

近藤　そうですね。ただ、糖尿病なら血糖値を、肝炎なら肝機能を検査しないと病気の状態はわかりませんが、パーキンソン病は目でみてわかるのが大きく違うところです。

村田　さらにパーキンソン病では、効果がはっきりと現れるレボドパのような薬があります。そのため薬が効いているときと効いていないときの差がいっそう目立つという事情がありますね。

近藤　また薬がきちんと効果を現す（作用する）ということは、当然副作用の可能性も示しています。薬がよく効き過ぎるのが副作用ですから、実は「副作用も作用のうち」なのです。

村田　「説明書に副作用が一覧で載っていたので、怖くなって薬を飲むのを止めました」という方が時折おられます。

近藤　副作用にも起こりやすさや重症度に違いがあります。その点を踏まえて医師は処方していますから、副作用を過度に恐れて薬を飲まないというのは困りますね。

村田　塩分を摂り過ぎると高血圧の恐れがありますが、だからといって塩を一切控えたら生きていけません。薬もそれと似ていますね。

身体という「船」は乗りかえられない

村田　患者さんと医師の共同作業で治療を進めていくにはパーキンソン病の知識を深めることも大事だと思います。

近藤　最初は「ジスキネジア」など耳慣れない用語も多く患者さんは難しく感じられるかもしれませんが、一度理解していただければ、次回の受診ではその解説にあてていた時間を他の用語や症状日記の書き方などの説明に割くことができます。

3 自分の「船」を乗りこなそう

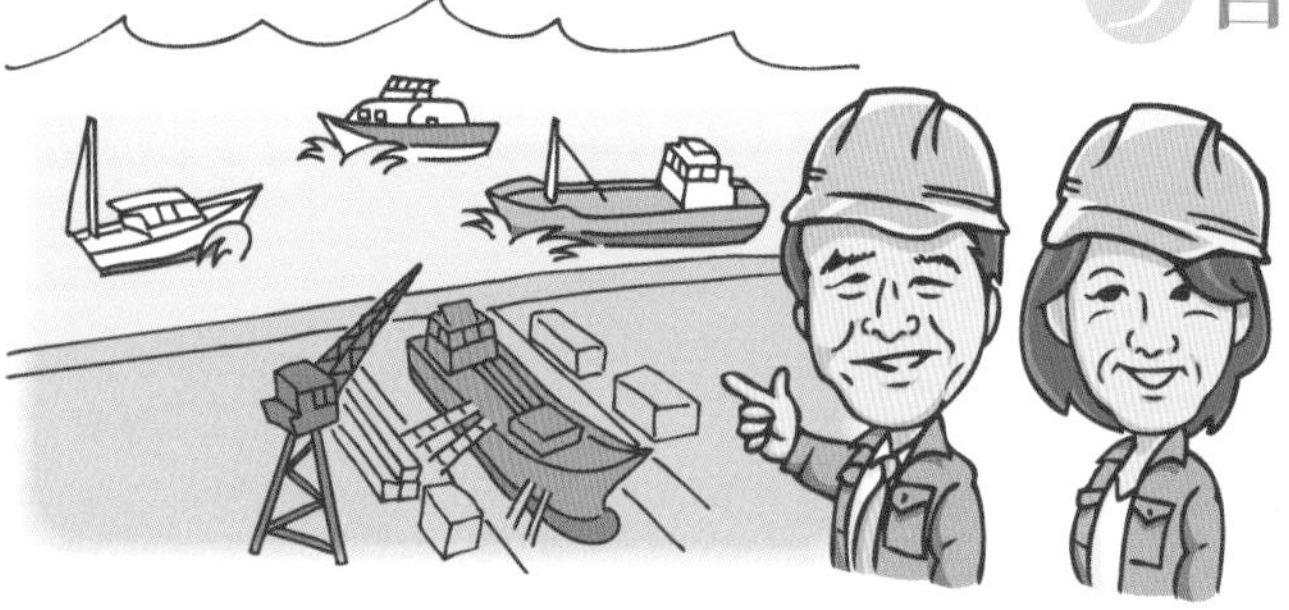

村田　そうしてパーキンソン病の理解が深まれば何か症状が出た時にすべてパーキンソン病のせいだと思い込まずに、他の病気の合併かもしれないことにも気づきやすく適切な治療を早めに受けられるようになります。

近藤　パーキンソン病の理解を深めることは、病気に対する不安やあきらめ、誤解を防ぎ、患者さんご自身がきちんと病気を受けとめていくことにも役立つと思います。

私は折をみて患者さんに「あなたの身体を船にたとえると、もうあなたはその船に乗り込んでいて、何か不具合があっても別の船には乗りかえられません。ならば、どんなことがあってもこの船を上手に乗りこなしていく方法を探してみませんか」とお伝えしています。患者さんに病気と前向きに向き合う覚悟を決めていただくこと、それが患者さんにとって私たち医師のサポートを最も効果的なものとする鍵ではないでしょうか。〈了〉

わかる！パーキンソン病

パーキンソン病を理解するためのキーワードをわかりやすく解説します

〈監修〉
（独）国立病院機構 仙台西多賀病院 院長
武田 篤

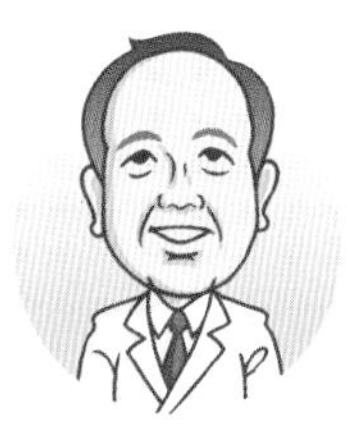

嗅覚検査

嗅覚障害は病初期、あるいは運動症状の発現以前から発症していると考えられ、早期にパーキンソン病を発見する重要な手がかりといえます。嗅覚障害は患者さん自身では気づいていないことも多く、診断には検査が必要です。

日本国内で多く利用されている「OSIT-J：Odor Stick Identification Test for Japanese」は12種類の「においスティック」を順番にパラフィン紙に塗りつけ、その匂いを被検者が判定するもので、終了後すぐに結果がわかります。近年、OSIT-Jを改良した「Open Essence」というカード型検査が開発され、普及が見込まれています。

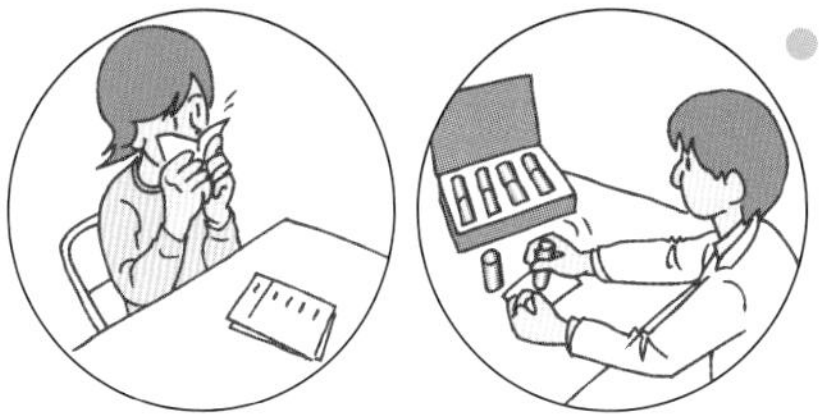

● OSIT-Jの実施イメージ

歩隔

歩くとき、一歩一歩の前後の幅が「歩幅」、左右の足の間隔が「歩隔」と呼ばれ、通常の歩隔は5～10㎝ほどです。「パーキンソン病」でも「脳血管性パーキンソニズム」でも歩幅が狭く小刻みになる点では共通していますが（小刻み歩行）、歩隔に違いが現れます（図）。「パーキンソン病」の患者さんでは歩隔があまり広がりませんが、「脳血管性パーキンソニズム」の場合は歩隔が広がり開脚傾向になります。歩隔は両者を鑑別する重要なポイントといえます。

図 歩幅と歩隔の比較（イメージ図）

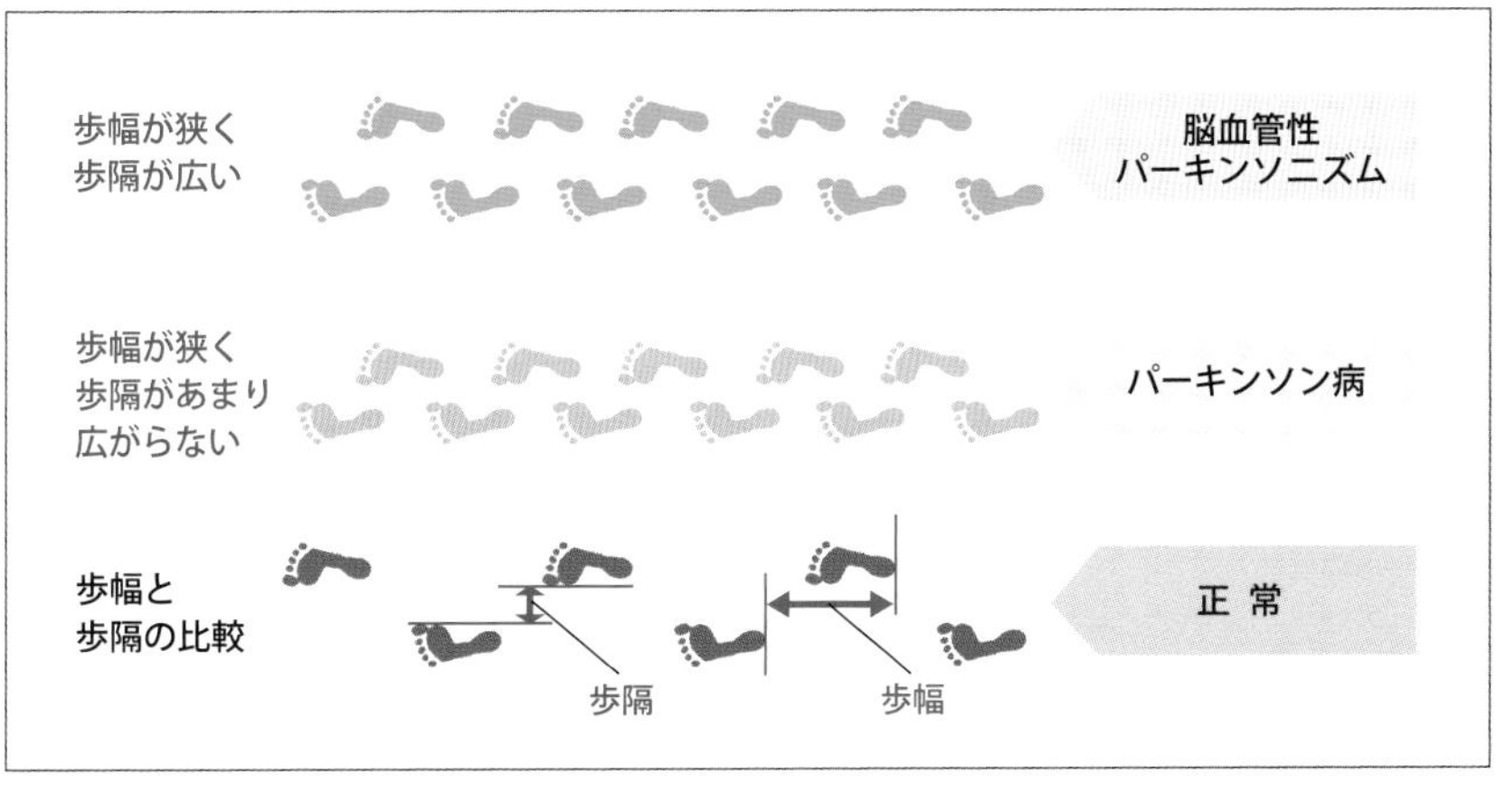

表紙コレクション 3

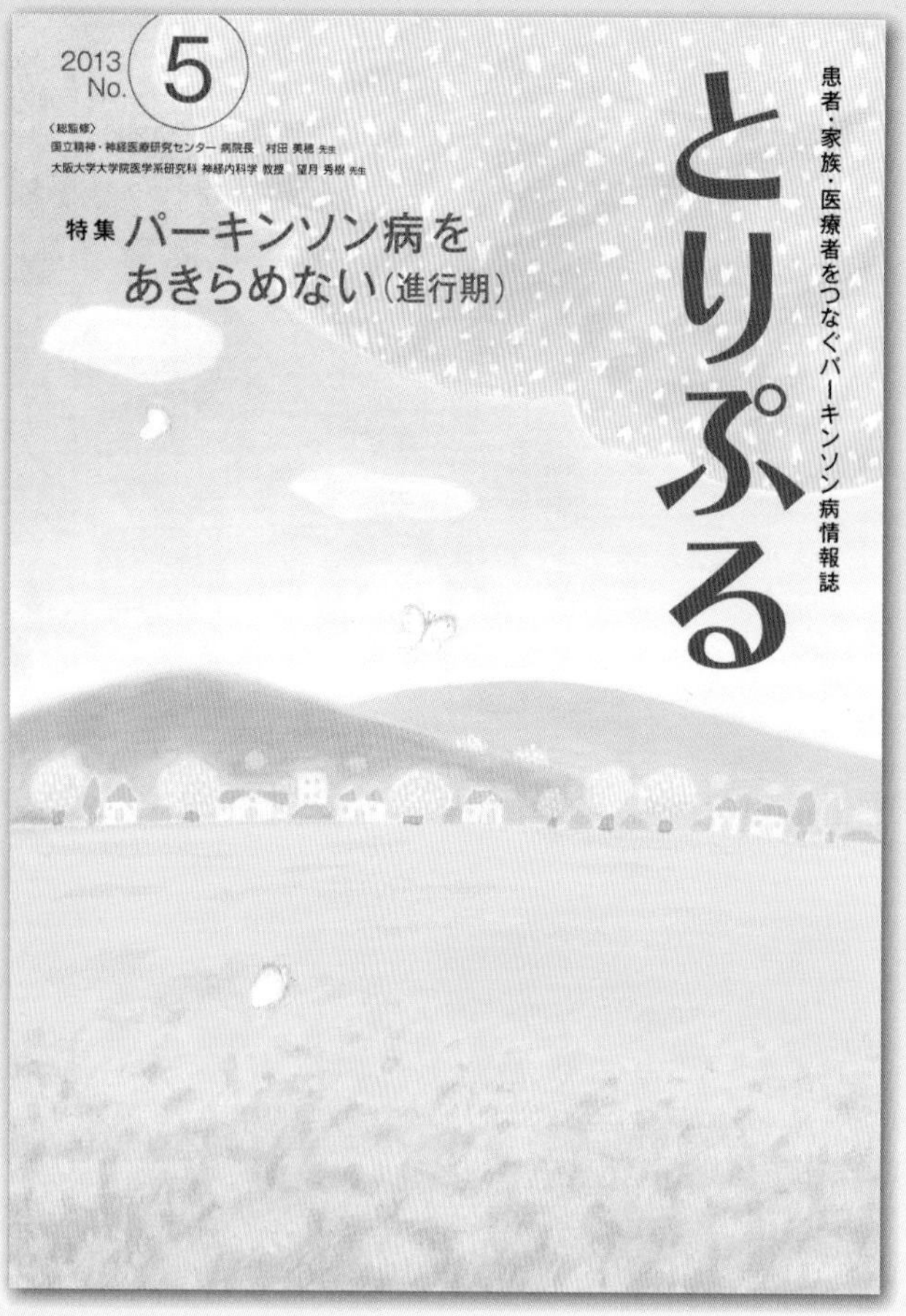

2013 No. 5
〈総監修〉
国立精神・神経医療研究センター 病院長 村田 美穂 先生
大阪大学大学院医学系研究科 神経内科学 教授 望月 秀樹 先生
特集 パーキンソン病をあきらめない（進行期）
とりぷる
患者・家族・医療者をつなぐパーキンソン病情報誌

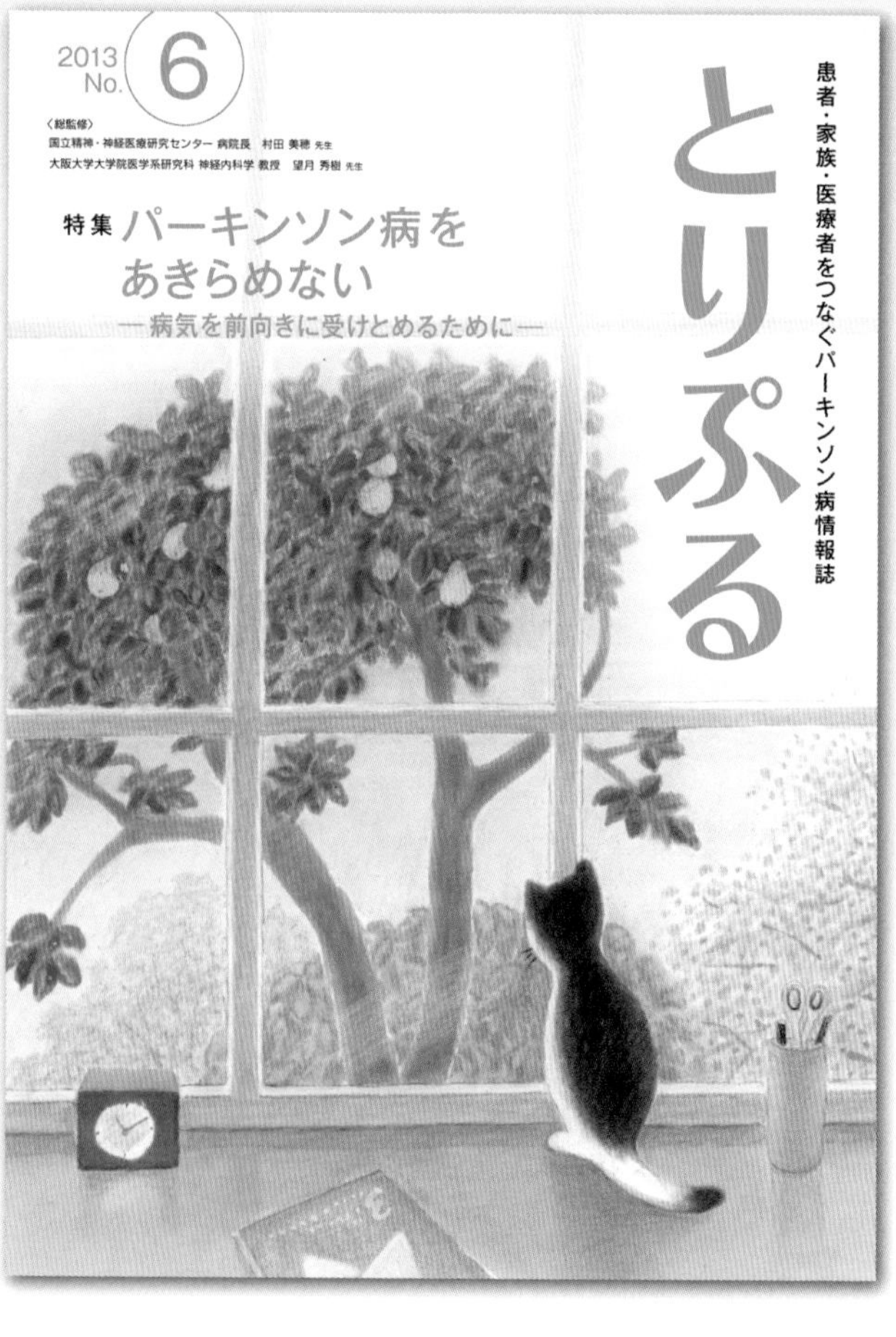

2013 No. 6
〈総監修〉
国立精神・神経医療研究センター 病院長 村田 美穂 先生
大阪大学大学院医学系研究科 神経内科学 教授 望月 秀樹 先生
特集 パーキンソン病をあきらめない
―病気を前向きに受けとめるために―
とりぷる
患者・家族・医療者をつなぐパーキンソン病情報誌

とりぷる特集

パーキンソン病をあきらめない

中期

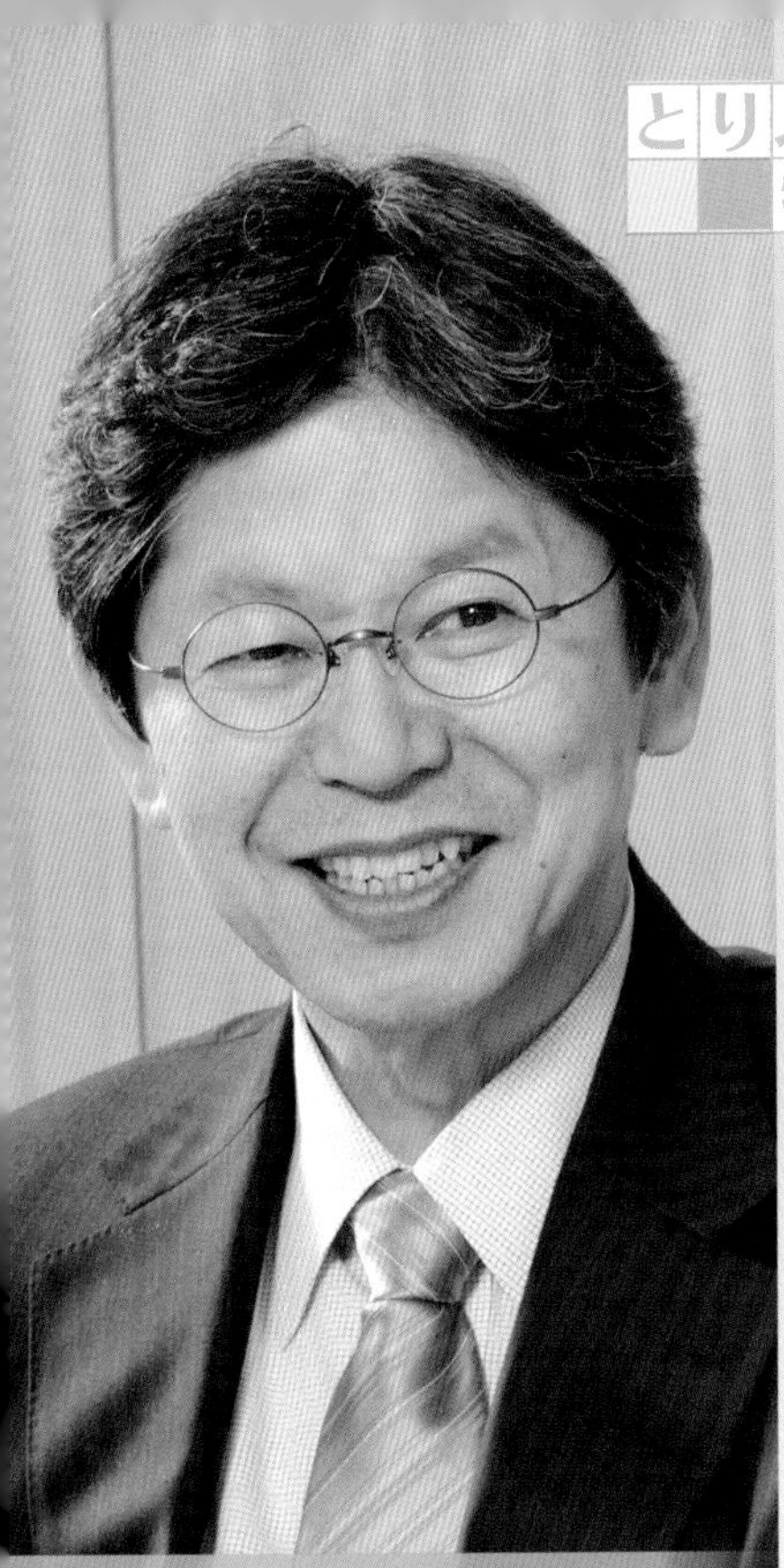

野元 正弘
済生会 今治医療・福祉センター センター長
今治病院 脳神経内科・臨床研究センター
愛媛大学 名誉教授

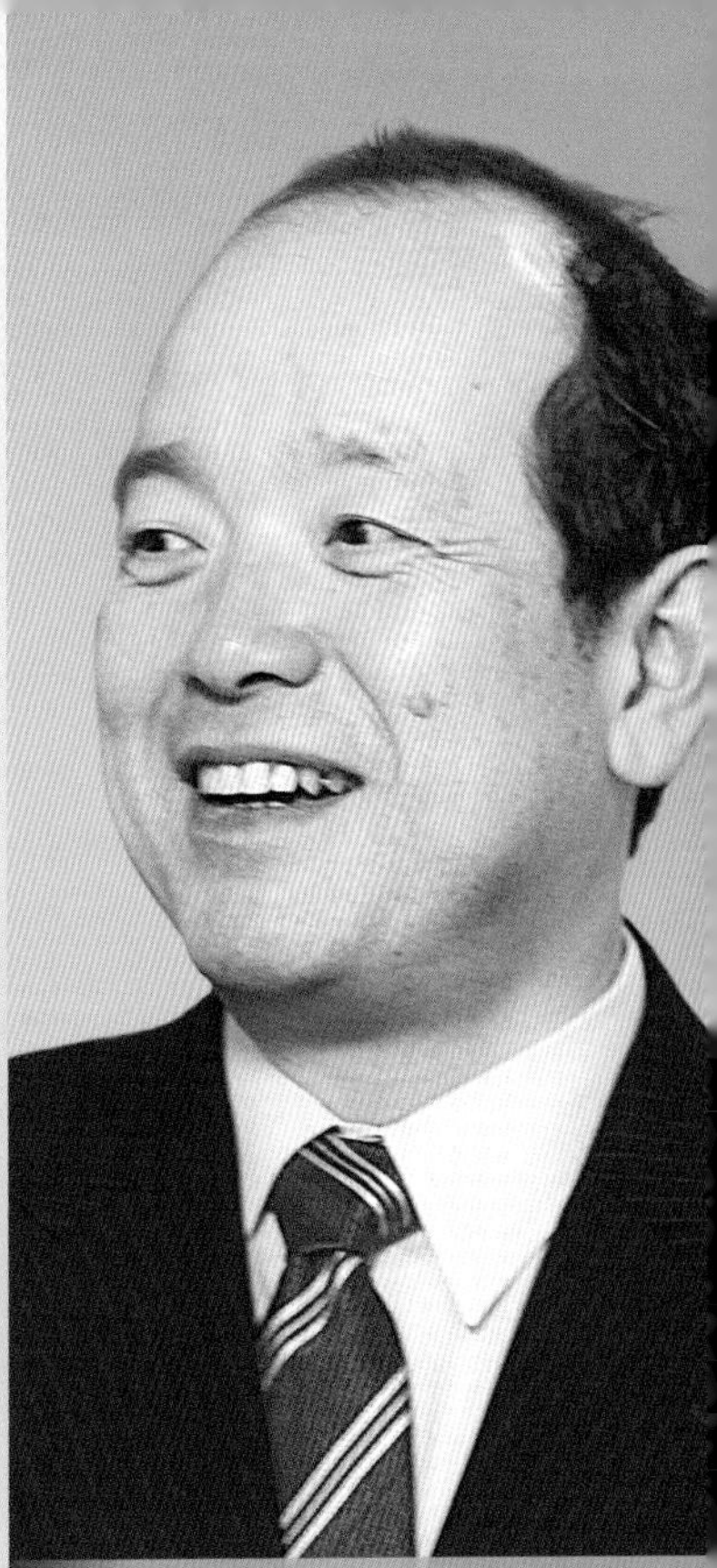

武田 篤
(独) 国立病院機構 仙台西多賀病院
院長

パーキンソン病の治療では、身体の動きがよい状態を保つために、薬や運動など病初期からの対策がもっとも重要であることはいうまでもありません。しかし、ゆるやかに病気が進行して中期に至ると、病初期とは少し異なる対処法が有効となる場面が増えてきます。

そこで『とりぷる』4号では、前号に続いて「パーキンソン病をあきらめない」というテーマで、中期について、野元正弘先生と武田篤先生に解説していただきました。

次号では「パーキンソン病をあきらめない（進行期）」をテーマに取り上げる予定です。

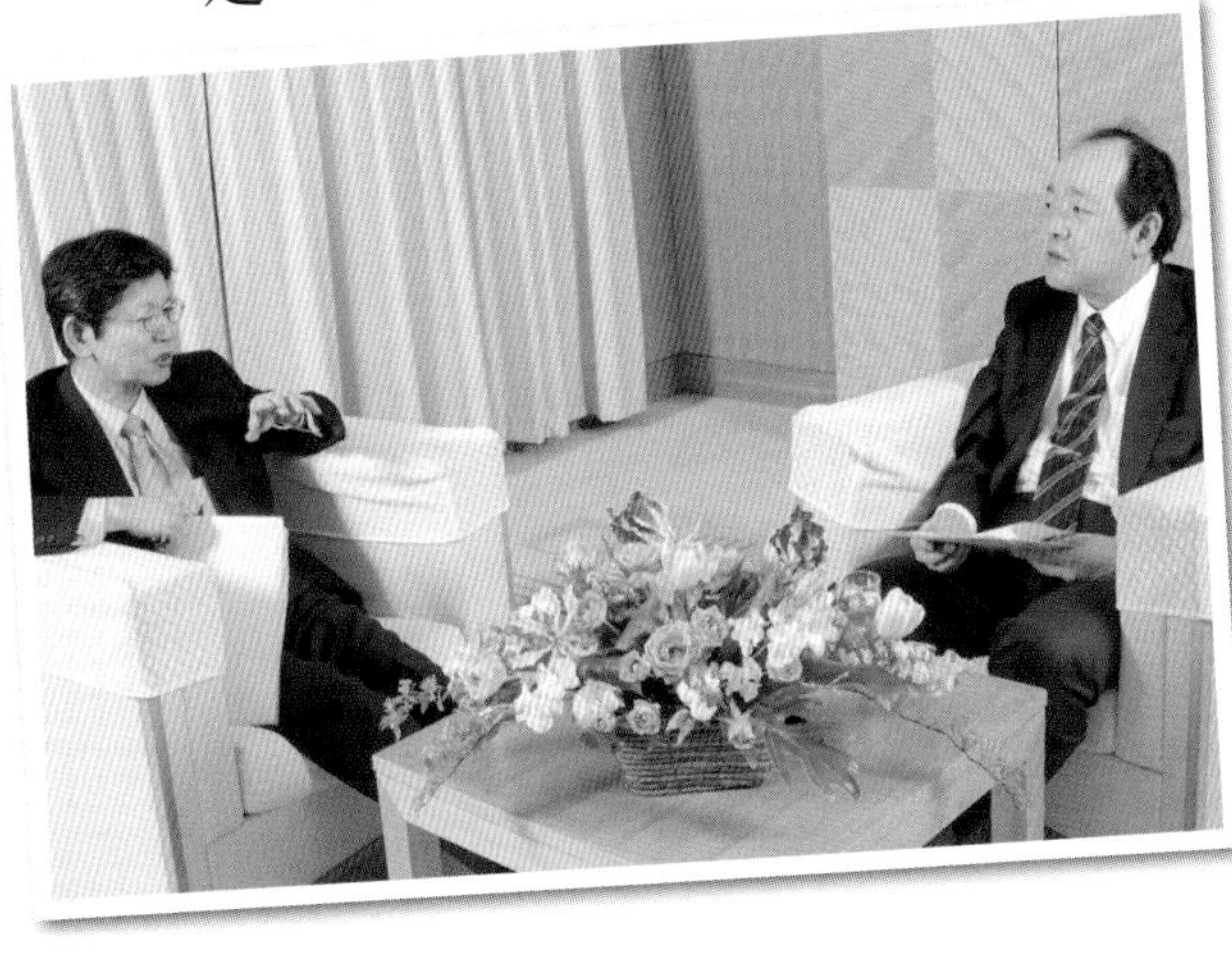

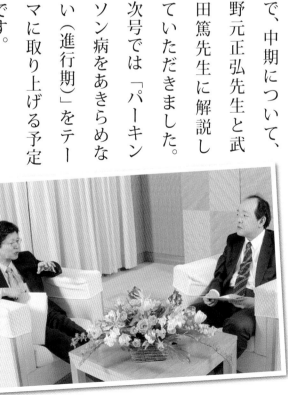

1 中期に現れる症状

とりぷる特集

中期を特徴づける症状

野元　パーキンソン病では進行度に応じて症状に変化がみられますが、病初期と中期とを分ける目安は何でしょうか。

武田　いくつかの目安があると思いますが、すでにレボドパを服用されていて、ウェアリング・オフ＊やすくみ足、姿勢異常などが現れ始めるのが中期の特徴ではないでしょうか。ホーエン&ヤール重症度でいうと、3度程度から中期に入るのではないかと考えています。

野元　私も2度の後半か3度が中期の目安かなと思います（表）。ただ、発症時点の年齢や体力は個人差が大きいですから、病歴の長さだけで判断するのは難しいですね。

十分な量の薬と運動が治療の基本

野元　パーキンソン病の中期であっても、治療の原則は病初期と同じですね。

武田　はい、治療の基本である十分な量の薬と運動が大切なことに変わりはありません。患者さんの身体を自転車にたとえると、薬はチェーンや歯車にさす〝油〟です。いくら油をさしても動かさなければ結局しぶいままです。「油をさして、動かして」という両方が大事です。

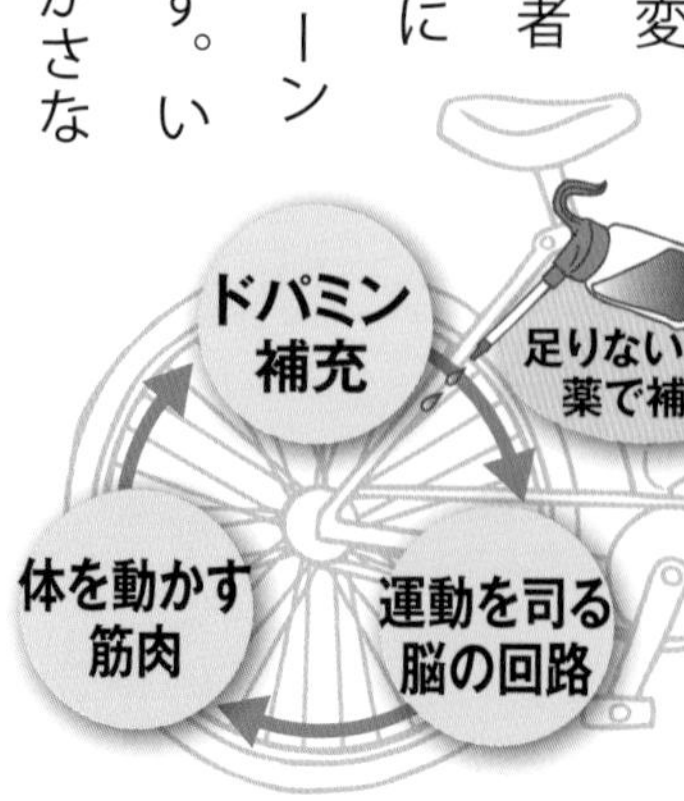

ドパミン補充
足りない時は薬で補給
体を動かす筋肉
運動を司る脳の回路

野元　とてもわかりやすい説明ですね。

武田　パーキンソン病は脳のドパミンが不足して運動機能が低下しますが、その途中には運動を司る脳の回路や身体を動かす筋肉などさまざまな段階があります。これらの回路や筋肉がさびて動きが悪くならないように、薬と運動の両方が大切なのです。

「〝薬害〟は何ですか」

武田　治療薬に根強い不信をおもちの方が時折おられます。薬の効果よりも副作用を先に

＊「わかる！ パーキンソン病」（40ページ）で解説しています

表　ホーエン&ヤール重症度

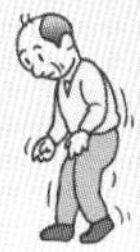

- **1度**　一側性パーキンソニズム
- **2度**　両側性パーキンソニズム
  身体の両側に症状が現われる
- **3度**　軽～中等度パーキンソニズム。姿勢反射障害あり
  日常生活に介助不要
  身体のバランスが悪くなる
- **4度**　高度障害を示すが、歩行は介助なしにどうにか可能
- **5度**　介助なしにはベッドまたは車いすの生活

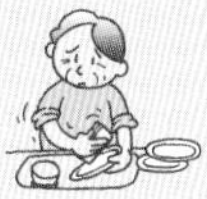

聞かれることも多いですし、「〝薬害〟は何ですか」という質問にはさすがに驚きました。

野元　定義が不明瞭ながら〝薬害〟という言葉は多く使われていますね。

武田　今、世に出ている薬は効果があるからこそ使用されています。疑心暗鬼の状態では感じられるはずの効果も実感できません。医療者側にも反省すべき点があって、レボドパの副作用を心配するあまり、十分な量を処方していない傾向が見受けられます。

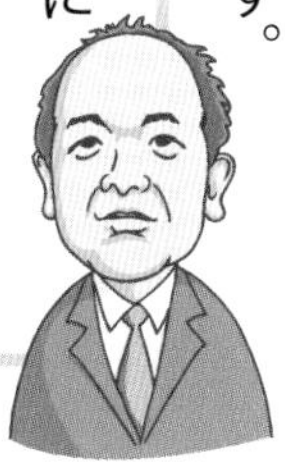

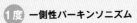

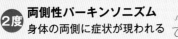

患者さん、医療者ともに少なめの薬でよしとすると、本当はもっと生き生きと描けたはずの人生が消えてしまう可能性があります。まずは処方通りに飲み、合わなければ医師に伝え変更するつもりで薬を過度にこわがらないでほしいですね。

すくみ足には外から刺激

野元　十分に服薬しても管理が難しくなる症状として、すくみ足が挙げられますね。

武田　すくみ足はドパミン不足以外にも原因がある場合があり、レボドパだけでは抑えきれないことがあります。そのような場合は、音（手拍子などでリズムを取る、など）や目印（通路にテープなどで踏み越える目標の線を描く、など）といった外部からの刺激が有効な時もあります（**図1**）。

野元　すくみ足に効果を示す薬もあります。

武田　「押してもだめなら引いてみな」ということで、一歩後ろに引いてから前に出すと歩き始めやすい場合もあるようです。

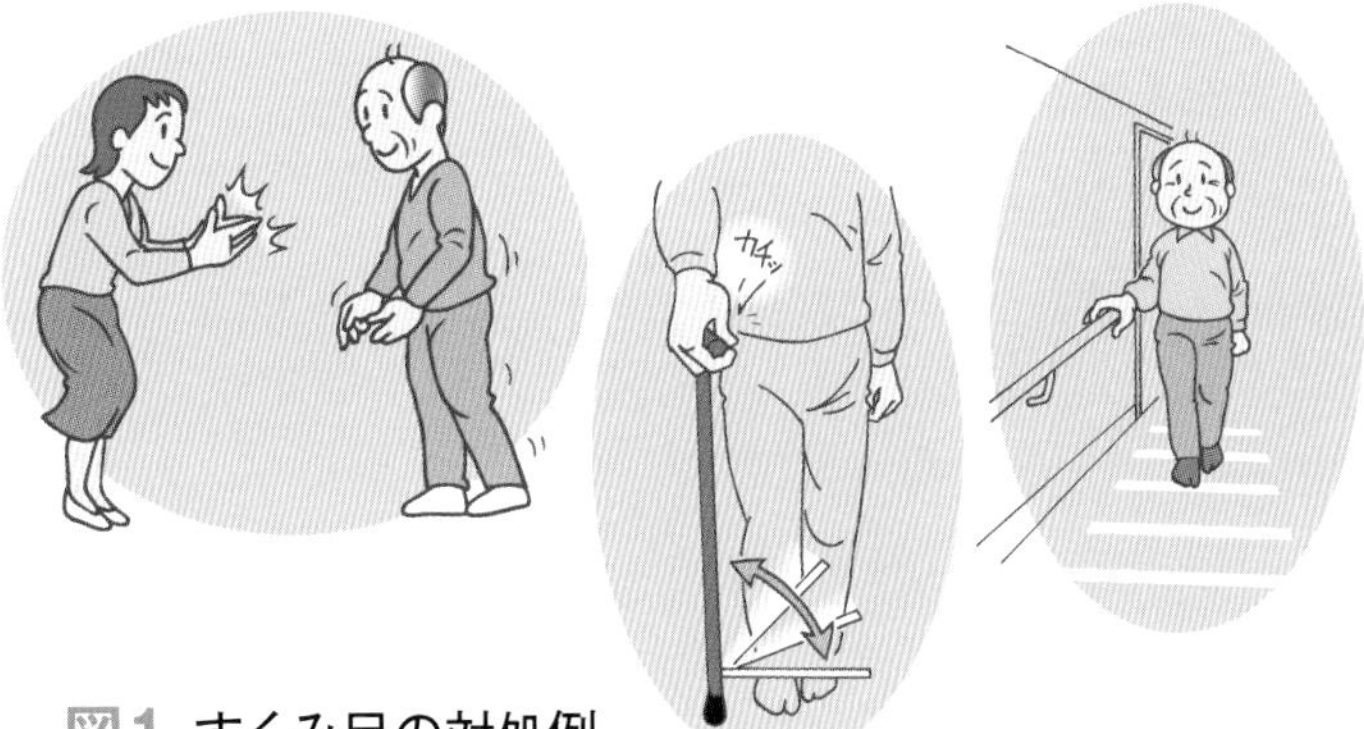

図1　すくみ足の対処例

図2 体力カーブのイメージ図

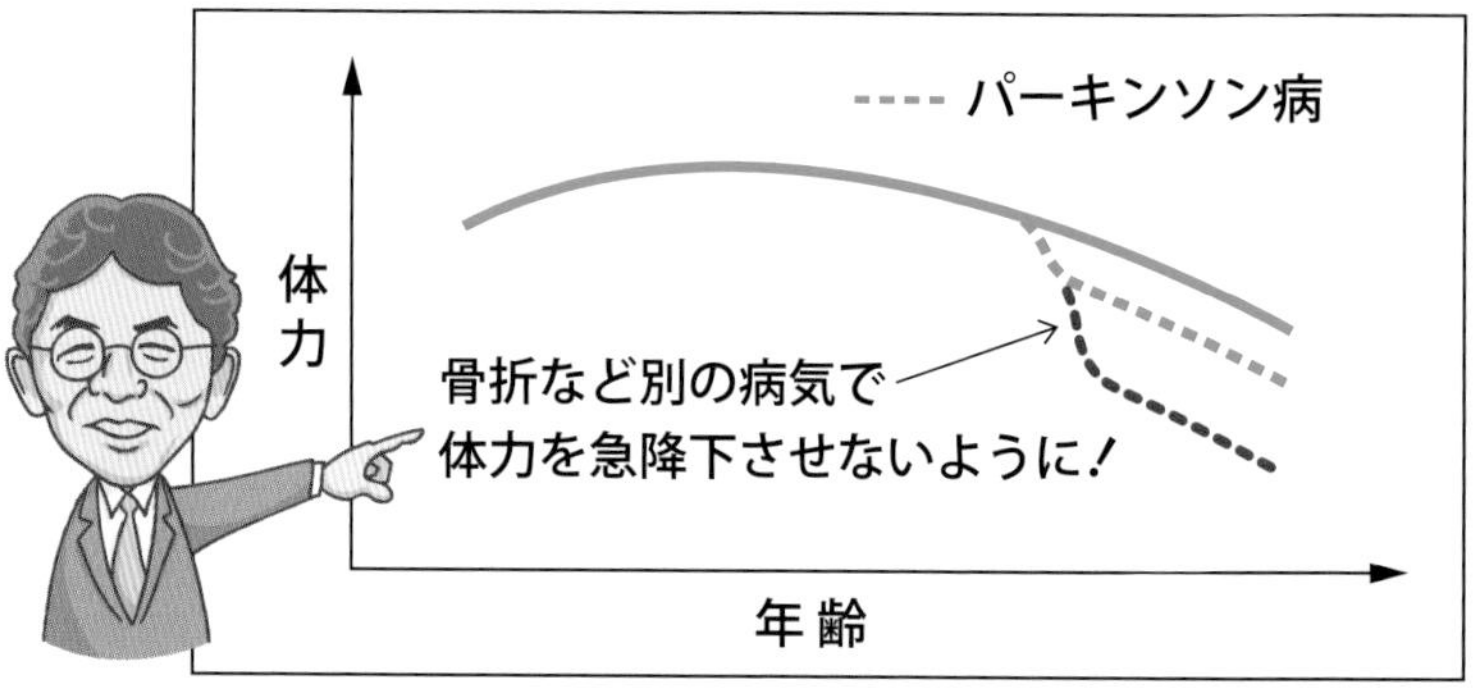

姿勢異常に有効な筋力アップ

武田　中期では前かがみなど姿勢異常が現れることもあります。

野元　前屈姿勢だとお腹の動きも悪くなりがちです。もともと腹筋のほうが背筋より強いので、背筋を伸ばす努力が大事ですね。転ばないように床でできる体操がお勧めです。

武田　前ではなく左右に傾く方では、逆側に傾けるようにするとまっすぐな姿勢を長く保てるようになります。身体の傾きはご本人より周囲が先に気づく例も多いようです。

野元　姿見（鏡）を用意して自分の姿勢に日頃から関心をもつ習慣も大事ですね。

「転ばぬ先の杖」で転倒を防ぐ

武田　すくみ足と姿勢異常が組み合わさったような姿勢反射障害では転びやすくなるため、ケガや骨折につながる危険があります。

野元　ケガや骨折で歩けなくなると、治るまでに運動機能が急速に低下しかねません。文字通り「転ばぬ先の杖」で、早めにお気に入りの杖の入手をお勧めしています。

武田　自宅でふと油断した時や急に呼び止められた時、ピンポーンと鳴って慌てて玄関に向かった時などに転倒が多いです。「慌てずに注意して行動する」という心がけだけでも転倒防止に役立つと思います。

野元　パーキンソン病の治療は、ほぼ平均余命の80歳頃までは安心して暮らせる見通しが立つようになってきています。症状が強くなっても、今やパーキンソン病の患者さんは、他の方と変わらずに、ほぼ自然な体力カーブに沿って順調に年を重ねていけるともいえるでしょう（**図2**）。

だからこそ、転倒や骨折など、パーキンソン病以外の原因で体力を急降下させてしまわないよう十分に注意していただきたいですね。

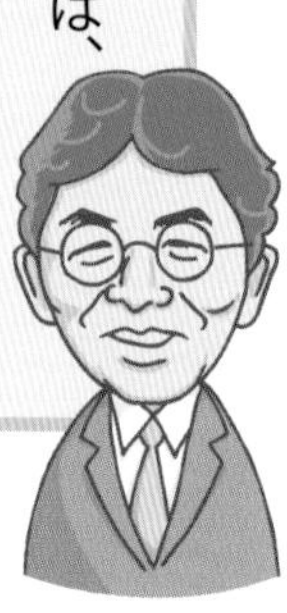

ウェアリング・オフを防ぐ

とりぷる特集

ウェアリング・オフの原因を知る

武田　中期のパーキンソン病を特徴づけるもっとも重要な症状は、病初期と比べてレボドパの効果が早めに切れてしまうウェアリング・オフではないかと思います。ウェアリング・オフを避けることが中期治療の大事な目標ですね。

野元　そうですね。レボドパは速やかに効果が現れますが、服用後30分～1時間ほどで体内への吸収がピークに達し、2時間もすればほとんど分解されてしまいます。そもそも薬の効果が続く時間は短いといえます。

武田　それでも病初期にはすぐに効果が切れてしまうことがありません。これは脳がレボドパから合成したドパミンを貯めておく能力を保っているからですね。

野元　はい、脳のドパミン神経細胞*がレボドパをドパミンに変えて保管し、必要に応じて放出するため薬の効果が長もちするのです。また、ドパミン神経細胞は、放出したドパミンを回収して、一部を再利用する働きもあります。

しかし、パーキンソン病では、ドパミン神経細胞が徐々に減少していきます。すると、ドパミン神経細胞の代わりに、グリア細胞*やセロトニン神経細胞*がレボドパをドパミンに変える役割を担ってくれるのですが、残念ながら、これらの細胞にはドパミンを貯蔵する力がありません。つまり、薬でレボドパを補給してもすぐにドパミンに変えて放出してしまうために、効果の持続時間が短くなってしまうのです。これがウェアリング・オフが起こるしくみです。

＊「わかる！ パーキンソン病」（40ページ）で解説しています

ウェアリング・オフの治療を優先

武田　これと表裏一体なのがジスキネジアですね。ジスキネジアは、脳のドパミンを貯めておく力が弱くなり、レボドパの内服毎に多くのドパミンが短時間に放出されるようになった結果、神経細胞間の連絡がうまくコントロールできなくなって生じると考えられています。

一見、勝手に身体が動いてしまうジスキネジアのほうが辛そうに思えるのですが「オフのほうがこわい」と訴える方のほうがとても多いです。

野元　その通りですね。

武田　ウェアリング・オフは身体の運動機能だけでなく、気持ちの落ち込みなど心の動きにも影響し得るため「こわい」と感じる方が多いのだと思います。ジスキネジアの防止ももちろん大切ですが、「ウェアリング・オフを悪化させない」という大前提を忘れてはいけないと思っています。

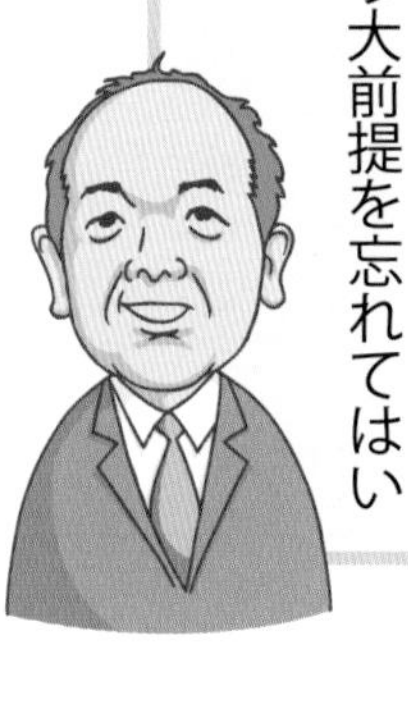

症状日誌は自己研究の手助け

武田　ウェアリング・オフをなくすには、どのような対策が必要でしょうか。

野元　「症状日誌」に次のような点を記しておくと、医師は有益な情報をすぐに把握できます。

> 薬を飲んだ時刻／食事の時刻
> 調子のよい時間／調子の悪い時間

そうすれば、いつ、どれくらいの薬を飲めばよいか、対策が立てやすくなります。

武田　紙に書いてきていただくと本当にわかりやすいですね。

野元　薬の処方自体は医師の仕事ですが、患者さん自身も「ご自分の担当医」になったつもりで、普段の状態を正しく記録して研究する姿勢が中期の治療では重みを増してきます。

薬の効果には個人差がある

武田　中期になると、患者さんの状態に合わせて薬の飲み方を調整する場面も出てきますね。

野元　そうですね。レボドパに限らず、実はどの薬でも、人によって体内に吸収される薬の量には10倍くらいの差があります。同じ薬でも10吸収される人もいれば、1しか吸収されない人もいるわけです。

人それぞれ顔の形が違うように、胃、腸、腎臓、肝臓などにも個性があって、その総体として薬の吸収に差が現れるのだと思います。要は、飲んだ薬の錠数ではなく実際の吸収量が大事ということは理解していただきたいです。

武田　薬の錠数を他の方と比べてもあまり意味がありませんね。

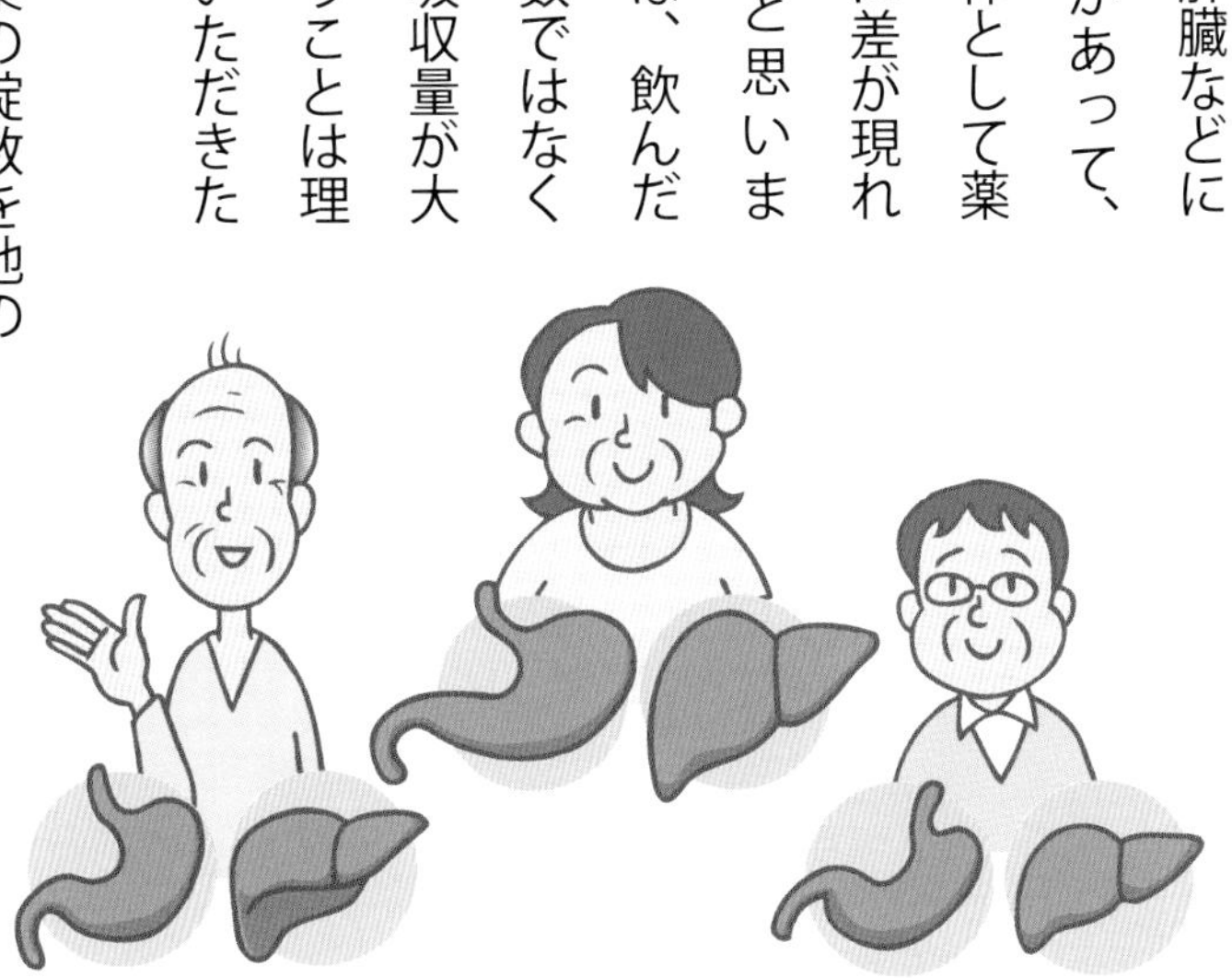

3 症状の進行をゆるやかに保つ

野元 そうですね。また中期では食事と服薬のタイミングも重要となります。病初期の服薬は1日3回毎食後という例が多いと思います。毎食後ならば忘れにくいですし、薬の吸収がゆるやかになるメリットもあります。

しかし、ウェアリング・オフが現れて、次の食事の準備やお箸の扱いが難しくなってきた時には、服用のタイミングを調整すると有効なことがあります。

武田 中期以降は、主治医と相談しながら服薬時刻をずらす、または服薬回数を増やすといった工夫を試すのも有効だと思います。

野元 患者さんがご自分の担当医として積極的に治療に関わることは大切ですが、「医師と協力しながら」というポイントは欠かせませんね。

空腹時の服用

野元 食前に薬を飲むと食後よりも3割くらい吸収がよくなりますが、空腹時に服用すると効果が現れにくい場合もあります。

武田 空腹ならば薬の吸収がよいとは断言できないところが、難しいところですね。

野元 はい、空腹時に飲んでも薬が胃に留まると吸収が進まないことがあるのです。その時はビスケットを食べたり水を飲んだり、お腹に何か入れると胃が動きやすくなります。

武田 胃が動いて腸に薬が届けば吸収が促されるということですね。

自分のドパミンを出そう

武田 中期に限りませんが、薬にせよ運動にせよ継続的に進めるには、患者さんに「意欲」をもっていただくことがとても大事だと感じます。万歩計で毎日の歩数を測っていたり、お孫さんと旅行に行くため体力づくりに励んでいたり、何か目標のある患者さんはよい状態を長く維持されている印象がありますね。

（↖）

野元　意欲をもって楽しめれば自分の脳からもドパミンが産生されます。「若い時の苦労は買ってでもしろ」といわれますが、たくさん苦労されたのですから「老いてからの苦労はお金払っても〝しない〟」という姿勢でよいのではないでしょうか（笑）。嫌なことに無理して関わらず、薬のドパミンが半分、ご自分のドパミンが半分になるように、毎日を楽しく過ごされてほしいと思います。この点、女性陣はデイケアなども皆さんで楽しむのが上手なようですが、男性陣は苦手ですね。

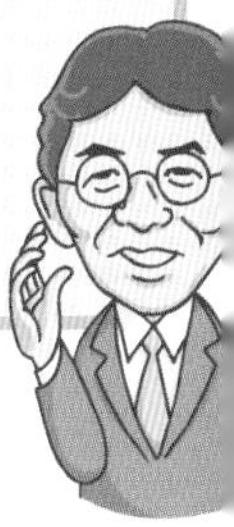

武田　そうなんです。でも、男性患者さんに効果的なアドバイスがあって、「あちらのデイケアには素敵な介護士さんがいるらしいですよ」とひとこと添えると、「それなら」と出かけられる方が多いようです（笑）。いちどでも訪れてみると、その後は楽しくなって毎回通っておられる患者さんも少なくありません。せっかく治療を続けているのですから、できるだけ外出を心がけ、活動的な生活を送っていただきたいですね。

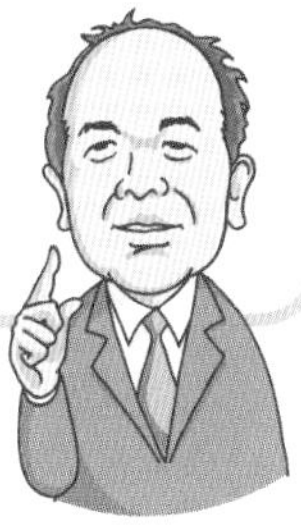

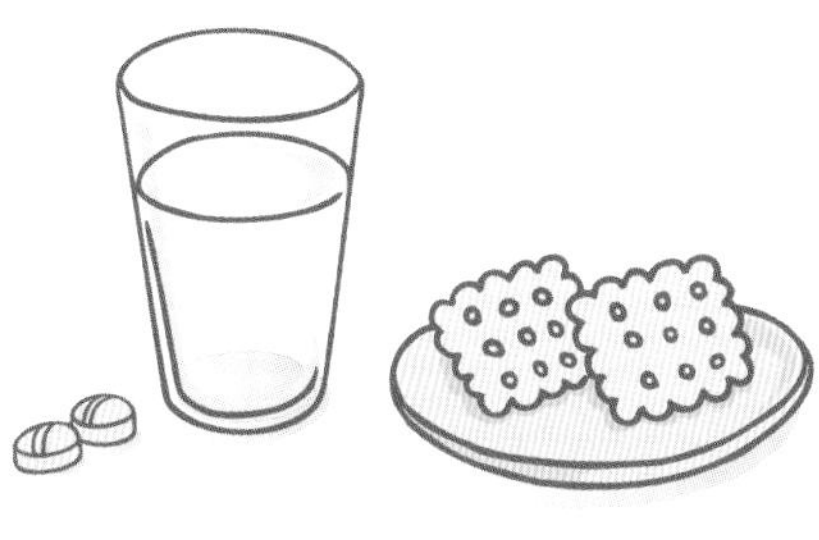

パーキンソン病を理解するためのキーワードをわかりやすく解説します

わかる！パーキンソン病

ウェアリング・オフ

パーキンソン病の進行に伴って薬が効いている時間が徐々に短くなる現象がウェアリング・オフ（wearing：すり切れる＋off：終わる）です。

薬が効き始めるまでに普段よりも何時間も長くかかるディレイド・オン（delayed：遅れて＋on：始まる）や、薬を飲んでも効果がまったく現れないノー・オン（no：ない＋on：始まる）などもウェアリング・オフの仲間に含まれます。

ディレイド・オンやノー・オンはレボドパが体内にうまく吸収されないことが主な原因と考えられ、薬の飲み方や食事を調整することで症状が改善する場合があります（**表**）。

表 原因と対処法の例

原因	対処法
薬が腸で吸収される前に胃の中で分解されてしまった	・胃の動きを改善して腸に薬を届けるため、軽く何かを食べる
薬が十分に溶けず腸からの吸収量が少なかった	・薬が溶けやすいように水分を多めに摂る
食事の影響で薬の吸収に時間がかかった	・薬の吸収を遅らせるたんぱく質（魚・肉・大豆など）を控えめにする ・服薬のタイミングを見直す

〈監修〉
（独）国立病院機構 仙台西多賀病院 院長
武田 篤

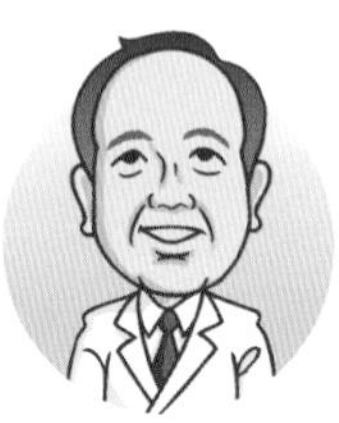

ドパミン神経細胞やセロトニン神経細胞、グリア細胞など

ものを考える、筋肉を動かす、痛みを感じるなどの身体の機能は、脳や脊髄を通って全身に伸びる神経（神経系）の働きに支えられており、神経系は次の2種類の細胞から成り立っています。

神経細胞…神経伝達物質の刺激で電気信号を発生させ、細胞間の情報伝達を行なう。

グリア細胞…神経細胞に栄養を届けたり、神経細胞を周りから囲んで保護したりする。

神経細胞のうち、セロトニンという神経伝達物質を使うのがセロトニン神経細胞で、ドパミンを用いるのがドパミン神経細胞です。セロトニン神経細胞やグリア細胞など、ある種の酵素をもつ細胞はすべて、レボドパをドパミンに変えることができますが、ドパミンを貯蔵できるのはドパミン神経細胞だけです。

とりぷる 特集

パーキンソン病をあきらめない

進行期

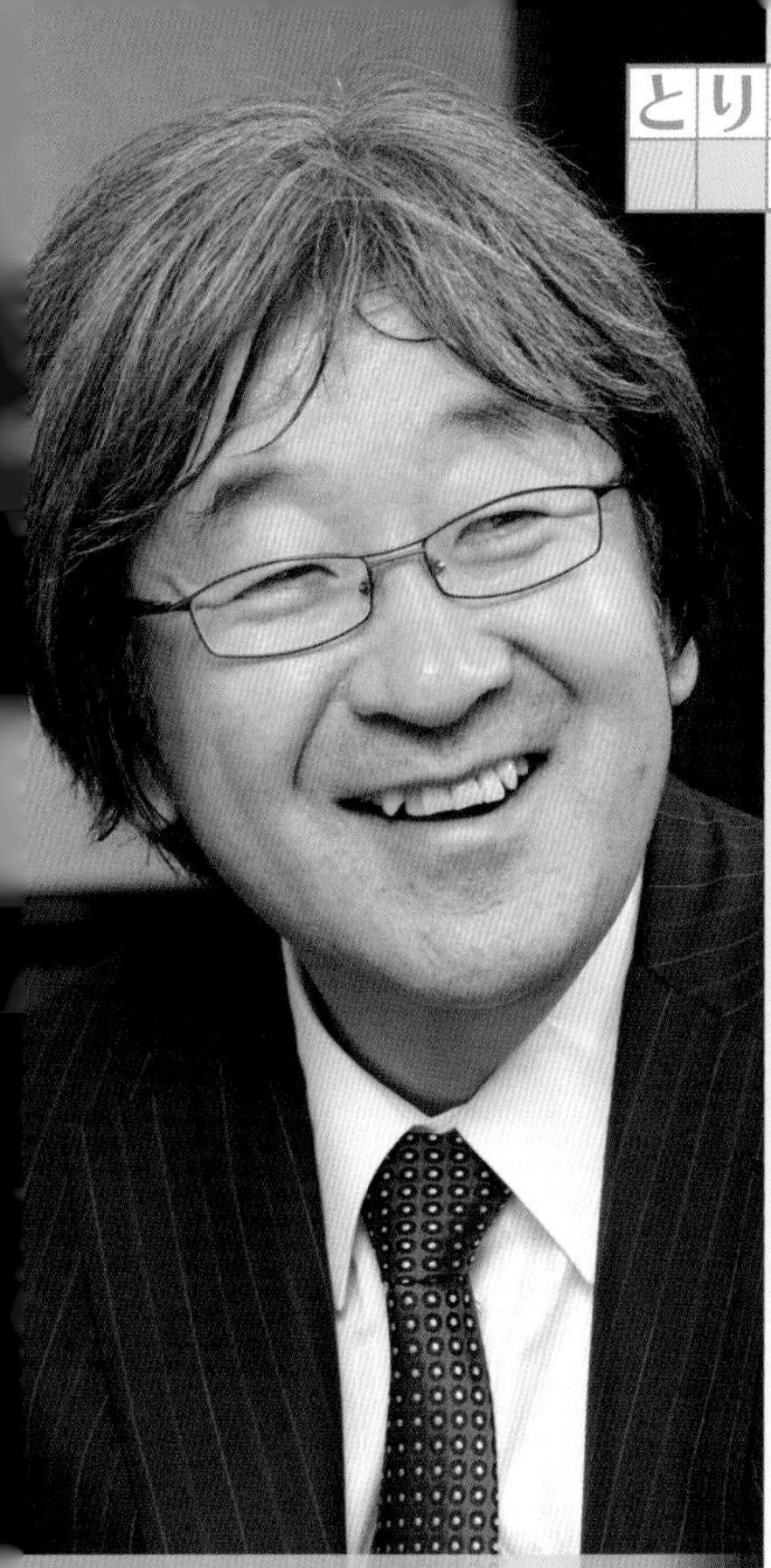

服部 信孝
順天堂大学大学院 医学研究科
神経学 教授

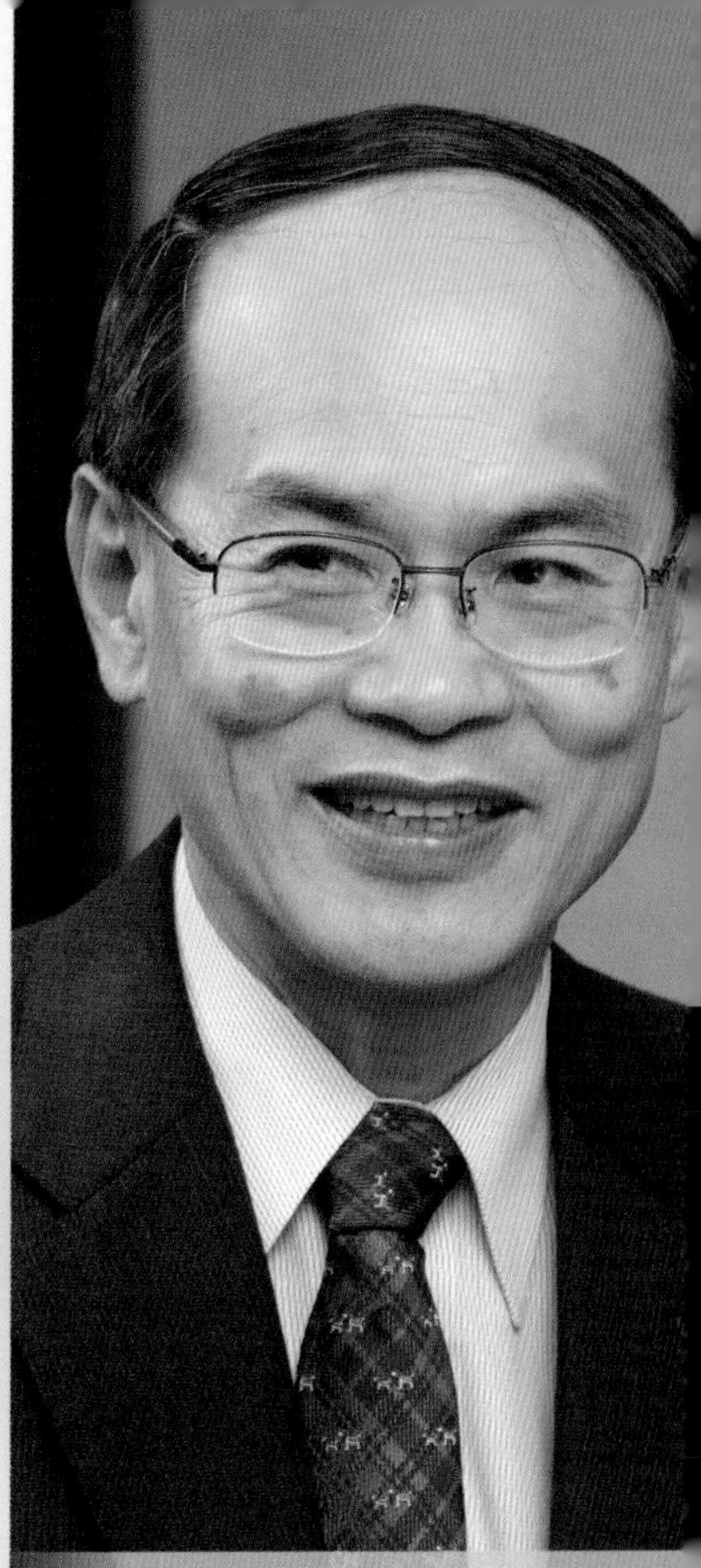

藤本 健一
自治医科大学ステーション・
ブレインクリニック 理事長

『とりぷる』5号では、パーキンソン病の進行期に浮かび上がってくる課題について、服部信孝先生と藤本健一先生に解説していただきます。

パーキンソン病は他に大きな病気をしないかぎり、平均余命の80歳頃までは治療の展望が得られるようになってきています*。多くの治療選択肢が整いつつある今日、病気をあきらめてしまうことなく日々の生活をエンジョイする手がかりが、今回の対談からつかめるのではないでしょうか。

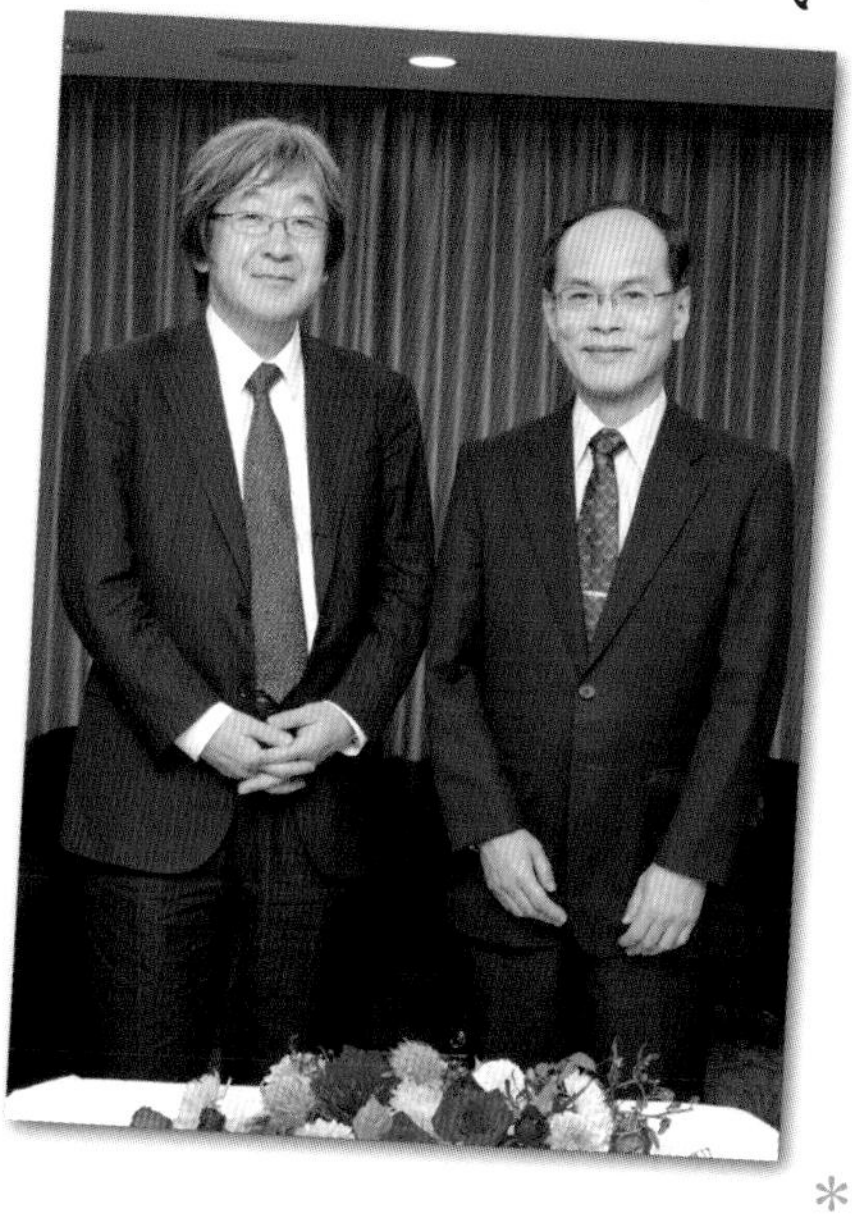

*難病情報センター. パーキンソン病. http://www.nanbyou.or.jp/entry/169

1 運動症状とその対処法

とりぷる特集

パーキンソン病の進行期とは

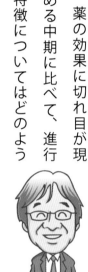

服部　パーキンソン病の発症から間もない病初期や、薬の効果に切れ目が現れ始める中期に比べて、進行期の特徴についてはどのようにお考えですか。

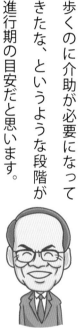

藤本　何か動作をする時に周囲からの手助けが必要、例えば薬の効果が切れたオフ時には歩くのに介助が必要になってきたな、というような段階が進行期の目安だと思います。

服部　運動面だけでなく心理面・精神面も考慮する必要がありますね。

藤本　確かに幻覚を経験することも多くなり、中には認知機能が低下する人も現れます。

服部　進行期までの年数はどの位でしょうか。

藤本　個人差がかなり大きいと思いますが、ある程度高齢で発症された場合、およそ7～8年目頃にウェアリング・オフが現れるとして、さらに年月が過ぎ、10年目、15年目頃から徐々に進行期に入るといえるのではないでしょうか。

筋肉を保つこと

服部　病気の進行度は人それぞれですが、脳のドパミン神経細胞が減少するという変化は共通しています。そのため進行期では服薬していても、食事の飲み込み（嚥下：えんげ）が悪くなったり、すくみ足が増えたり、薬の効果がスイッチのように切り替わるオン・オフ現象が現れたりする傾向がありますね。

藤本　はい、患者さん自身のリズムでうまく動けない場面が目立ち始めます。オン・オフ現象の予防にはリラックスが大事だと考えられますが、嚥下困難やすくみ足などを薬で完全に治療するのは難しいのが実情です。

　しかし現実にはパーキンソン病の原因である脳の障害よりも、骨や筋肉が衰えて動けないケースが少なくありません。ですから私は

「脳を鍛えるよりも骨・筋肉を鍛えましょう！」と、病初期から患者さんに繰り返し伝えています。そうすれば進行期に入っても、いろいろな動作をしやすくなるからです。

服部　筋トレや運動が大事という意見に私も賛成です。具体的にはどんな助言をしていますか。

藤本　パーキンソン病の方でも、手足の筋肉は使うので比較的保たれますが、体幹（胴体）の筋肉は使う機会が減って衰えやすいため、意識的に鍛えることが重点の一つです＊。

服部　なるほど。他にはいかがですか。

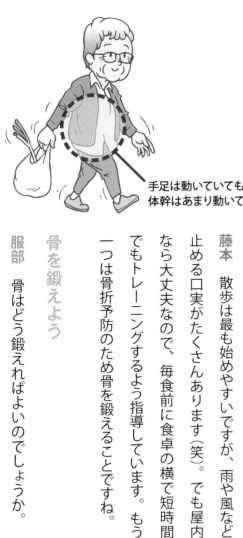

藤本　散歩は最も始めやすいですが、雨や風など止める口実がたくさんあります（笑）。でも屋内なら大丈夫なので、毎食前に食卓の横で短時間でもトレーニングするよう指導しています。もう一つは骨折予防のため骨を鍛えることですね。

手足は動いていても
体幹はあまり動いていない

骨を鍛えよう

服部　骨はどう鍛えればよいのでしょうか。

藤本　お勧めは縄跳びです。縄がなければただのピョン跳びでも構いません。ジャンプして着地の刺激で骨が強くなると考えられます。

服部　着地の衝撃で背骨の圧迫骨折（骨が潰れる）などが起こらないか心配ですが…。

藤本　まさにその通りで、縄跳びについては主治医の先生と十分に相談してください。理想的には骨がもろくなる前からトレーニングを始めてほしいと思っています。

服部　パーキンソン病の進行期では、骨粗しょう症をもつ患者さんも多いといわれていますので、骨を強くすることは長期の療養を続ける上で真剣に考えるべきですね。

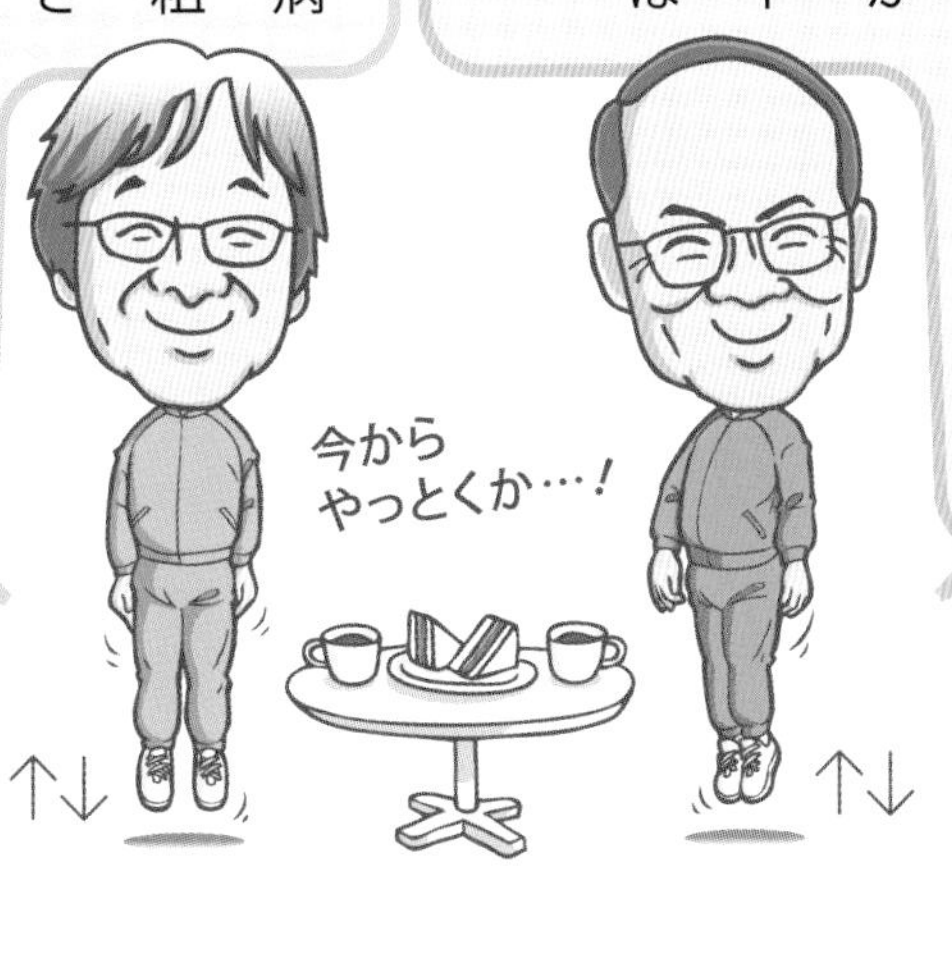

今から
やっとくか…！

＊「リハビリ１ポイント」（115ページ）で解説しています

2 非運動症状と認知症を考慮

とりぷる特集

図1　前かがみの悪い姿勢になると…

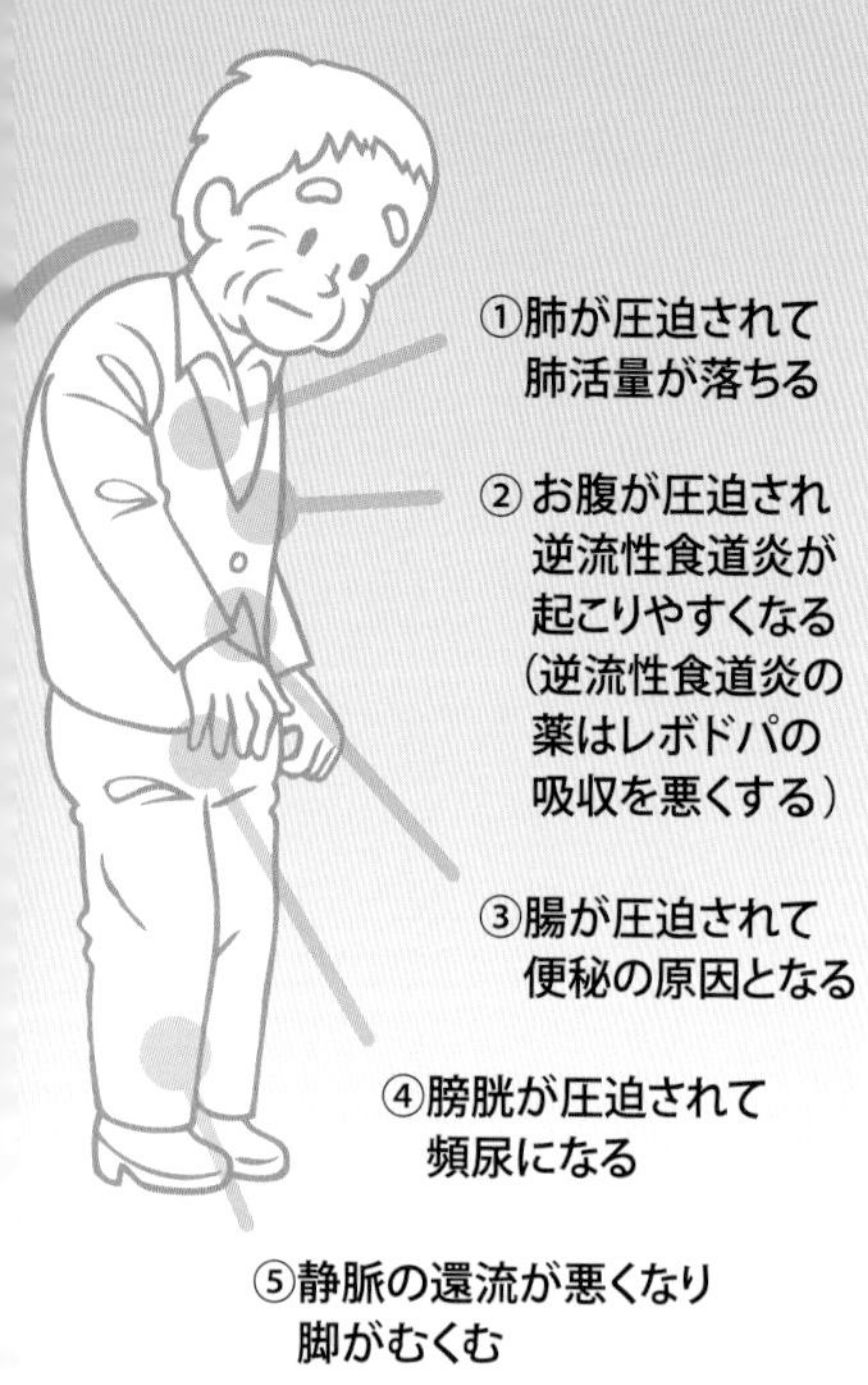
①肺が圧迫されて
肺活量が落ちる
②お腹が圧迫され
逆流性食道炎が
起こりやすくなる
（逆流性食道炎の
薬はレボドパの
吸収を悪くする）
③腸が圧迫されて
便秘の原因となる
④膀胱が圧迫されて
頻尿になる
⑤静脈の還流が悪くなり
脚がむくむ

よい姿勢で悪影響を防ぐ

服部　運動能力を保つため、鏡やご家族のチェックなども活用しながら、よい姿勢を心がけることも重要ですね。

藤本　姿勢が悪いと悪影響が連鎖的に広がるので（図1）、よい姿勢はとても大切です。

服部　残念ながら姿勢をまっすぐにする薬はありませんが、薬の影響で姿勢が悪くなる可能性はあり得ます。

藤本　パーキンソン病の薬が新しく追加されて急に姿勢が悪化した時は、すぐに主治医に伝えていただきたいですね。

睡眠の異常

藤本　不眠も難しい問題ですね。基本的には昼間に活動し夜は休むというメリハリが大事で、部屋の明るさや静かさも考慮します。それでも不眠が残る時は睡眠薬を使います。

ただ「まだ眠れないから」という理由で薬の量が増えると、翌朝まで効果が持ち越して起きられなくなったり、一時的な物忘れが生じたりする心配があります。

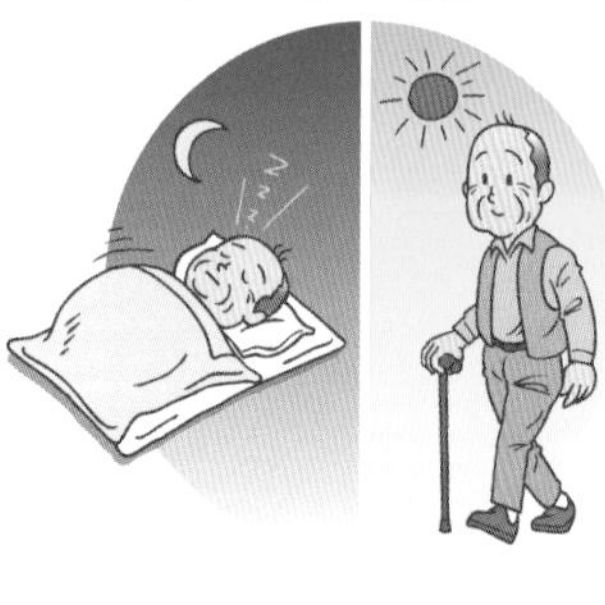

服部　逆に日中に眠いという方もおられますね。全般的にパーキンソン病の薬は眠気が出やすいといえますが、例えばドパミンアゴニストにはいくつか種類がありますので主治医に薬の変更を相談するのも方法です。

藤本　若年の方では薬剤の影響で眠い場合が多いと思いますが、高齢の患者さんでは認知症の影響も考えられますね。

図2　認知症のタイプ

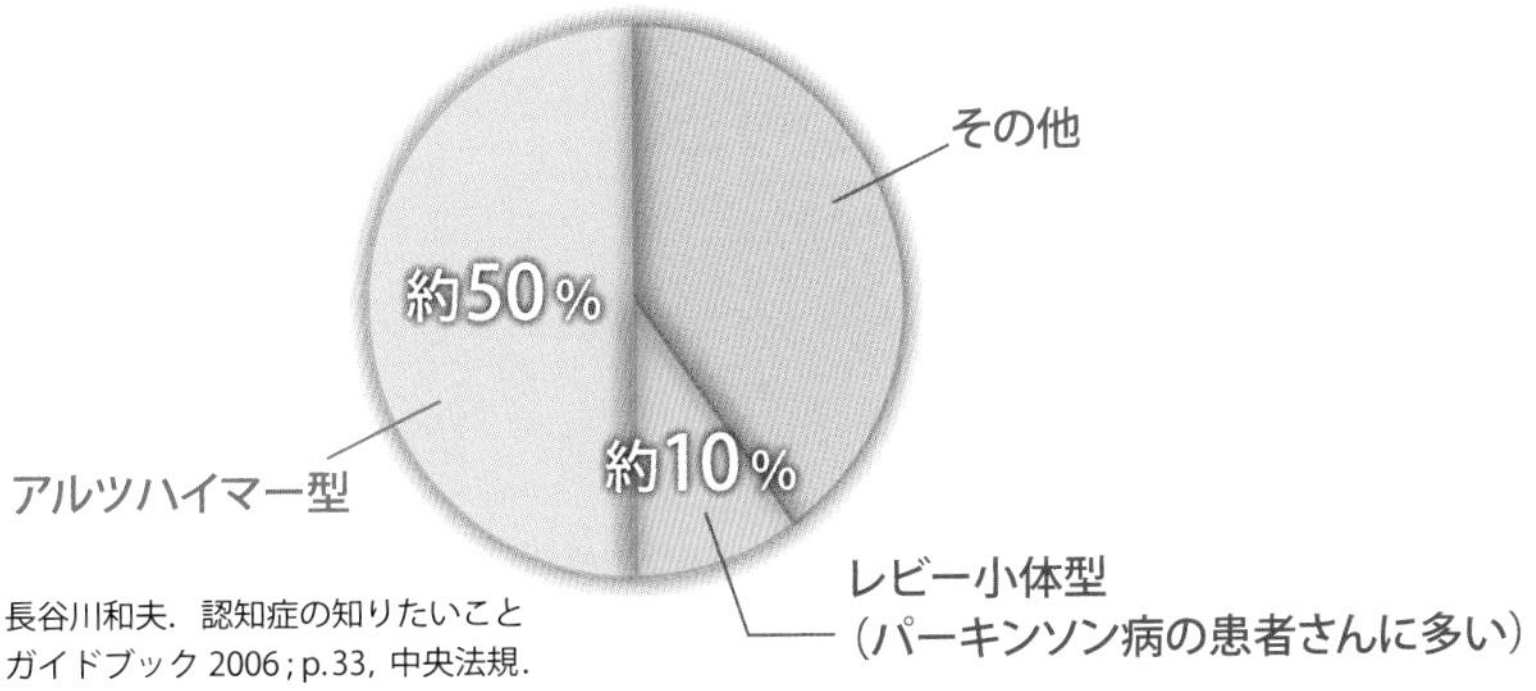

長谷川和夫．認知症の知りたいことガイドブック 2006；p.33，中央法規．

パーキンソン病と認知症

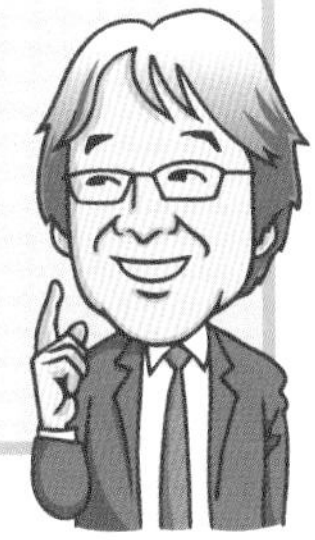

服部　パーキンソン病の発症から15年以上経過した患者さんでは、約70％の方に何らかの認知症状がみられるといわれていますね。

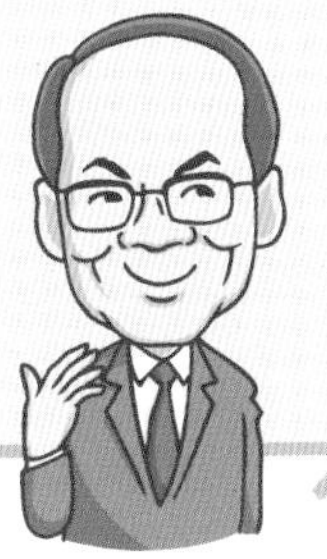

藤本　現代は85歳以上の4人に1人が認知症＊という時代ですし、パーキンソン病患者さんの平均年齢は約71歳と高めなので、いたし方ない面もあると思います。しかし、認知症のタイプをよくみると記銘力（記憶）が低下するアルツハイマー型が全体の半数を占めますが、パーキンソン病に合併しやすいのは、記憶よりも意欲の低下が目立つレビー小体型認知症です（**図2**）。

服部　意欲や認知機能に波があることに加え、レビー小体型認知症＊では鮮やかな幻覚も特徴ですね。

藤本　他にも寝ている間に叫んだり暴れたりするレム睡眠行動異常や、睡眠と覚醒のリズムがはっきりしなくなることもあります。

服部　パーキンソン病患者さんが認知症を発症した時の治療はどのような注意が必要ですか。

藤本　コリンエステラーゼ阻害薬など少なめの薬で改善する例があり、飲み薬でも貼り薬でも少量から始めることを患者さんに伝えています。

　ドパミンが多すぎると幻覚が現れることもあるので、運動機能の低下に注意しつつ、抗コリン薬やドパミンアゴニストを減らすのも対策の一つです。幻覚には漢方薬や鎮静作用をもつ薬を使うこともありますが、やはり用量は少なめからが大切だと考えています。

服部　認知症は早期治療でご本人とご家族の負担を軽くできますので、早めに気づいて受診することがもっとも大切ではないでしょうか。

＊「わかる！ パーキンソン病」（50ページ）で解説しています

❷非運動症状と認知症を考慮

痛み・排尿・低血圧

服部　痛みを訴える患者さんも少なくありません。オフ時に強まるなどパーキンソン病と関係していると考えられる痛みでは、治療の工夫でオフをなくすことが先決です。また神経痛に効く薬で痛みがやわらぐこともあります。

腰や背骨の異常など明らかな原因がある時は、そちらの治療が優先ですね。

藤本　痛みはご本人しかわかりませんし、痛みの程度を測ることも難しいのですが、痛みが消えて姿勢がよくなった方や、逆に姿勢がよくなって痛みが消えた方もおられます。先ほども触れましたが、よい姿勢を保つためにも痛みは我慢せず、医師に伝えていただきたいですね。

服部　おしっこが近い、特に夜のトイレでお困りの患者さんも多いです。のどの渇きや認知機能への影響を考えて、新世代の抗コリン薬を使用したり、夜ある程度動きやすいように、就寝前に少しドパミンを補う薬を使ったりするのも有用だと思います。

藤本　一方で、何となく夜に目が覚めたのでトイレにでも行こうかという方もおられますね。

服部　無用のトイレで起き出すと転倒など思わぬ危険性が高まりますので、不眠の治療を併行して進めることも必要かもしれません。

藤本　朝の起床時に立ちくらみ（起立性低血圧）がする方では、布団から起き上がる前にひざを抱え込むような姿勢を取って、脚の血液を身体の血液循環に戻してあげると立ちくらみを軽減することができます。

上半身を起こしてから一呼吸おいて立ち上がるようにすると、より望ましいですね。

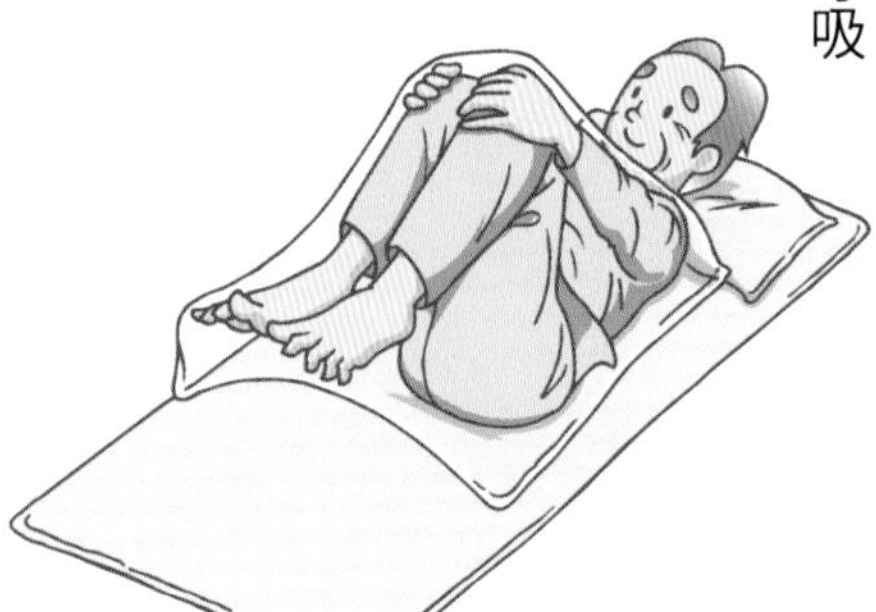

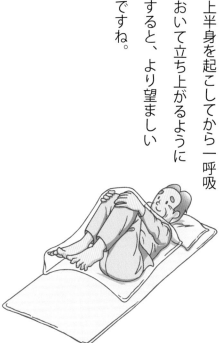

3 長期療養を可能とする治療の選択肢

とりぷる特集

脳深部刺激療法

服部 個人差はありますが、進行期に入ると、薬では症状の改善が得られにくいケースが徐々に増えてきます。その際、脳深部刺激療法（DBS：Deep Brain Stimulation）という手術が検討される場合もあると思います。数多くの手術経験をおもちの藤本先生からＤＢＳについて解説していただけますか。

藤本 ＤＢＳとは細い針を使って脳に電極をうめこみ、電気的な刺激で症状を改善させる治療です。手術後は刺激条件の調整や一定年月ごとに電池交換が必要となります。

服部 ＤＢＳはどのような症状に有効なのでしょうか。

藤本 若年の発症で症状変化の波が大きい方や、薬は効くのに副作用が強くて飲めない患者さんなどに効果があると考えられます。ふるえや筋肉のこわばりなどには一定の効果が期待されますが、会話やバランス障害など、ＤＢＳでは改善が難しい症状もあります。

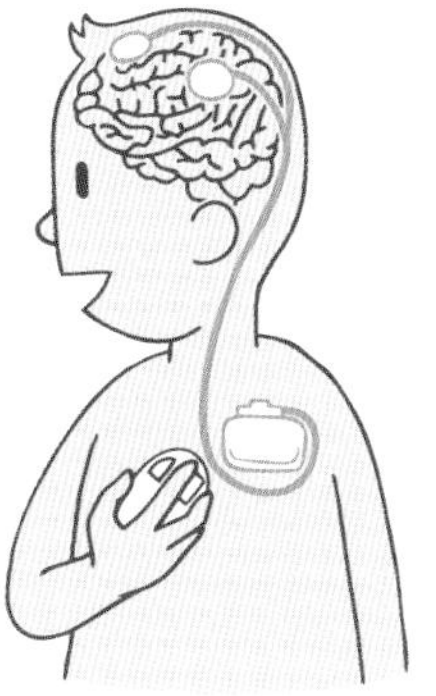

また診断時点ではパーキンソン病に似ていても、後で、ＤＢＳの効果が見込めない別の病気と判明することがあるため、発症5年未満での手術は相当慎重に判断しなければなりません。

服部 発症から何年目位でＤＢＳを実施する患者さんが多いのでしょうか。

藤本 個人差がありますが、発症後10〜15年位の方が多いようです。ＤＢＳはあまり早いのも問題ですが、遅すぎるのも望ましくありません。骨や関節、筋肉に異常が現れ、運動能力が低下した後ではＤＢＳを実施しても元の状態に戻すのは難しいからです。

手術を希望される場合は、ご家族や主治医とよく相談し、不安や不明な点を解消した上で、比較的体力のある時期に実施することが望ましいですね。

パーキンソン病30年の時代

服部　神経に関わる病気の中で、パーキンソン病は薬や手術など多くの治療選択肢があるといえます。

藤本　そうですね。病気の進行度に応じた治療を工夫することで、症状を改善する余地が広がります。その意味で、「現在可能な治療をとことん試していますか」という問いを常に心に留めていてほしいと思います。

服部　医師に限らず、患者さんやご家族、介護者の方も「年齢も年齢だし仕方がないね」などとあきらめてしまっては、治療でよくなる可能性を見逃してしまうかもしれません。

藤本　体力に見合った運動や、副作用に配慮した薬の使用はもちろん大事ですが、アンダートリートメント（治療薬が足りず効果が十分に得られていない状態）のために生活の困難を感じている方がまだ多いのではないかと思います。

藤本　私はいつも患者さんやご家族に「パーキンソン病になって30年が過ぎても元気に歩ける時代が来たんですよ！」とお伝えしています。私が診ている患者さんでも、薬の治療で15年、DBSを受けて15年、合計30年という方が何人かおられます。

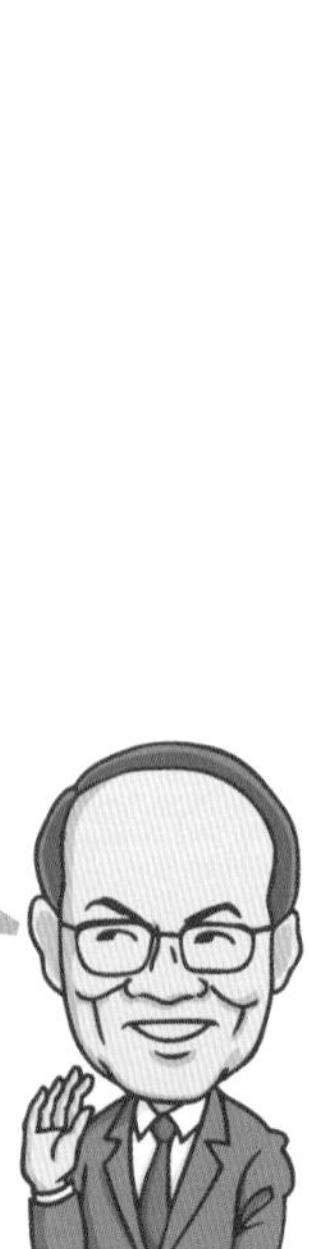

服部　私はこれまで「20年は大丈夫」と話していたのですが、これからは「パーキンソン病は30年は大丈夫」と認識を改めます（笑）。私たち医師の側も患者さんに負けないように診療・研究を続けていきたいですね。

今日はどうもありがとうございました。

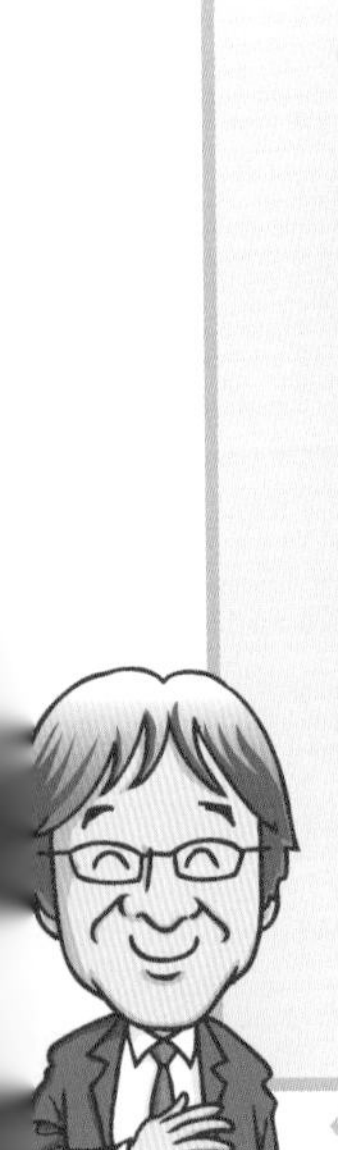

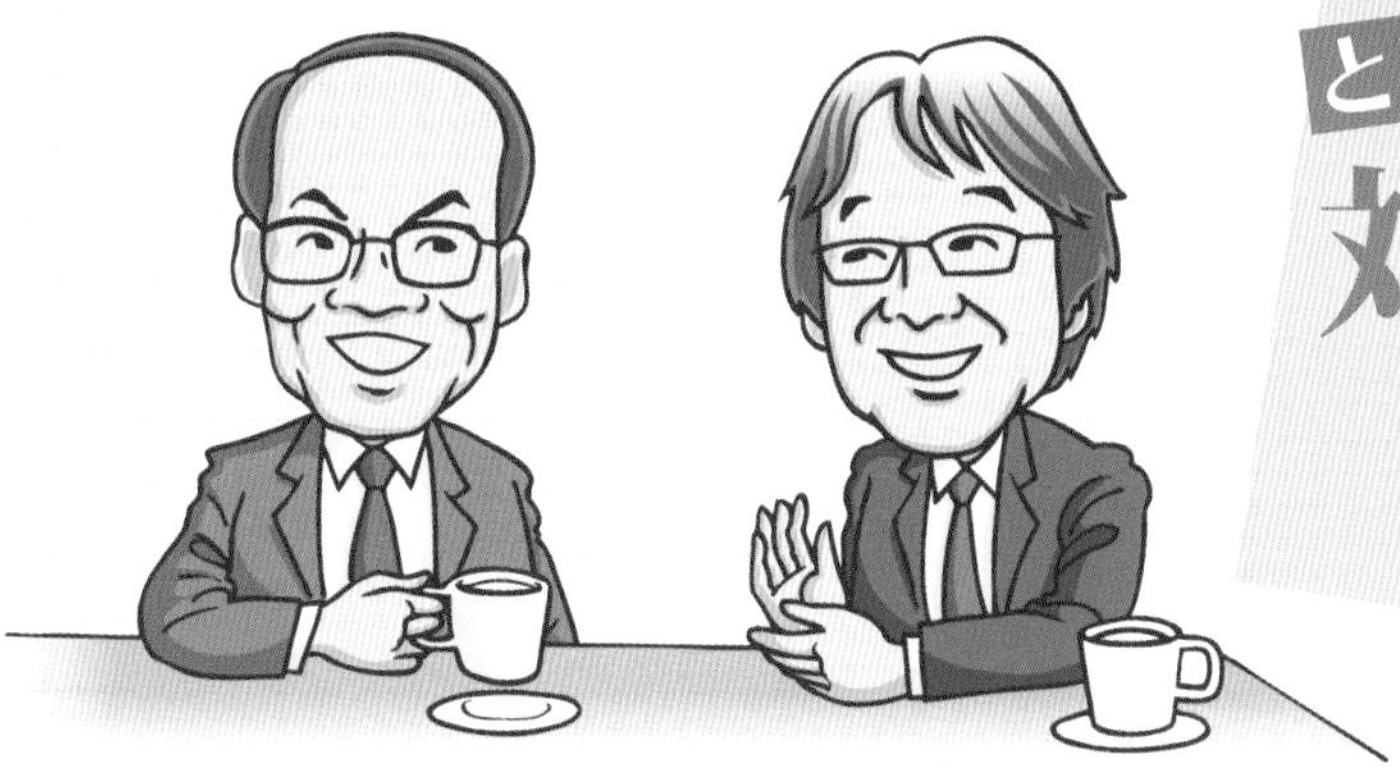

とりぷる番外編
対談終了後の楽屋裏にて

iPS細胞をめぐって

服部　ということで対談は無事終わりましたが、最近、iPS細胞に関して患者さんからご質問を受けることがたびたびです。藤本先生はiPS細胞について、どのようにお考えですか。

藤本　iPS細胞の技術で作成されたドパミン神経細胞を患者さんの脳に移植するというのは、実はまだ安全面でのハードルが高く、不可能ではないとしてもかなり将来的な課題といえるのではないかと思います。

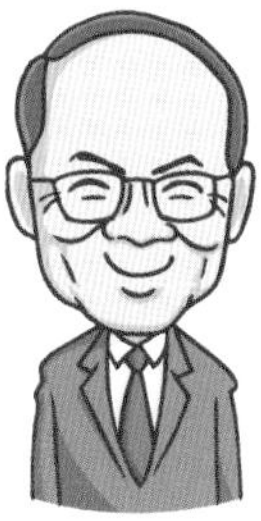

しかし、iPS細胞を用いた新薬開発の研究は、現在、すでに進んでいますね。

服部　その通りです。私たち専門医は、本当はパーキンソン病患者さんの脳を直に観察して、よりよい治療法を見つけ出したいのですが、実際にはそんなことは不可能です。

ところが、iPS細胞の技術によって、皮膚や血液の細胞から患者さんの脳と遺伝子的にまったく同一の細胞を実験室で培養できるようになっているのです。これらの培養細胞を調べることで、新薬の開発が従来よりもずっと速く進むのではないかと考えられています。

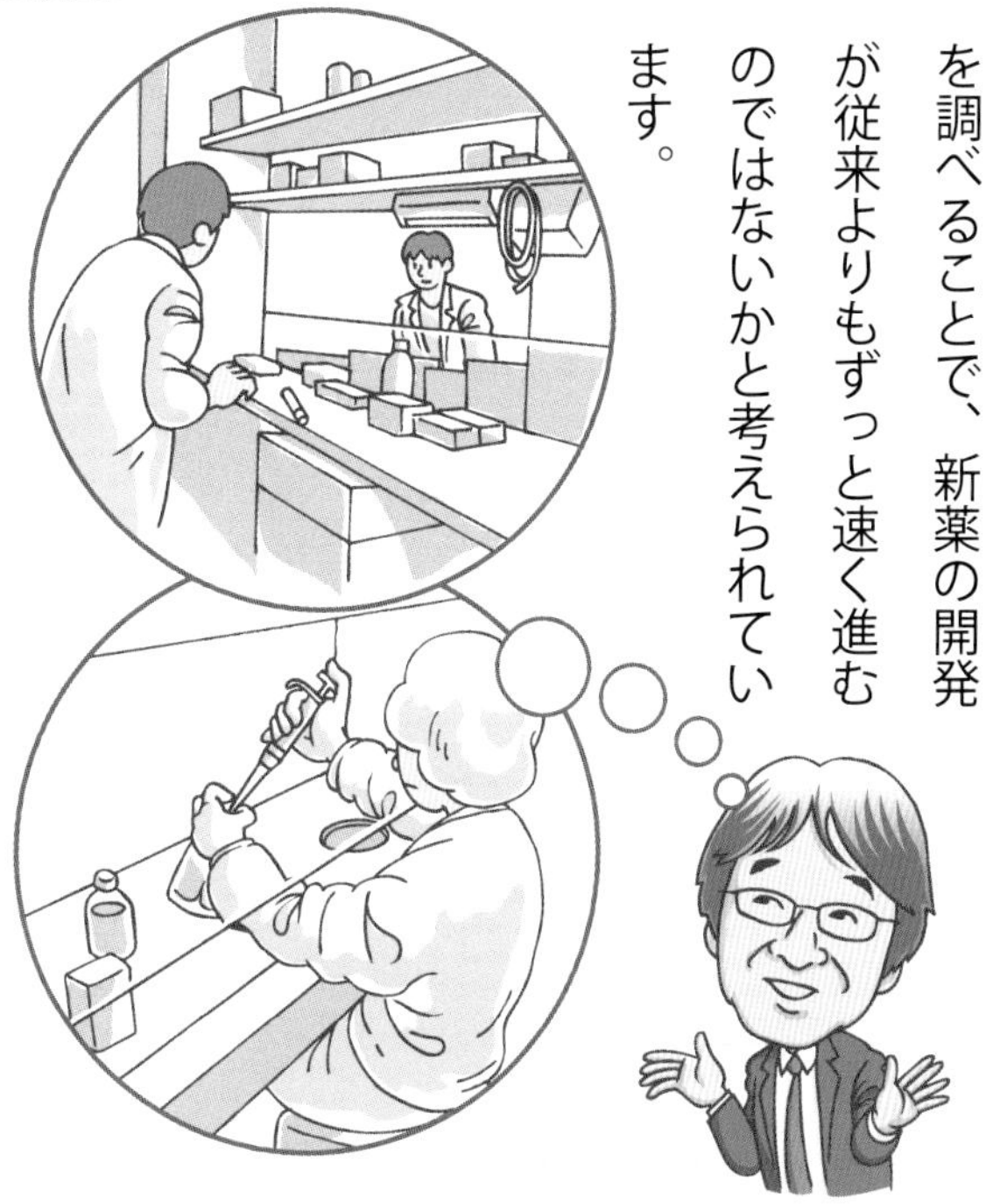

藤本　服部先生はこのようなiPS細胞の最新研究に携わっておられるとのことで、今後の研究成果に期待しています。

服部　藤本先生が進めているパーキンソン病の遺伝子治療にも期待がふくらみますね。

〈了〉

パーキンソン病を理解するためのキーワードをわかりやすく解説します

わかる！パーキンソン病

認知症

認知症とは脳の細胞に何らかの異常が生じ、記憶や判断、言語などの高次脳機能が低下して日常生活に支障をきたす状態のことです。日本の患者は約462万人ともいわれ＊、アルツハイマー型認知症が最も多く、脳血管型、レビー小体型とあわせて三大認知症と呼ばれています。

血管が破れたり詰まったりする脳血管型と異なり、アルツハイマー型やレビー小体型認知症は脳の神経細胞の中に、それぞれ老人斑やレビー小体という〝異物〟が溜まる特徴があります。

レビー小体型認知症ではアルツハイマー型ほど記憶障害が目立ちませんが、幻覚（視覚の認識・判断力の低下）や睡眠リズムの不安定化、興味・関心の低下、パーキンソン病のような運動症状が現れるといった特徴があります。

レビー小体型認知症とパーキンソン病との関連性

実はパーキンソン病も脳（黒質）の細胞にレビー小体が溜まることが明らかにされています。進行すると脳の他の部位まで拡がる場合もあり、認知症を合併することもあります（パーキンソン病認知症）。パーキンソン病認知症とレビー小体型認知症は区別ができないほど似ており、その背景にはレビー小体という共通項があると考えられています。

＊厚生労働科学研究「都市部における認知症有病率と認知症の生活機能障害への対応」. 2013年 3月.

〈監修〉
（独）国立病院機構 仙台西多賀病院 院長
武田 篤

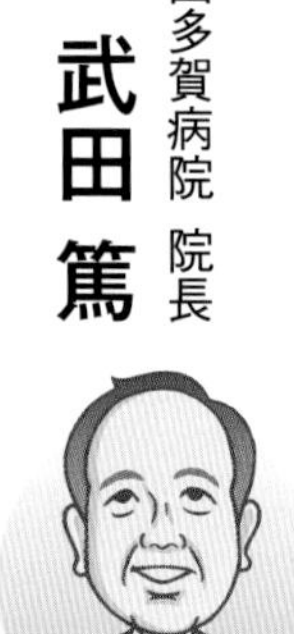

幻覚

パーキンソン病の幻覚では幻視（ないものが見える）がしばしばみられ、幻聴も多く、長期的には患者さんの半数以上が経験するといわれています。幻覚の背景には視覚情報を処理する認知機能の低下があると考えられていますが、ドパミンなど神経伝達物質のバランスに影響するパーキンソン病治療薬が原因で悪化する場合もあるので注意が必要です。

幻覚が続くと本物と信じ込んで妄想に結びつき、患者さんやご家族にも大きな負担が及びかねません。治療としてはパーキンソン病治療薬の減量・変更をまず試みます。さらに認知症の治療薬や向精神薬を使用することもあります。

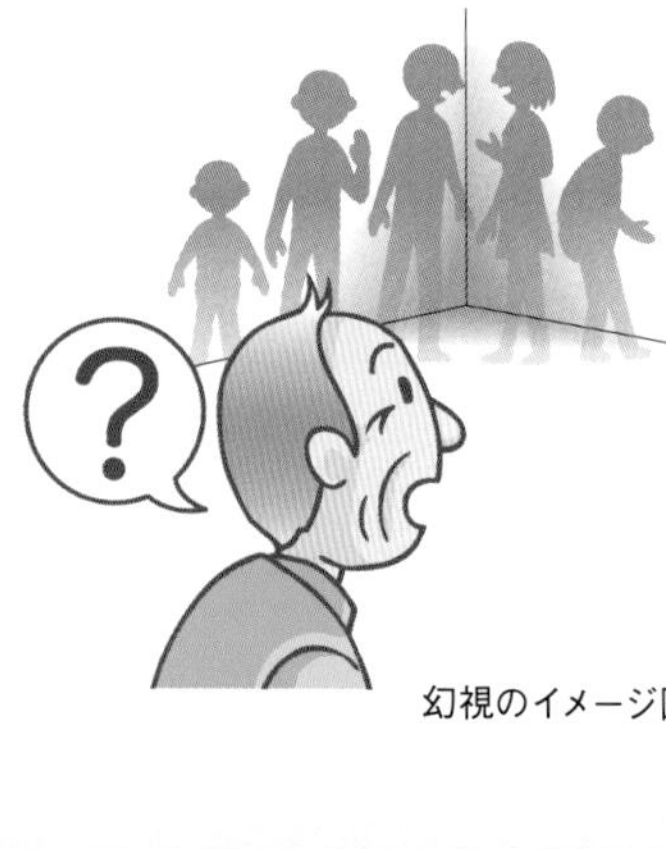

幻視のイメージ図

とりぷる特集

パーキンソン病をあきらめない

―病気を前向きに受けとめるために―

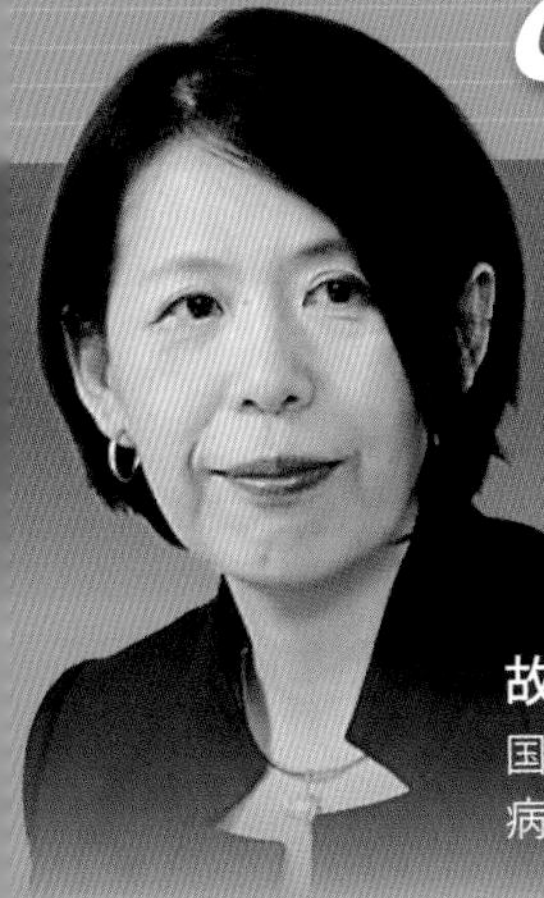

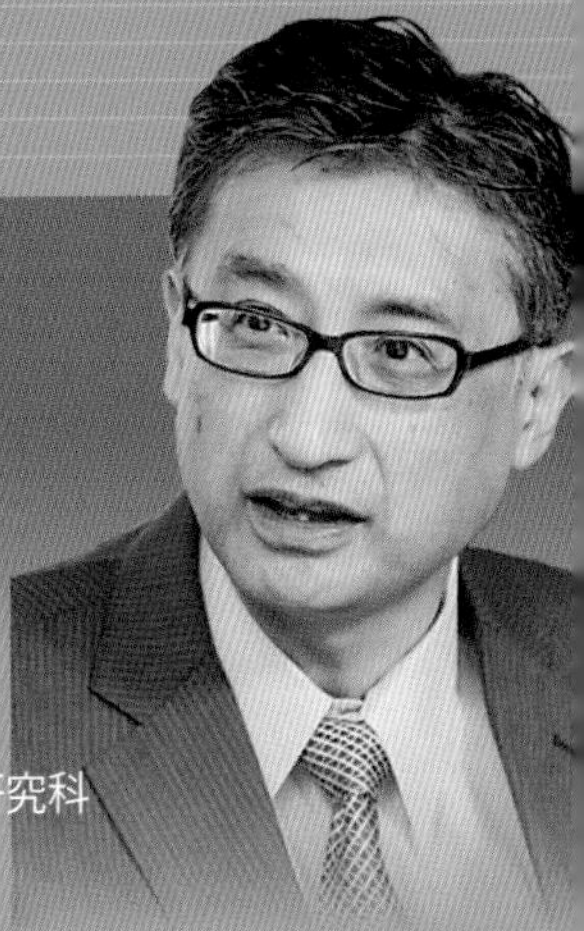

故 村田 美穂
国立精神・神経医療研究センター
病院長（掲載当時）

望月 秀樹
大阪大学大学院医学系研究科
神経内科学 教授

1 なぜ受容が大切か

とりぷる特集

診断を受けとめる

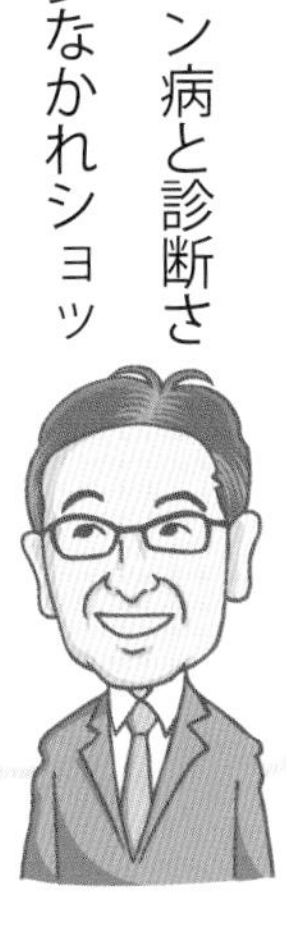

望月　パーキンソン病と診断された時、多かれ少なかれショックを受ける患者さんは多いのではないでしょうか。よく知らない病気に対して不安や心配を感じるのは無理のないことと思います。

しかし病気への不安や否定の気持ちが強いままだと心にストレスがかかって、症状が悪くなったり、治療効果が十分に発揮されなかったりする恐れがあります。

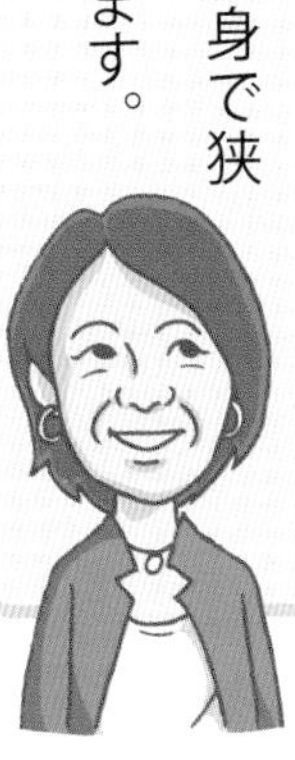

村田　例えば不安が強いとふるえが悪化しますね。病気や治療に対して不満や否定の気持ちが強いと、薬の治療を提案しても副作用にまず関心が向かって、症状をよくする可能性を患者さん自身で狭めてしまうことになります。

1なぜ受容が大切か

村田　パーキンソン病の根本的な原因はドパミン神経細胞に異常が起きてしまうことにありますが、身体に現れる症状への心理面の影響は決して無視できません（**図1**）。だからこそ、パーキンソン病をできるだけ前向きに受けとめ、よりよい対策を探していく大切さを患者さんにお伝えしたいと考えています。これまで「パーキンソン病をあきらめない」ためのお話を特集で続けてきましたが、そのためにはこの最初の一歩を大切にしてほしい。それは『とりぷる』を通じて一番伝えていきたいことの一つだと思っています。

望月　その通りですね。そこで今回は、パーキンソン病を自分なりに、できるだけ前向きに受けとめるために何が必要で、どのようなサポートが可能なのか、インタビュー調査から得られた患者さんのコメントも参考にしながら考えていきたいと思います※。

※今回の特集に関連して、約20名のパーキンソン病患者さんに、ご自身の病気受容経験などについてインタビュー調査をさせていただきました（2012年9月19日～10月16日、ノバルティスファーマ株式会社実施）。調査にご協力いただいた皆様に心より感謝いたします。

なお本文中の患者さんの声は、この調査の中から個人が特定されないように改変して掲載させていただきました。

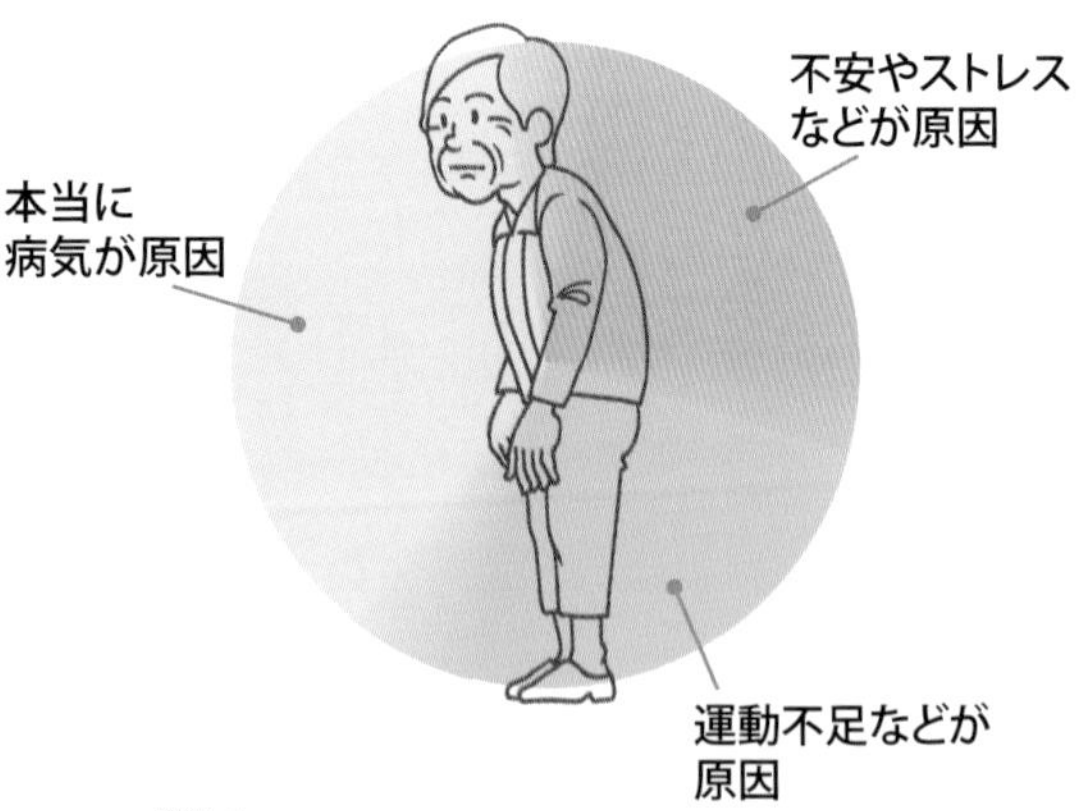

図1　症状に現れる不安やストレスの影響（イメージ図）

＊「わかる！ パーキンソン病」（63～64ページ）で解説しています

2 パーキンソン病を正しく理解する

とりぷる特集

正しい知識の大切さ

望月　私はぜひパーキンソン病のことをよく知ってもらいたいと思います。この病気を自分のものとして受けとめるために必要なことは、まず正しい知識をもつことです。

今はインターネットで病気に関するたくさんの情報が見られます。しかし内容は玉石混淆《ぎょくせきこんこう》で、いまだに「パーキンソン病は10年で寝たきりになる」といった間違いも多く、それが元で不安になる患者さんが少なくありません。

村田　それはパーキンソン病の治療薬がなかった何十年も前ですよね。

パーキンソン病は神経難病といわれる病気の中ではもっとも多くの治療選択肢があり、適切に治療すれば症状がよくなる例がほとんどです。患者さんには最初にこの基本的な事実を説明しています。

改善が続く「将来の見通し」

村田　将来ご自分の病気がどのように進むのか、不安な気持ちの方も多いと思います。図2に1つのデータを示します。

図2　罹患期間別のホーエン&ヤール重症度分布（ウェアリング・オフなし、またはオン時）

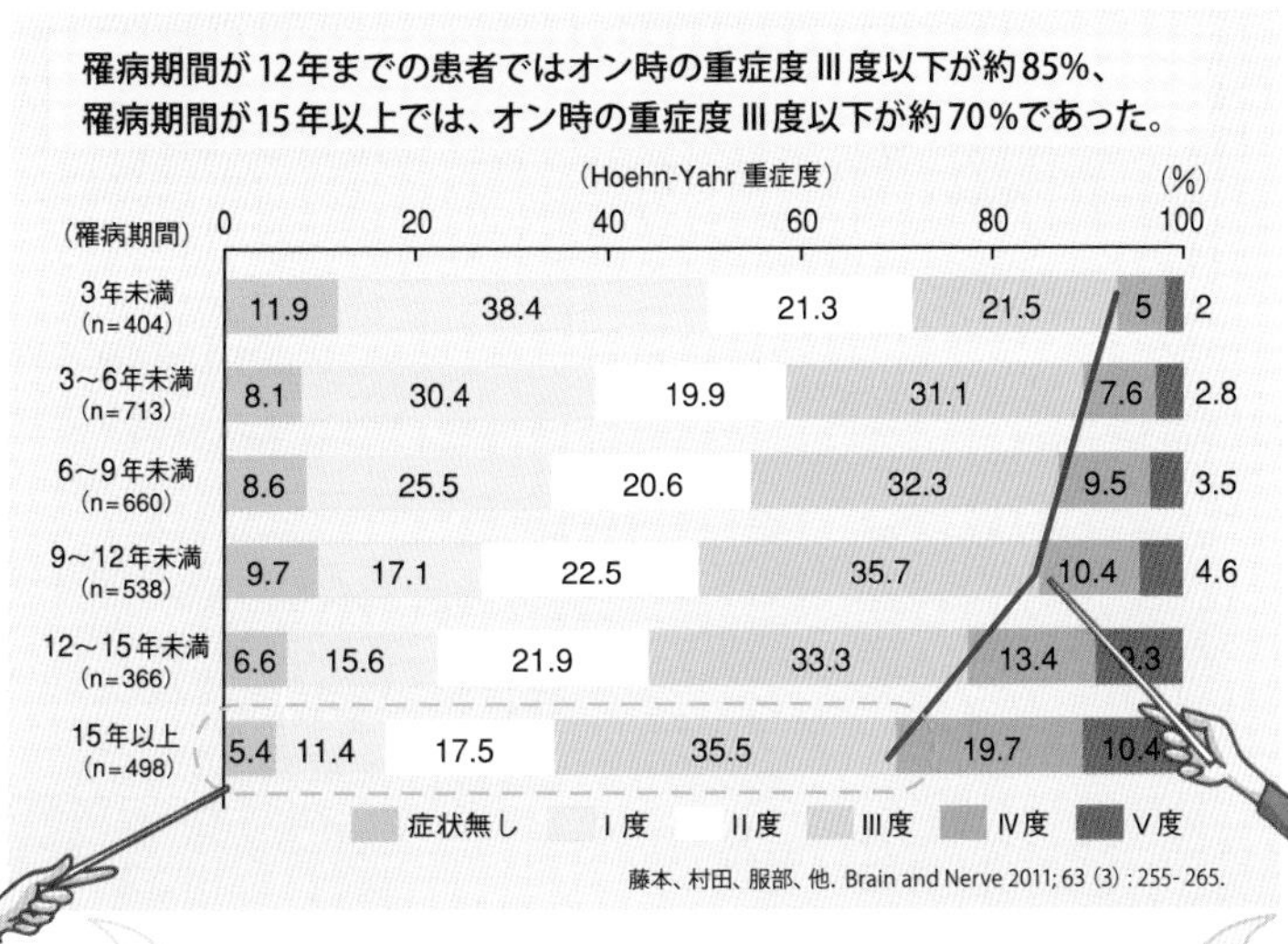

藤本、村田、服部、他. Brain and Nerve 2011; 63 (3) : 255-265.

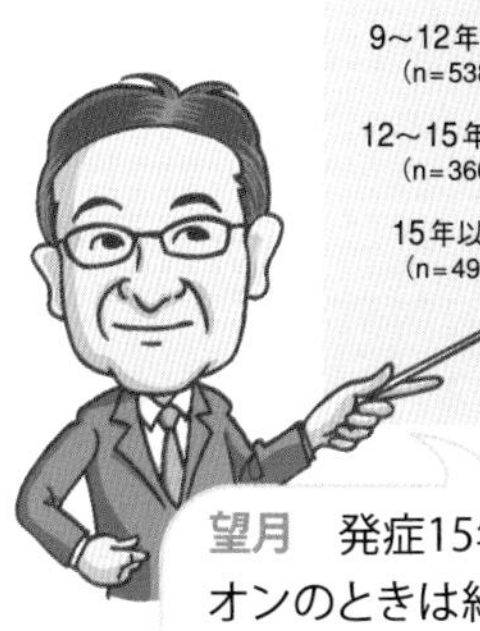

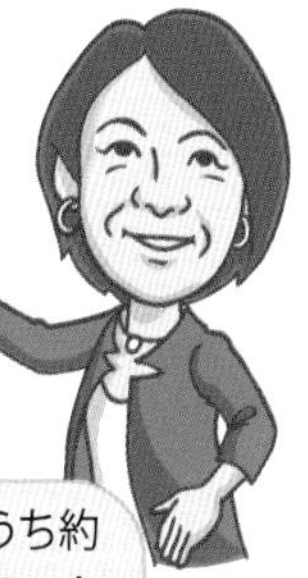

望月　発症15年以上の方でもオンのときは約70%がお一人で普段の生活を送れていると推測できます。

村田　発症10年位の患者さんのうち約85%は、薬が効いているときは周囲の介護なしで生活できていると考えられます（ホーエン&ヤール重症度3度以下*）。

村田　今後もパーキンソン病の経過はさらによくなると思います。例えば、今から15年ほど前、発症10年位で歩いて通院できる患者さんに対して、私はその方はとてもよい状態を保っているんだなという印象をもっていましたが、今では発症15年位でも普通に歩いて受診する方は珍しくありません。

　でも、発症15年目の患者さんが治療を始めた頃、つまり15年前には今ある薬の多くはまだ使えませんでした。それでも病気の経過が改善しているということは、発症初期から現在の薬で治療を始められる「未来の」パーキンソン病患者さんは、さらによい状態をより長く保つことができると考えられます。

望月　私も同感です。パーキンソン病の治療は年々進歩していますから、10年、15年前の本の知識や情報は、今では当てはまらないものが少なくないと思います。

症状の進行はゆっくり

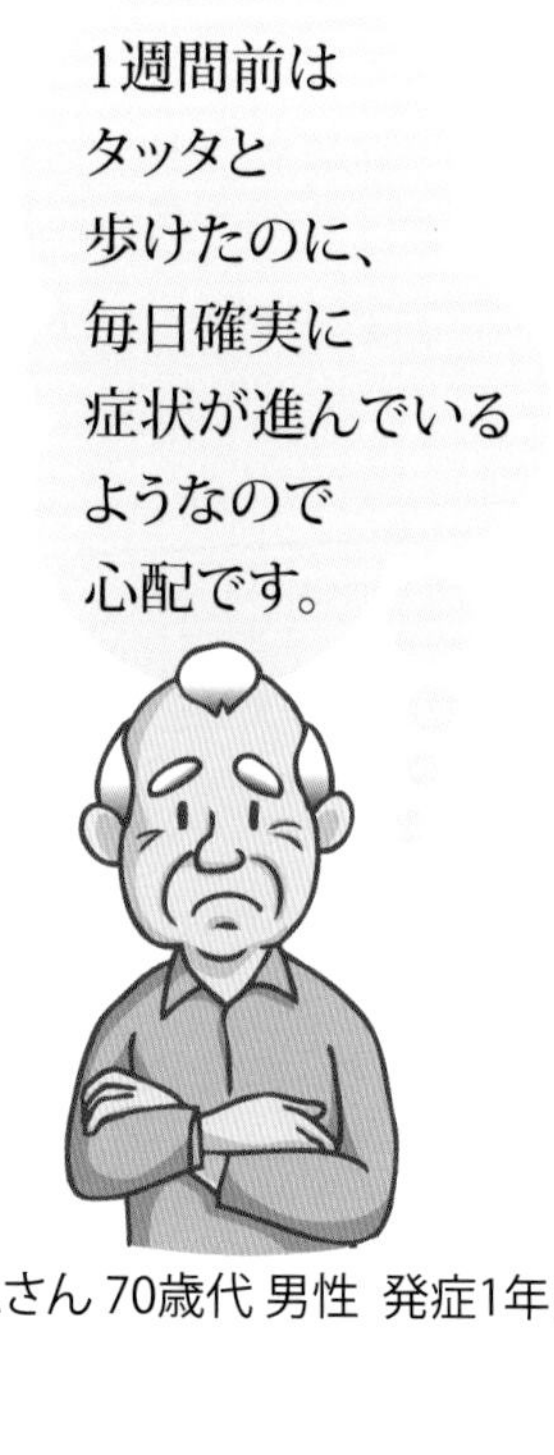
1週間前は
タッタと
歩けたのに、
毎日確実に
症状が進んでいる
ようなので
心配です。

（Aさん 70歳代 男性　発症1年目）

村田　Aさんは「毎日症状が悪化している」と感じているようですが、いくら進行する病気とはいえ、パーキンソン病に関わる脳のドパミン神経細胞はそんなに早く変性することができません。何十年という年月をかけてパーキンソン病につながっていきます。急に症状が悪化したとすれば、それはドパミン神経細胞の問題ではなく、肺炎や脱水など他の原因があります。（一方で数カ月の経過でだんだん悪くなった場合は）身体を動かさないために本当に動きが悪くなったということも多いです。

②パーキンソン病を正しく理解する

望月　脳のドパミン神経細胞は、誰でも加齢と共に少しずつ減っていきます。それがパーキンソン病に直結するわけではありませんが、年齢を重ねるにつれてゆっくり症状が進むということは理解しやすいのではないでしょうか。

薬に対する不安に答える

望月　パーキンソン病の薬の知識は患者さんにとって大きな関心の的だと思います。ところが現在、根拠もなく薬の効果を否定し患者さんの不安をかき立てるような主張が一部でなされている状況は医師として残念であり、正しい情報を伝えていく責任をこれまで以上に強く感じます。

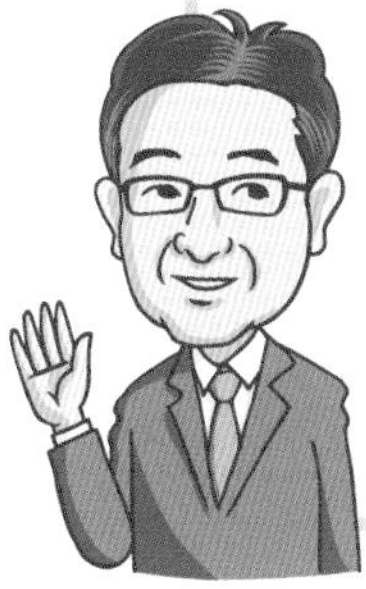

村田　情報の氾濫は今後も押しとどめることが難しいと思いますが、もっとも重要なのは診察室で患者さん一人ひとりと向き合い、薬やリハビリの大切さを根気よくお伝えすることだと考えています。

「パーキンソン病の薬は飲まないほうがよい」というような誤った情報を鵜呑《うの》みにして本当に困るのは患者さん自身です。どうしても患者さんが薬の効果や必要性について納得されないときは、最後には「私を信じてください」といって説得を試みることもあります（笑）。

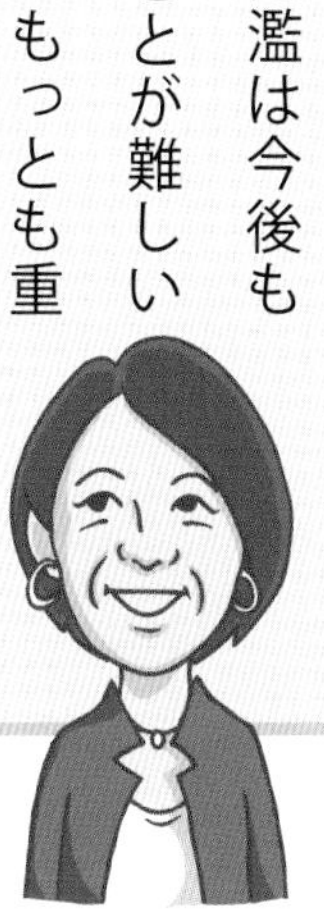

望月　根拠のない情報や、効果が曖昧な健康器具などに傾倒するあまり、薬やリハビリなど肝心の治療が軽視されないように患者さんをサポートしていくことがとても大切だと考えています。

3 不安を聞き取る態勢づくり

とりぷる特集

最初が肝心

望月 不安や疑問を聞いてほしいという希望は、診断から間もない患者さんにとって特に切実なものだと思います。現実的には診察時間に限りがありますが、大阪大学病院では初診時に「予診」と「本診」があるので、患者さんとしては自分の気持ちを2回、外に出す機会があり心理的にだいぶ落ち着かれるようです。

村田 私も初診ではなるべく時間を取るように努めています。検査入院中などはさらに説明の時間をとりやすいですね。初診の説明中に「受診してよかった」という患者さんの感想を聞くこともあり、そうした積み重ねが信頼や治療の安定につながるのではないでしょうか。

望月 病気や将来の見通しについて正しい情報をお伝えするだけで、安心して元気に帰宅される方が少なくありません。その後の治療をスムーズに進める上でも、最初の説明がいかに大事かを実感します。

注目されている痛みの問題

望月 近年、パーキンソン病と痛みの関係も注目されてきています。痛みは原因がはっきりせず治療が長びくことがあり、それが病気への不安につながる例もあるようです。

村田 治療の糸口を探るため、痛みについて次のような点を質問しています。

- **パーキンソン病になる前から痛みがあるか**
- **パーキンソン病治療薬の効き目に応じて痛みの度合いが変化するか**
- **どこがどのように痛むかをはっきりと表現できるか**

これらの情報からパーキンソン病に関連する痛みかどうかを見極めて対策をとっています。ドパミンが不足すると痛みを感じやすくなる傾向があります。

望月 パーキンソン病との関連が薄く原因不明の痛みは対処が難しいのですが、整形外科や麻酔科、精神科の医師などを含めて総合的に痛みを治療する「ペインセンター」のような試みが広まり、大阪大学でも取り組んでいます＊。

薬の種類が増える意味

望月　治療を継続していくうちに、状況に応じて少しずつ薬の種類を増やしていく必要が出てきますが、この点について村田先生はどのように対応されていますか。

村田　何か問題が生じたら元に戻すという前提で、仮に薬を増やしてみて、効果が確認できたら正式に増やすようにしています。後から振り返ったときでも、「この薬はこんな効果がありました。こちらの薬はこのような理由で増やしましたね」ということが患者さんも医師も納得できるように心がけています。

望月　私は初診の時点で、効果と副作用の兼ね合いで、将来的に多種類の薬を組み合わせて使う可能性（多剤併用）を患者さんに説明します（図3）。最初から知っていれば、実際に薬が増えても患者さんは安心して受けとめられるようです。

図3　多剤併用のねらい（イメージ図）

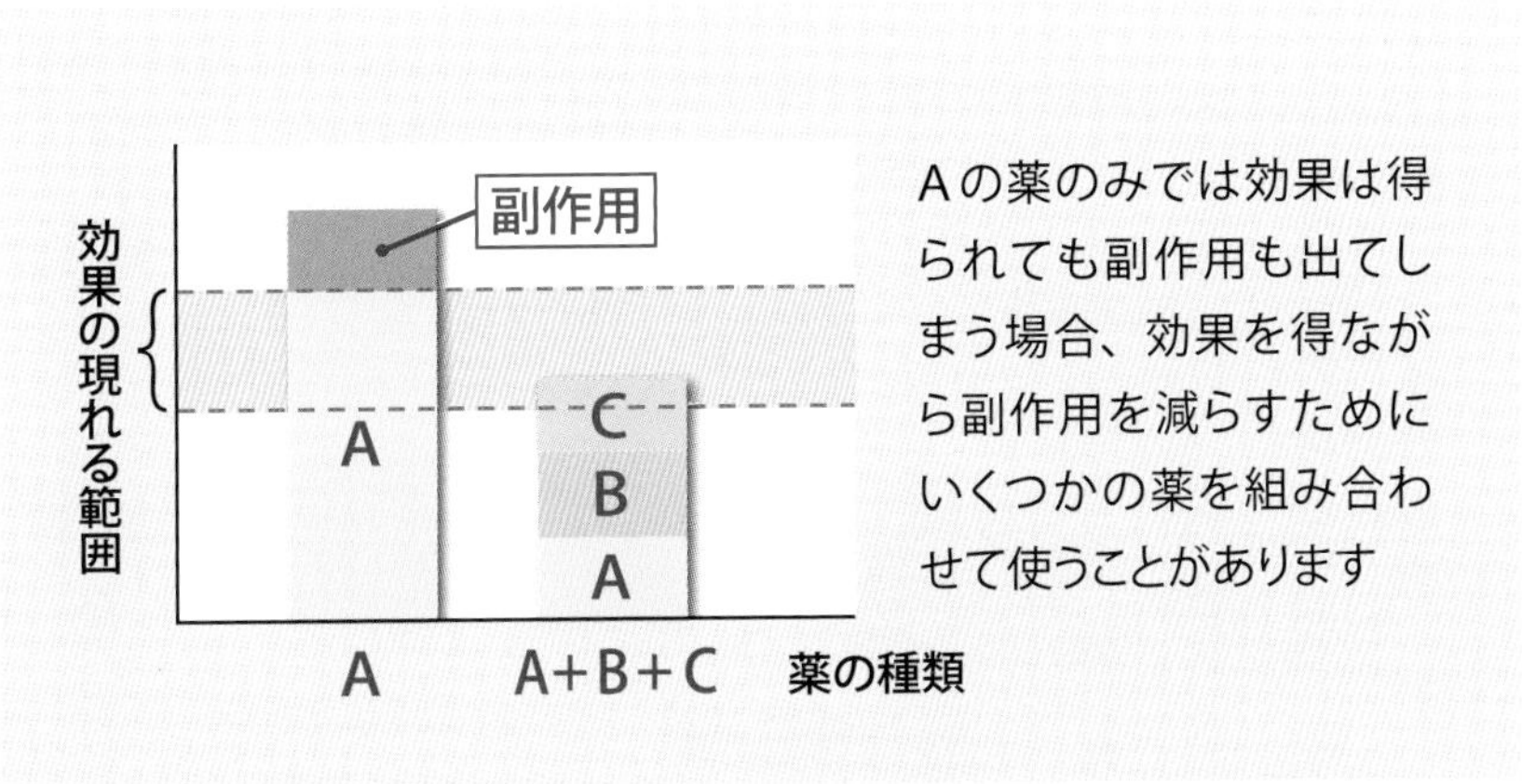

Aの薬のみでは効果は得られても副作用も出てしまう場合、効果を得ながら副作用を減らすためにいくつかの薬を組み合わせて使うことがあります

＊大阪大学医学部附属病院疼痛医療センター
http://www.hosp.med.osaka-u.ac.jp/departments/pain.html

4 考え方を変えてみる

とりぷる 特集

別の視点に気づく

昔は
簡単にできていたことが
今はうまくできなくて、
とても時間がかかるので
自分で自分が嫌になる。

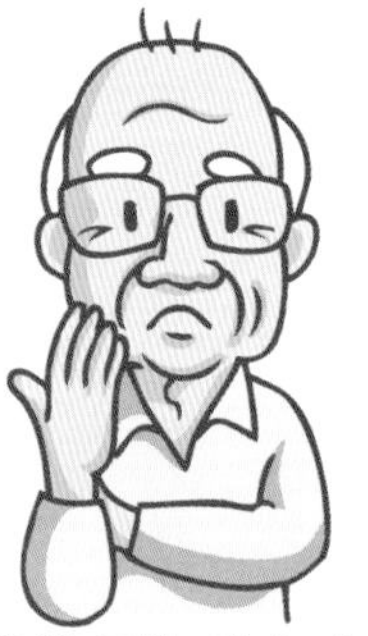

（Bさん 70歳代 男性 発症3年）

なぜ自分だけが
こんなつらい目にあうのか
納得できません。

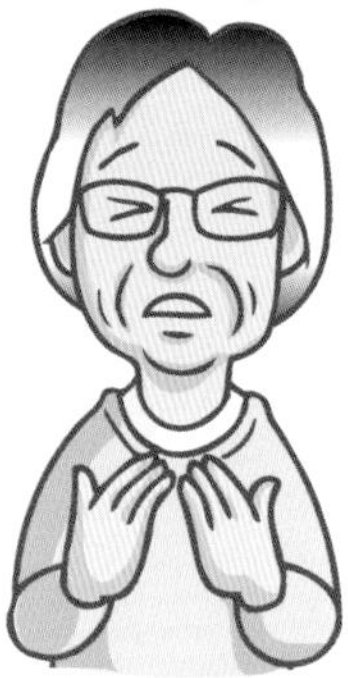

（Cさん 60歳代 女性 発症2年）

村田　このような悩み、思いを抱いている患者さんは多いのではないでしょうか。以前は自分も同じ心境だったという方も少なくないと思います。

望月　「昔はできたのに…」「なぜ自分だけ…」というわだかまりを解くためには誰しも一定の時間が必要かもしれません。しかし立ち止まって考えてみると、パーキンソン病だからといって突然何もできなくなるわけではないですよね。以前と同じようにできることもたくさんあるはずです。次のような考え方で前向きに気持ちを切り替えている方もいます。

学生時代の友人も
60歳を過ぎると、
たいてい持病の一つや
二つは抱えているものです。
自分の病気は
パーキンソン病ですが、
あまり気にせず、
やりたいことを
もっとやろうと思います。

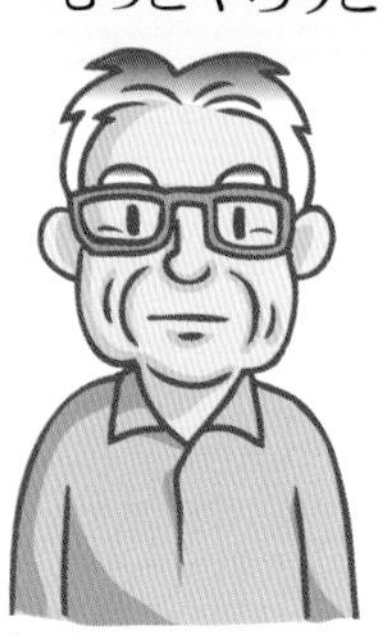

（Dさん 60歳代 男性 発症3年）

村田　一つの見方にとらわれてしまうと別の考え方に気づきにくいですが、Dさんのような発想の転換は、うつ病の治療で広まっている「認知行動療法（CBT）」という方法と共通していると思います。パーキンソン病の分野でも、心理的な落ち込みが強い患者さんに対して認知行動療法の手法を応用する研究が進んでいます。

パーキンソン病だけが「治らない病気」？

村田　「パーキンソン病は治る病気ではない」という表現があります。

望月　現在のところ脳のドパミン神経細胞の減少を防ぐ根本的な治療法が見つかっていないという意味では、確かに「治る病気」とはいえません。しかし、治療によって症状を改善させることはできます。

村田　その通りですね。さらに視点を変えて「治る病気」とは何かを考えてみると、実は内科の病気で完治できるのは肺炎などの感染症くらいです。糖尿病も高血圧症も薬や生活習慣の見直しで症状をコントロールしていますが病気自体を治しているわけではありません。

　パーキンソン病も同様に細胞障害を元に戻せなくても症状を改善する薬は多数あり、糖尿病などと同じようなレベルになってきています。

病気の公表

職場でパーキンソン病のことを周囲に話したら、同僚のほうから「薬の時間だよ」と教えてくれるようになりました。

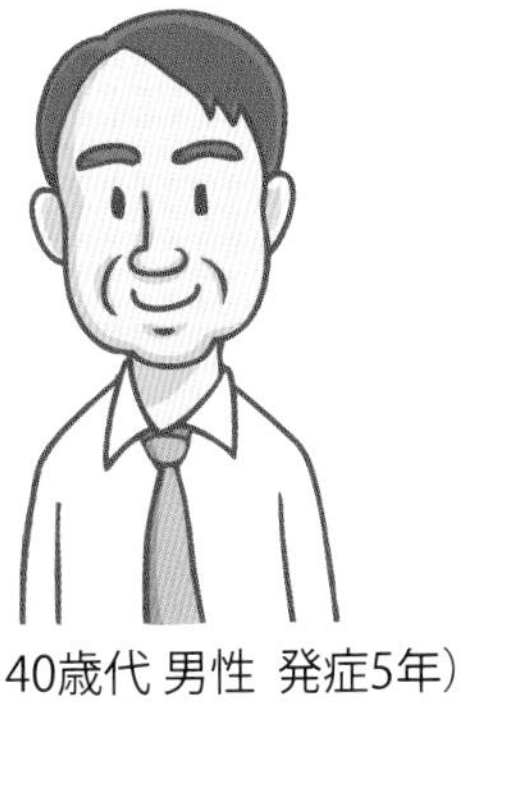

（Eさん 40歳代 男性 発症5年）

望月　Eさんのように病気を公表する方もおられますが、患者さんの考え方や職業などの関わりもあるので、病気について周囲に話すかどうかは一概には論じられません。

村田　周囲に知られたくないという気持ちが心のストレスになる可能性もありますが、病気の公表は患者さんの意志を尊重すべきだと思います。ただ就業中にオフが現れる患者さんでは、職場の身近な方にはパーキンソン病について伝えておいたほうが仕事をしやすい場面があるかもしれません。

4 考え方を変えてみる

家族も力を抜いて

村田　自分がパーキンソン病だと家族や周囲に介護の負担がかかることを気にして、ご自身の病気をあまり認めたがらない患者さんがおられます。

望月　一方で、独力での介護にこだわりすぎて途中で疲れてしまうご家族もいますね。

村田　ご家族が疲れている様子を見ると、患者さんはいっそう負い目を感じて病気をマイナスにとらえがちです。介護を公的サービスに頼ることに罪悪感を抱くご家族も少なくありません。この点は、医療従事者側から、ご家族のリフレッシュが患者さんの明るい気持ちにつながることを説明して、時には介護から離れて羽根をのばすように背中を押すことが大事ではないでしょうか。

望月　介護もリハビリも笑顔で続けられることがポイントだと思います。勤務先が大阪という場所柄、患者さんやご家族には漫才を見て大いに笑ってきてはどうですかとお話しすることもあります（笑）。

5 していけないのは自粛だけ

とりぷる特集

心のストレスを軽く

退職後は旅行や山登りを楽しもうと思っていたのに、パーキンソン病のせいで何もできなくなってしまいました。

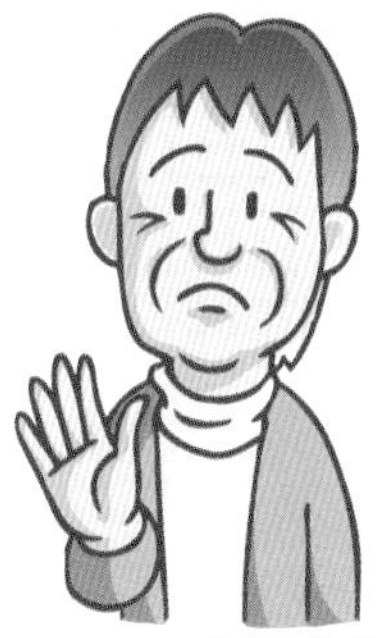

（Fさん 60歳代 女性 発症2年）

村田　患者さんの中には、パーキンソン病を「受容」しすぎて、「ふるえは治らない」「もう運動はできない」などと思いこんでいる方がおられます。しかし病気の症状は治療で改善の余地があり、運動も何もできなくなるわけではありません。

むしろ「これはできない、してはいけない」というマイナスの気持ちが症状を悪くさせている可能性があります。

望月　診察中にある患者さんと偶然麻雀の話になった際のエピソードですが、その方は手にふるえがあったので、手をいたわらないといけないと考えたのか、大好きな麻雀をずっと自粛していたそうです。「麻雀をしても全然かまわないですよ」とお話ししたら、「えーっ！」と大喜びされて、それ以来ふるえが減って薬も減らせたのです。

村田　身体の症状に対して、心の影響が無視できないことがよくわかるエピソードですね。

パーキンソン病でも海外旅行や山登りを楽しんでいる患者さんは多いです。「病気だからできない」と自分を制限して、何もしない方向に向かうことはもっとも避けるべきだと思います。

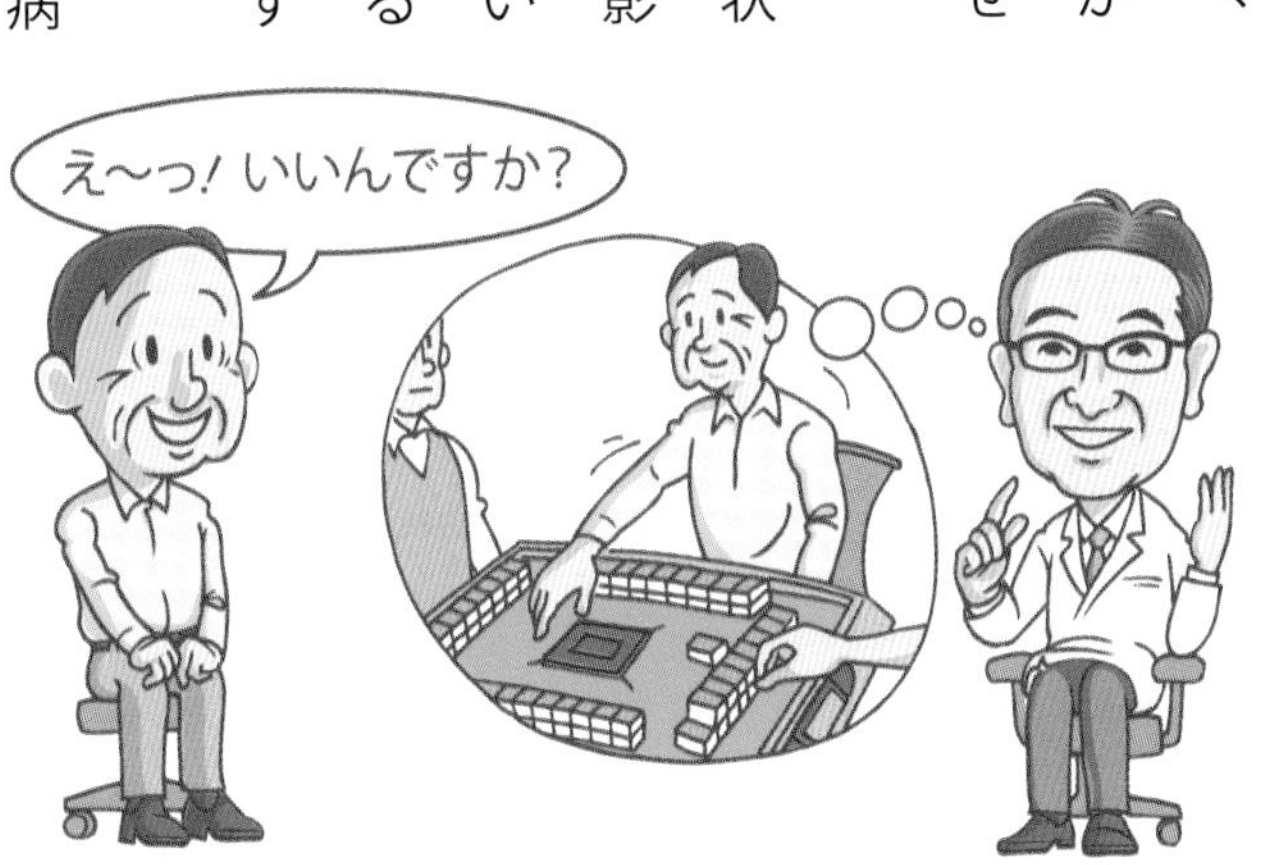

5 していけないのは自粛だけ

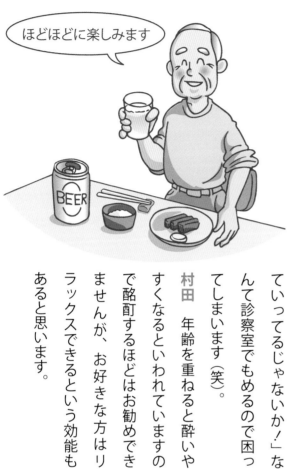

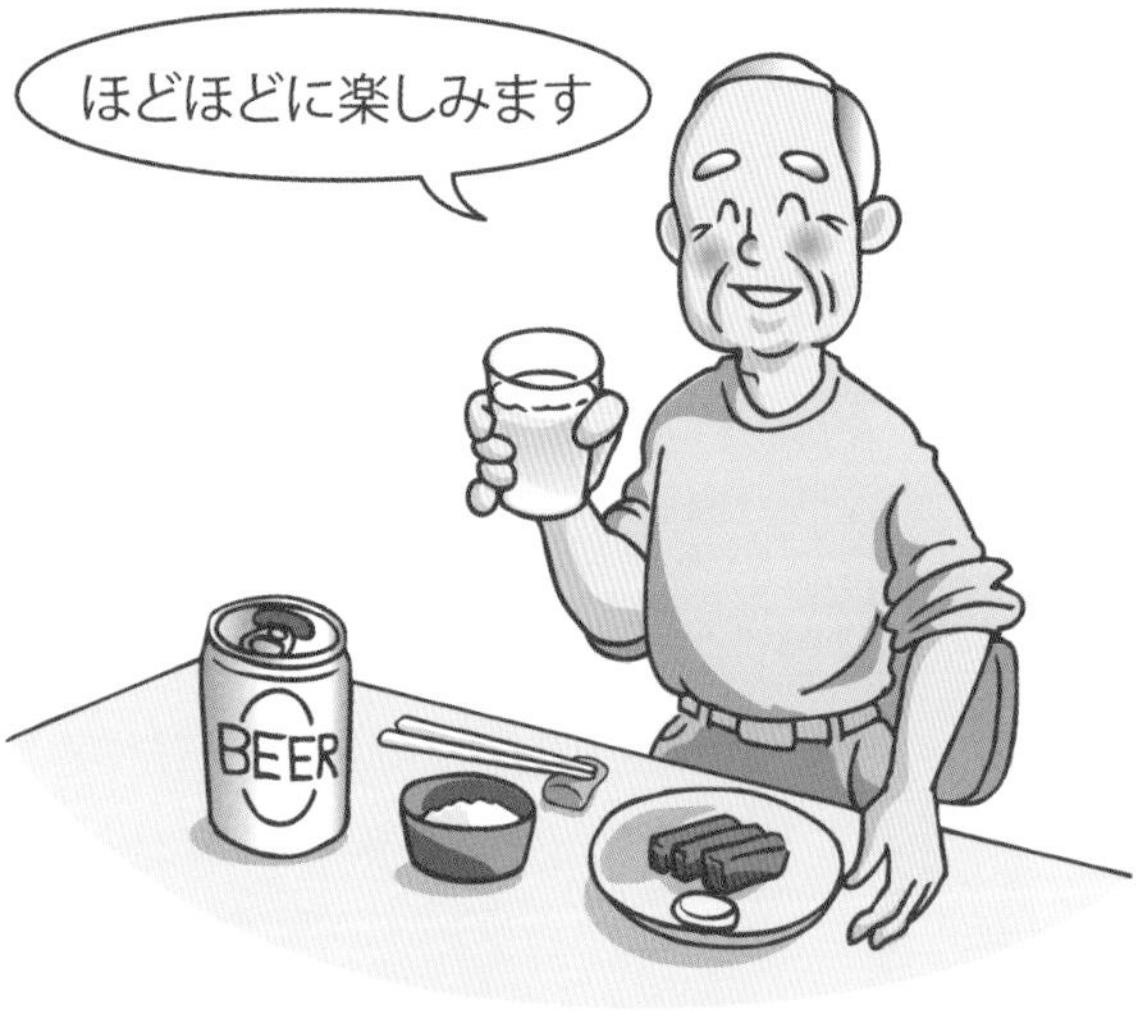
ほどほどに楽しみます
BEER

好きなことを我慢しない

望月　お酒もよく話題に上るもので、病気だから控えなければならないと自粛している方がおられます。時々ご夫婦で受診されて「隠れてお酒を飲んでるんです。先生からも注意してください」とおっしゃるので、「いえ、隠れなくてもほどほどなら飲んでいいですよ」とお答えすると「ほらっ、先生だっていいっていってるじゃないか！」なんて診察室でもめるので困ってしまいます（笑）。

村田　年齢を重ねると酔いやすくなるといわれていますので酩酊するほどはお勧めできませんが、お好きな方はリラックスできるという効能もあると思います。

望月　基本的には好きなことをご自身の判断だけで我慢せずに、医師に相談して、どうすればできるかというように前向きに考えていただきたいです。

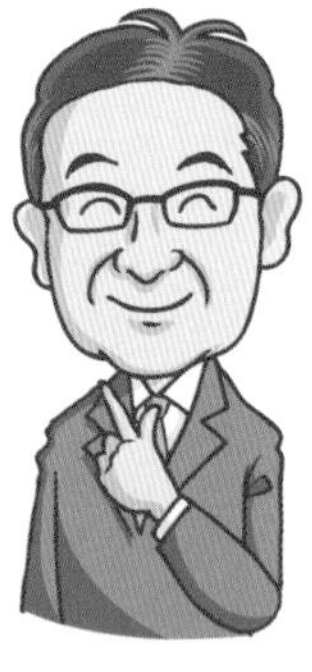

村田　心のストレスが軽くなれば、それだけで見かけ上悪くなっている症状の何割かを改善できる可能性があります。そうすれば、純粋に病気由来の症状が対象となるので、リハビリや薬の効果が現れやすくなり、より安定した治療につながっていくはずです。

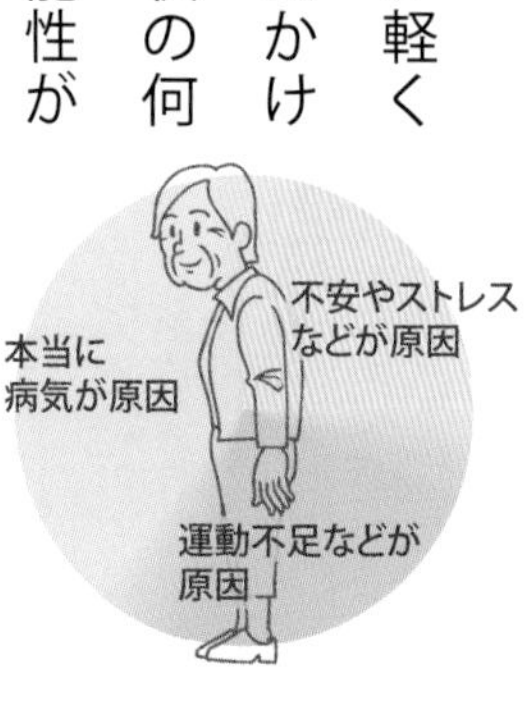
不安やストレスなどが原因
本当に病気が原因
運動不足などが原因

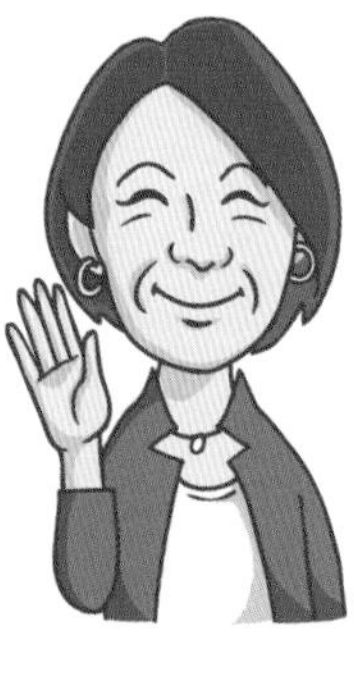

〈了〉

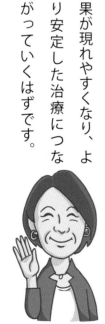

わかる！パーキンソン病

パーキンソン病を理解するためのキーワードをわかりやすく解説します

〈監修〉
(独)国立病院機構 仙台西多賀病院 院長
武田 篤

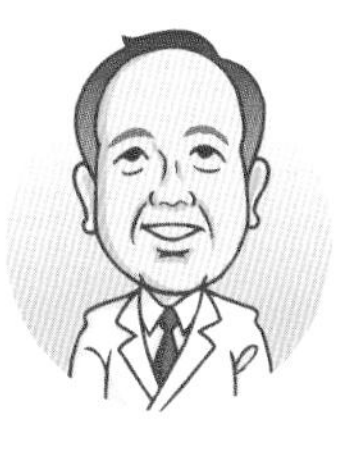

ホーエン&ヤール重症度分類

重症度分類の役割

パーキンソン病ではさまざまな症状が現れ、出現の順番や目立つ症状などには個人差があります。

しかし、大きな流れとしてパーキンソン病の症状がどのように進んでいくのかはわかってきており、症状の程度(重症度)を知ることは治療方針を決めたり、治療による病気の改善度を見極めたりする上で重要です。

そのためにパーキンソン病の重症度を測る尺度が必要であり、その一つがホーエン&ヤール重症度分類です。

図 ホーエン&ヤール重症度分類

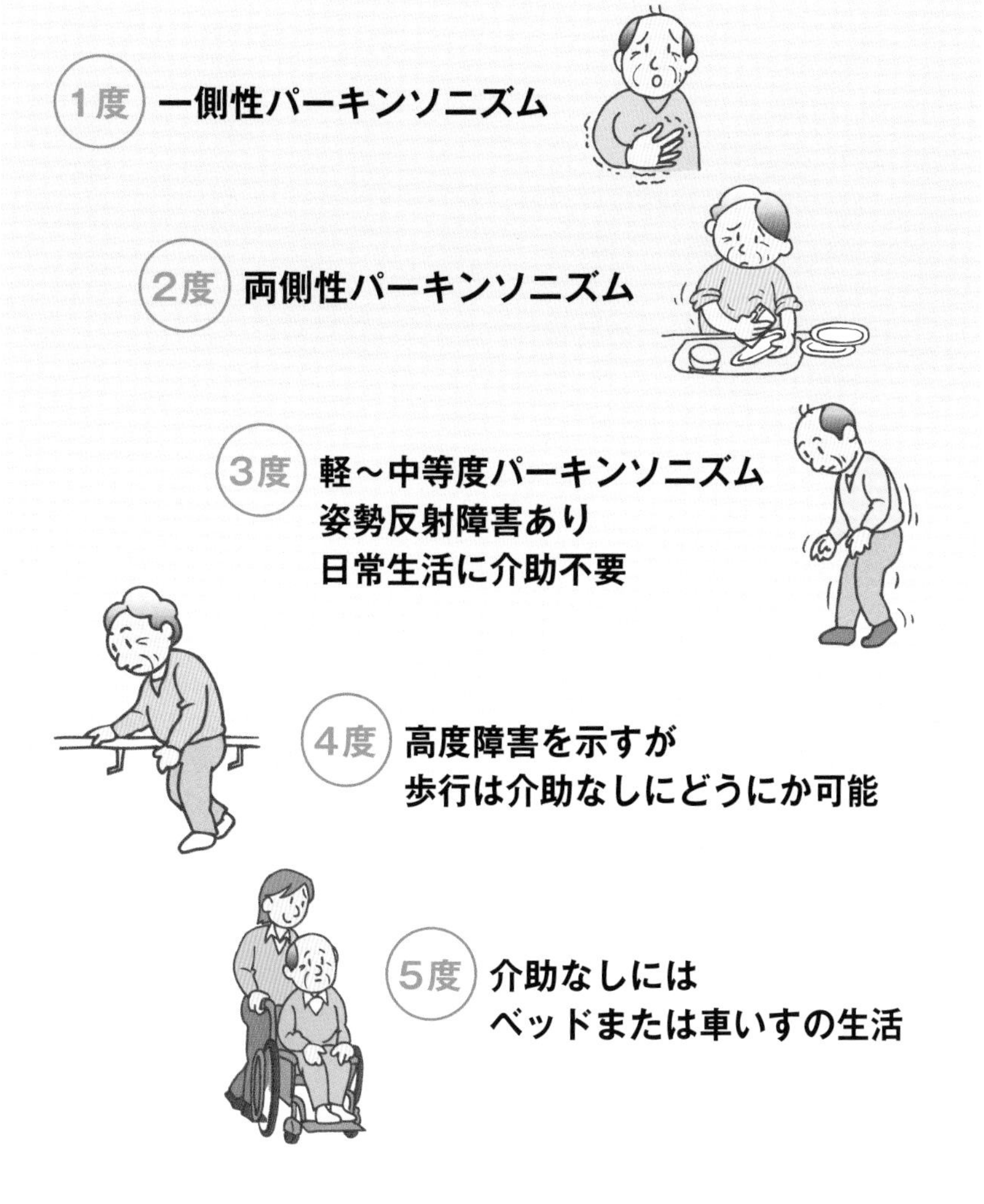
1度 一側性パーキンソニズム
2度 両側性パーキンソニズム
3度 軽～中等度パーキンソニズム
姿勢反射障害あり
日常生活に介助不要
4度 高度障害を示すが
歩行は介助なしにどうにか可能
5度 介助なしには
ベッドまたは車いすの生活

名前の由来

1967年、アメリカ合衆国のマーガレット・ホーエン博士とメルビン・ヤール博士は15年間のパーキンソン病研究をまとめ、論文を発表しました。その中で提唱された分類であることからホーエン&ヤール重症度分類と呼ばれています。

この重症度分類は、パーキンソン病の症状評価に欠かせない尺度として、現在でも国際的に使用されています。

特徴

ホーエン&ヤール重症度分類は、軽〜重度まで症状を5段階にわけています（図）。各段階の主な特徴をまとめてみましょう。

- **1度** 身体の左右どちらかの手足に、ふるえなどの軽い症状が現れた状態
- **2度** 身体の左右両方に症状が現れた状態
- **3度** 身体のバランスを崩したり転びやすくなったりするが、日常生活は一人でできる状態
- **4度** 日常生活はさまざまな介助が必要となるが、起立・歩行は何とか一人でできる状態
- **5度** 一人では起立・歩行ができない状態

「重症度分類＝病気の経過」ではありません

図をみると、すべてのパーキンソン病患者さんが1〜5度まで順番に進んでいくように思われるかもしれませんが、決してそんなことはありません。重症度分類は症状の程度を測る尺度であって、将来的な病気の経過を示すものではないのです。

パーキンソン病では、治療を始めると症状が改善される（重症度が下がる）場合が多く、日常生活が一人でできる重症度3度以下を長く保っている患者さんも少なくありません。適切な治療によって、長期間にわたって重症度が悪化しないようにすることは十分に可能になっています。

とりぷる特集

パーキンソン病をあきらめない

―安定した長期治療のために―

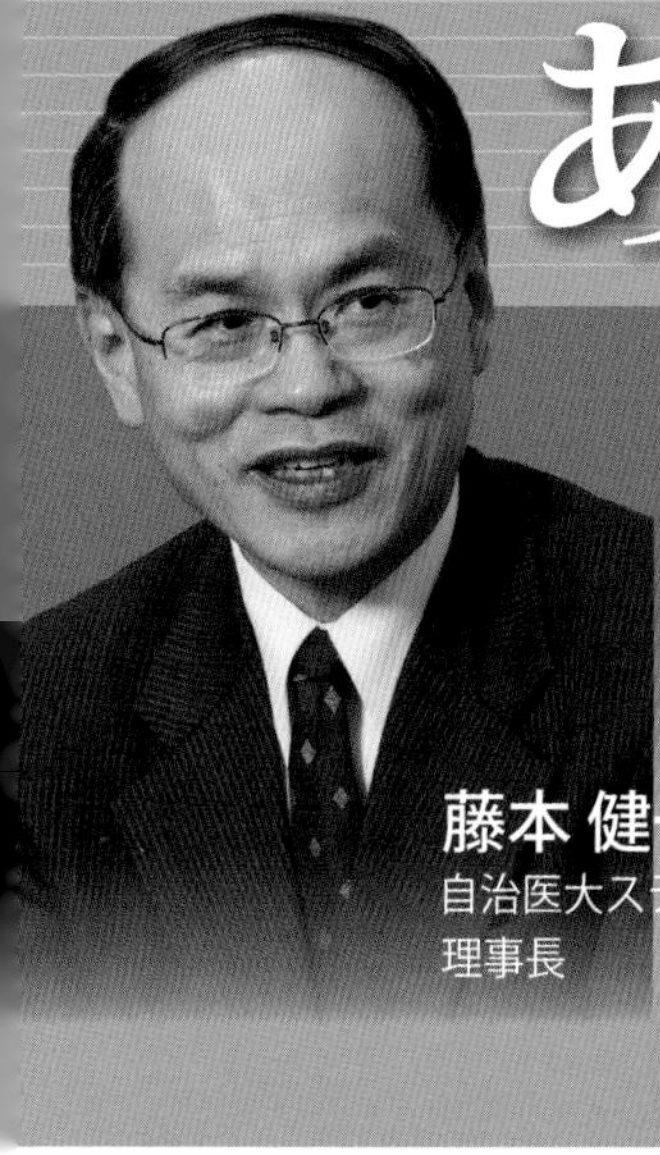

藤本 健一
自治医大ステーション・ブレインクリニック 理事長

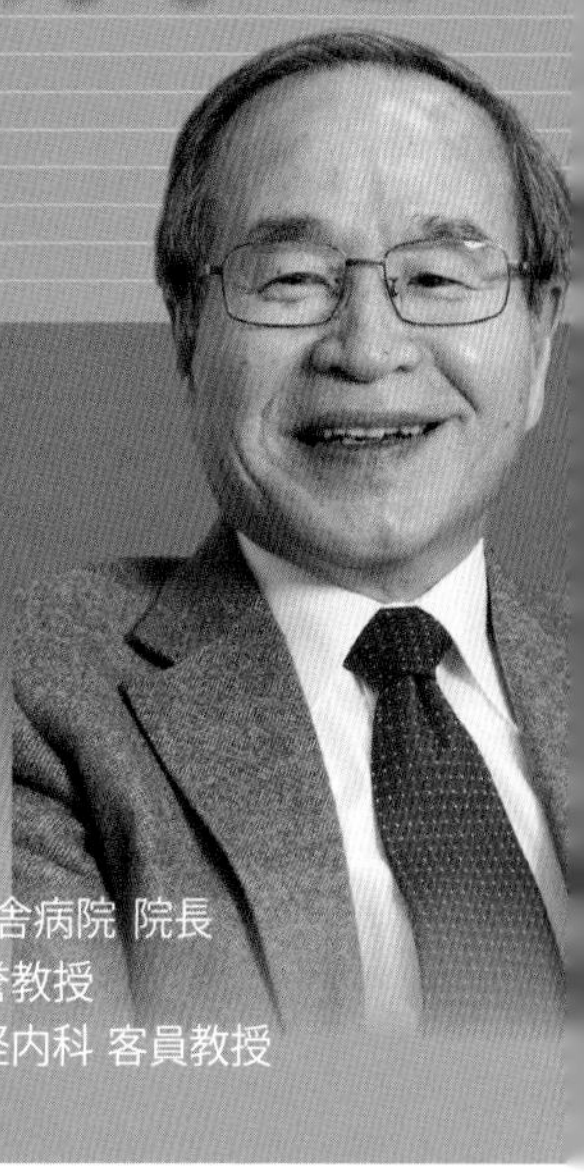

近藤 智善
リハビリテーション花の舍病院 院長
和歌山県立医科大学 名誉教授
順天堂大学医学部 脳神経内科 客員教授

1 現在も将来も大切

とりぷる特集

個別性をふまえた長期治療

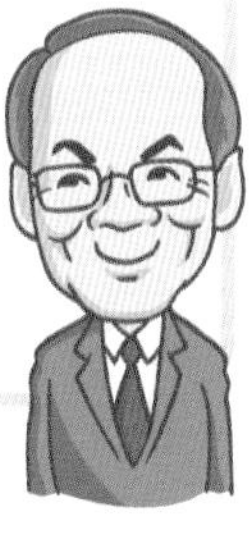

藤本　パーキンソン病は、発症年齢や目立つ症状、進行の速さ、主な治療薬（レボドパ）の吸収度合いなど個人差の大きい病気ですが、療養が長期に及ぶという大きな共通点があります。進行がゆっくりで一生のお付き合いになる病気ということは早めに患者さんに説明するようにしています。

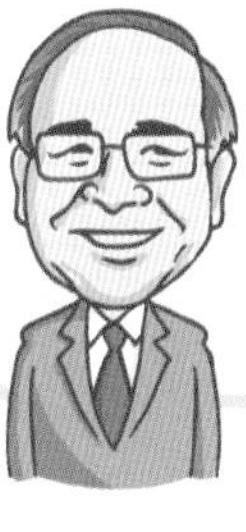

近藤　突然、長期治療の必要性に直面すると戸惑う患者さんも少なくないと思います。この点に関しては医師からの慎重な説明が求められますが、将来の見通しを得ることで多くの患者さんが病気について学び、自分なりに対応策を考えていくステップになると信じています。また患者さんが日常生活をスムーズに送り続けられるように、タイミングよく必要な助言ができるサポートの在り方も大切ですね。

1 現在も将来も大切

診断時に伝える情報

藤本　動作の遅さやふるえなどの症状が現れてから病院をいくつも受診しても、なかなかパーキンソン病だとわからず治療前に疲れてしまう患者さんも多いようです。

近藤　発症から診断までの時間を短くすることは患者さんの安心や日常生活の保持につながるといわれています。

藤本　できるだけ初診時に診断することを心がけていますが、病初期では症状の見極めが難しいので、将来的に「パーキンソン病」ではなく「パーキンソン症候群＊」と診断が変わる可能性のあることは患者さんに伝えています。

近藤　パーキンソン症候群のほうが治療効果が得られにくいのですが、使う薬はパーキンソン病と共通しているので、どちらの病気であっても早めの対応が望ましいことに違いはありません。

将来の見通しすぎに注意

藤本　将来の見通しをもつことは大切ですが、パーキンソン病は長いお付き合いとなるので先のことを心配しすぎると取り越し苦労で脳のドパミンも消耗してしまいます。

近藤　そうですね。せっかく治療を始めるわけですから、今、何を大切にしたいのか、どんな楽しみを続けていきたいのかという自分の希望を大切にしてほしいですね。

藤本　楽しいことを続けていたほうがドパミンが多く分泌されるので身体の動きもよくなると思います。

近藤　40歳代、50歳代でパーキンソン病を発症された患者さんでは、自ずと療養期間も長くなりますから、どのように過ごすかを考えておくことは大切です。

藤本　今後30年、40年という単位で治療が続くことを考えると、就業面など、高齢発症の患者さんとは異なるご苦労を経験されるかもしれません。しかし、今から30年、40年前には、薬や手術などパーキンソン病の治療が現在ほど発展するとは誰も予想し得なかったと思います。それと同じように将来的に治療が進歩して病気の経過がさらによくなる可能性があるのではないかと考えています。

＊「わかる！ パーキンソン病」（74ページ）で解説しています

2 病気の変化と薬の調整

とりぷる特集

ウェアリングオフとは何か

近藤　パーキンソン病の初期ではレボドパがよく効き、ほとんど症状が消える「ハネムーン」と呼ばれる時期があります。

藤本　1日3回毎食後にレボドパを飲めば1日中身体の運動機能が保たれ、支障なく日常生活を送ることができる状態ですね。

近藤　ハネムーンを過ぎると、1日の中で身体の動きが悪くなる時間帯が出てくることがあります。これがウェアリングオフです。

藤本　レボドパの効き目が短くなって、薬の切れた状態が現れるということですね。『とりぷる』読者アンケートの中間報告をみると、回答者の約8割がレボドパの効果が切れた感じ、つまりウェアリングオフを経験したという結果が出ています（**図1**）。

近藤　レボドパを服用すると脳の黒質の神経細胞にドパミンとして保管され、細胞外への放出は一定に保たれます。病気が進むとドパミン神経の終末でレボドパをドパミンに変換する力や保存する力が低下します。レボドパの効果は血液からの供給濃度とその持続に依存し、血中濃度が低い時間帯はドパミン不足で心身が思うように働かせられなくなります。

藤本　ドパミンが不足すると動きだけでなく不安感が強まったり、痛みを感じやすくなったりすることもありますね。

図1　ウェアリングオフに関する読者アンケート結果（中間報告）

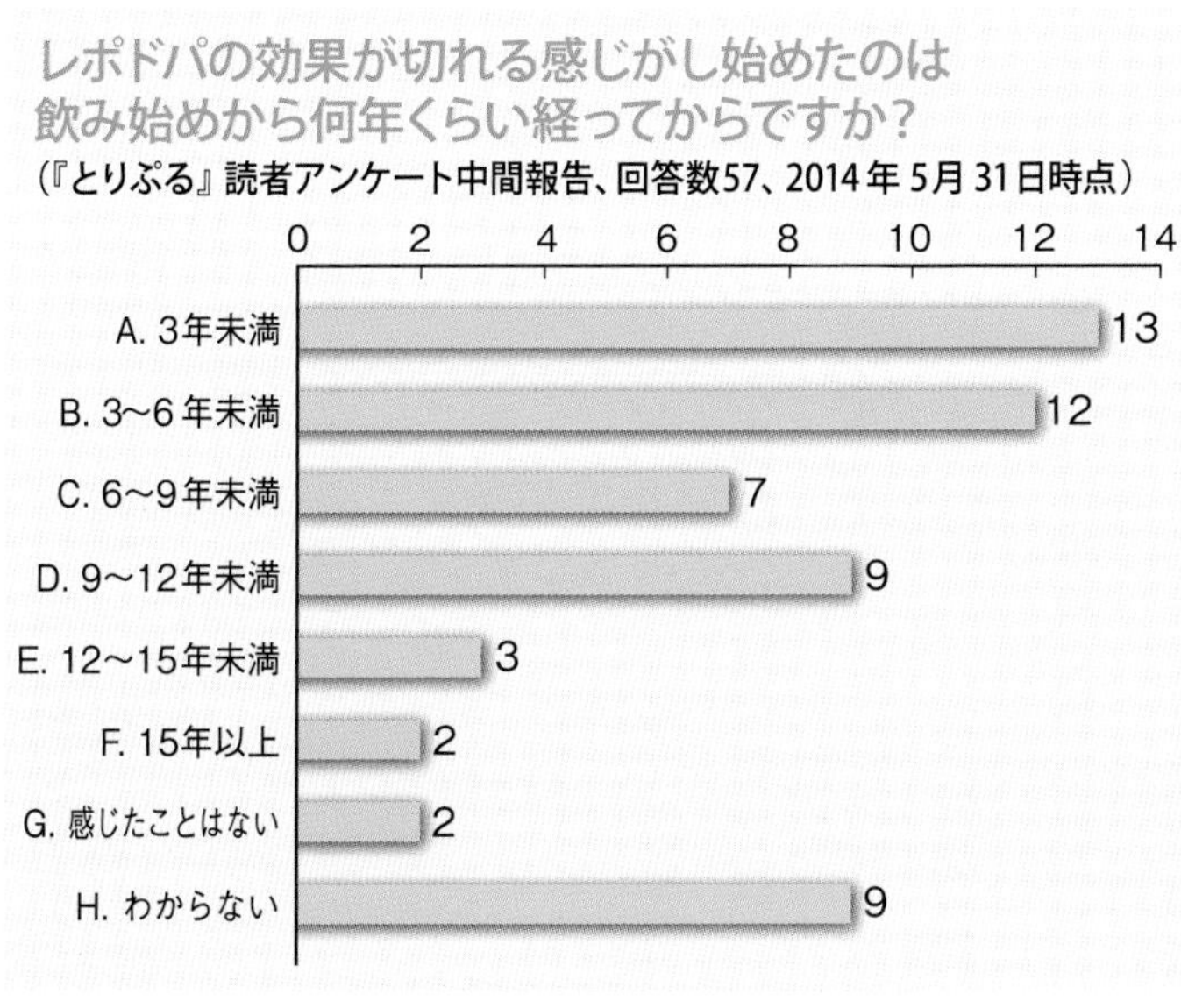

図2 ドパミンの保管力とジスキネジア・ウェアリングオフとの関係（イメージ図）

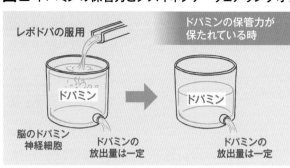

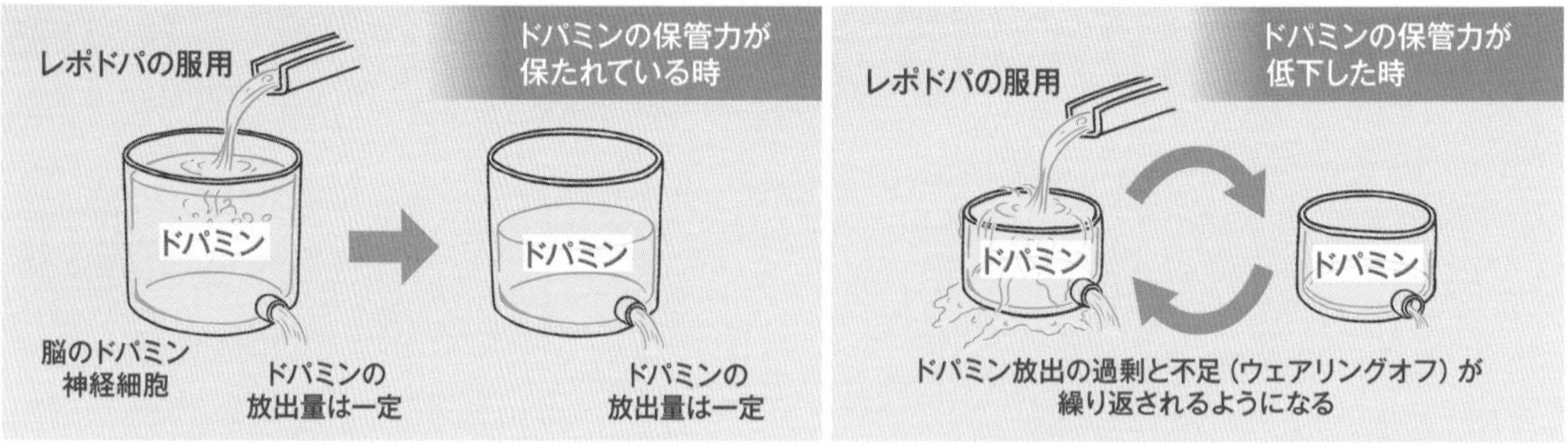

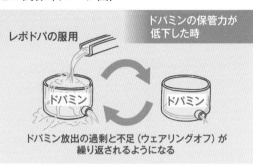

レボドパの服用から時間が経ってもドパミンの放出量は安定

ドパミン供給の変動がジスキネジアにつながる可能性がある

ウェアリングオフを防ぐ

近藤　ウェアリングオフの対策としてドパミンアゴニストなど他の薬で効果を補ったり、レボドパを飲む回数を1日4回、5回と増やしたりします。

藤本　日本では朝と昼の食事間隔に比べ昼と夜の間が長いので、3時のおやつ頃にレボドパを1回増やす例が多いかもしれません。

近藤　若年の患者さんのほうがウェアリングオフなどの症状が現れやすいため、予防策の一つとしてレボドパよりも先にドパミンアゴニストから処方を始めるケースが多くあります。

藤本　時間が経つにつれて、ドパミンアゴニスト単独では調整が難しくなることがあるので、長期的にはレボドパとドパミンアゴニストを一緒に使って調整していく例が多いです。

近藤　1回のレボドパ量を増やすケースもありますが、増やしすぎるとジスキネジアが起こる可能性があるので、レボドパの効果を延長させる薬を使うのも選択肢の一つですね。

ジスキネジアとは何か

近藤　病気の初期で脳にドパミンを十分に保持できる時は、レボドパを飲んだ後にドパミンとして脳の神経細胞に蓄えておくことができます（**図2**）。ところが徐々にドパミンの保管力が低下すると、レボドパが血中で存在できる時間が短いため脳に供給されるレボドパも変動し、ドパミン神経終末でドパミン含有量が多すぎたり少なすぎたり安定せず、ドパミン放出も持続的でなくなります。その結果ドパミンを受け取る神経細胞の興奮性が変化し、ドパミンが多すぎる時間帯には無意識に身体が動くジスキネジアが現れるようになります。

図3 ドパミンのパルス様刺激（イメージ図）

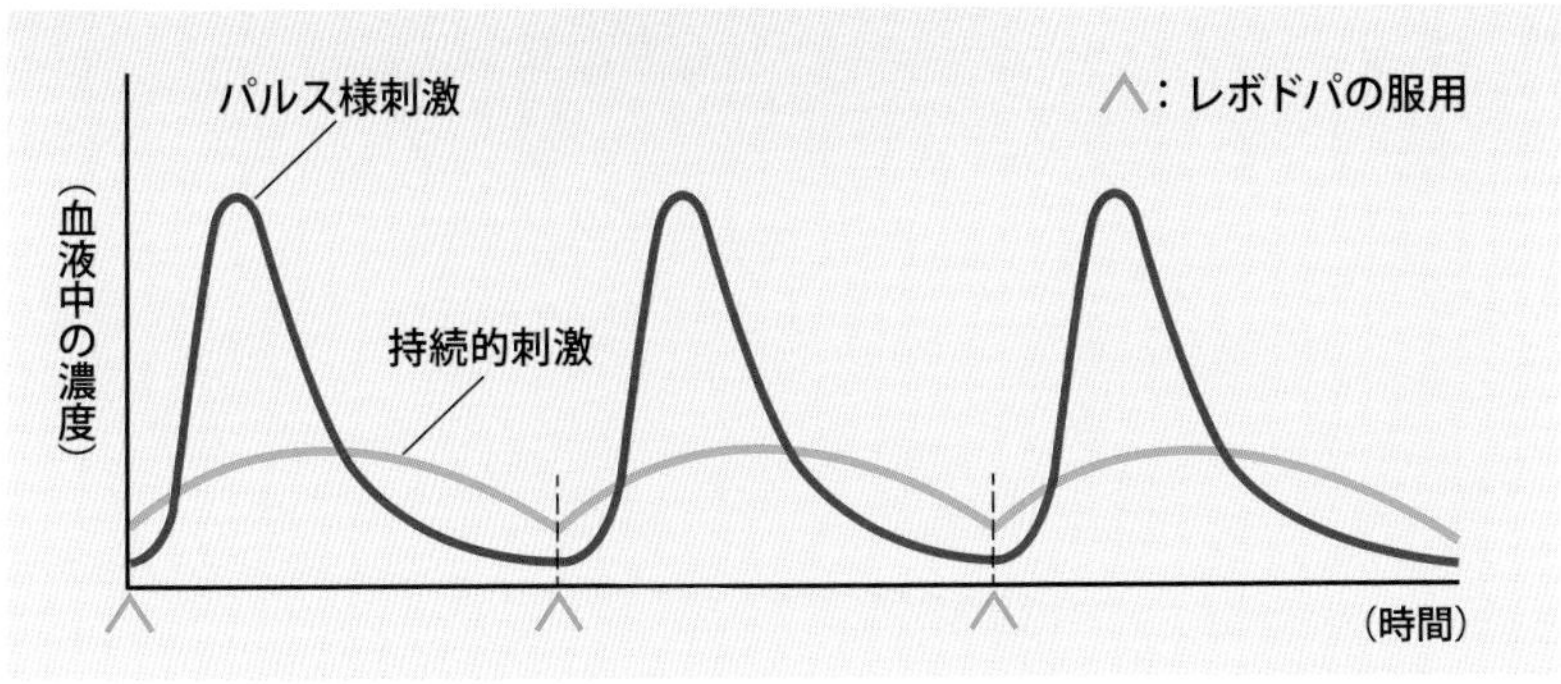

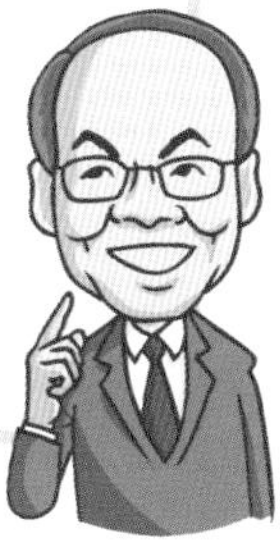

藤本　ウェアリングオフを回避しながら、ジスキネジアもできるだけ抑えるのが薬物治療の目指すべき理想ですね。

近藤　その通りです。レボドパの量が多すぎると、脳の中でドパミンが急に増えたり減ったりを繰り返すことになりますが、このような変化は「パルス様刺激」と呼ばれ、慢性的に続くと神経細胞に負担がかかりウェアリングオフやジスキネジアにつながる恐れがあると考えられています（**図3**）。

レボドパは多すぎず、少なすぎない量を患者さん一人ひとりに合わせて調整することが大切です。

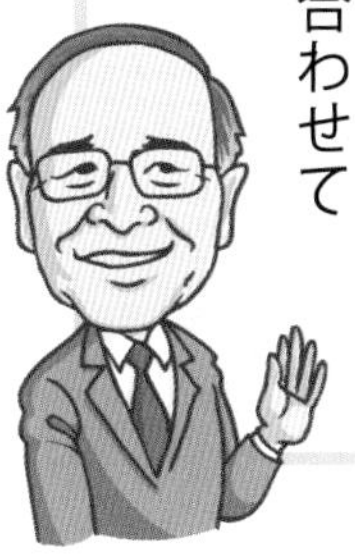

症状の進行はゆっくり

藤本　レボドパと組み合わせて使う薬にはいくつかの種類がありますが、経験的に多くの患者さんに効果が現れやすいものから使用しています。

近藤　レボドパやその効果を長もちさせる薬、他にドパミンアゴニストなどを含めて「ドパミン系」と呼ばれる薬は、患者さんが薬の効きめを感じやすく、医師側も効果の見極めがしやすいですね。

藤本　効きめを速やかに実感できる薬は、患者さんの満足度も高いので服用継続率もよいと感じています。効果が得られるまでに日数がかかる薬や、逆に中止後もしばらく効きめが残る薬は患者さんの満足度も低くなりがちなので、開始時には十分に説明する必要があります。

3 活動的に過ごすために

とりぷる特集

見逃せない「廃用性」

近藤　パーキンソン病の薬物治療の役割は大きいですが、薬によって運動機能が改善しているのに筋肉や関節を使わないために身体の動きがよくならない「廃用性（使わないために能力が下がる）」の問題は薬では対処できません。

藤本　薬だけでなくリハビリも大事ということは何回強調してもしすぎることはないですね。しかし、リハビリを長期にわたって継続するのはなかなか簡単ではありません。

近藤　パーキンソン病には、動作自体が減る「無動」という症状がありますが、運動しよう、身体を動かそうという動機に関わる部分の治療はもっとも難しいかもしれません。

藤本　いつまでも運動機能が保たれているなと感じる患者さんがいますが、毎週末にテニスやトレッキングを楽しんでいるといった方が多いですね。ただし、パーキンソン病と診断されてから運動の趣味をもつというのは難しいようです。

近藤　お小遣い稼ぎになるので毎日サカキを採りに裏山に登っているという患者さんがいました。この方は少しくらい薬を飲み忘れても平気なくらいずっと元気で、実益を兼ねた運動の効果はこれほどのものかと実感しました（笑）。

藤本　実益もあって楽しい運動というのは難しいですよね。

近藤　必ずしも運動にこだわらなくても、次のエピソードのように知的好奇心がきっかけになることもあるようです。

ある寝たきりの患者さんが、絵画を目にするととても明るい表情になることに病院のスタッフが気づきました。そこで絵筆を用意すると患者さんは水を得た魚のように絵を描き始め、個展を開くほどに作品が増え、病院から展覧会場まで車いすで外出できるくらい元気になったそうです。もともと美術の先生だったそうで、絵画を手がかりに毎日を活動的に過ごせるようになった好例ですね。

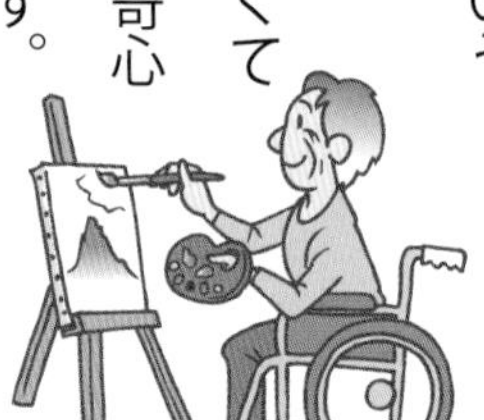

サプリメントや健康器具

近藤　サプリメントや健康器具に興味をもつ方もいますね。

藤本　以前のアンケートで、驚くほど多くの方が使っているという結果が出ました（**図4**）。ただ「パーキンソン病に効く」と考えている方は少なく、何となくよさそうと思って使っているようです。

近藤　個人的にはサプリや健康器具は無用だと思いますが、有害なものでなければ患者さんの判断に任せています。

藤本　少なくとも公的な機関によってパーキンソン病に対する効果が認められているサプリや健康器具は一つもありません。もし「パーキンソン病に効く」と明示されている商品があれば要注意ですね。数十万円単位のあまりに高額な製品も疑わしいといえます。

近藤　使用者の感想という形で商品の効果をアピールする手法も広まっています。また健康食品などに凝りすぎて、医師から処方された肝心の薬を飲まないといったことのないようにしなければなりません。

藤本　残念ながらサプリメントの効果を信じて薬を飲まなかったために身体の動きが悪くなって戻ってくる患者さんがおられます。一度低下した運動機能を元に戻すことは、現状を維持するよりも難しいので、リハビリと薬を継続することはパーキンソン病治療の基本中の基本ですね。

図4　サプリメントや健康器具の使用経験アンケート（全300名）

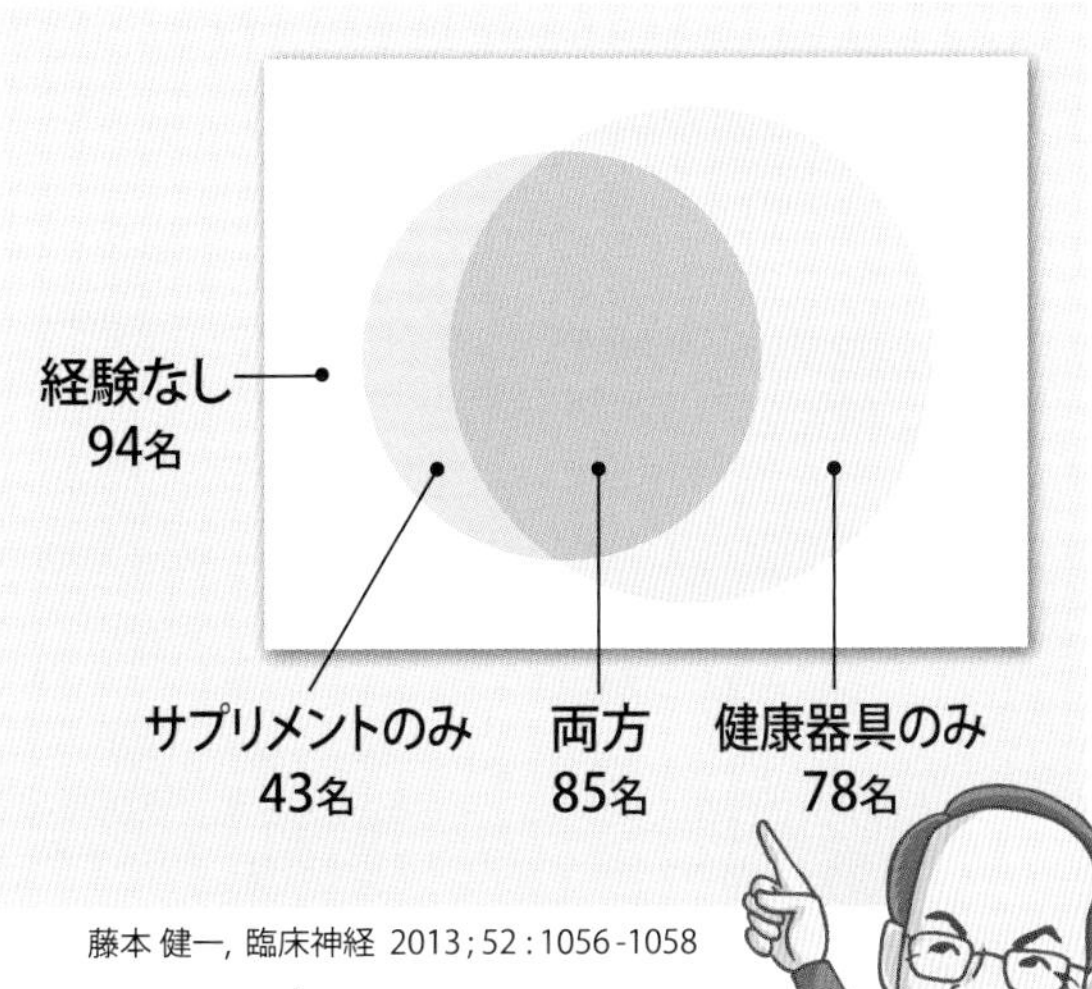

藤本 健一, 臨床神経 2013; 52 : 1056-1058

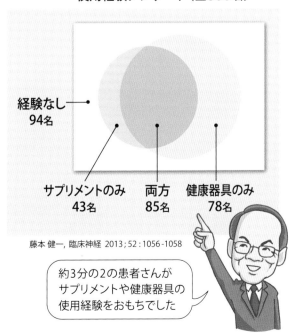

約3分の2の患者さんがサプリメントや健康器具の使用経験をおもちでした

4 社会とつながり続ける

とりぷる特集

介護のキーパーソン

近藤 長い治療の途中で、患者さんが介護者の支援を必要とする時がいつか来ると思います。その時、介護のリーダーシップをとるキーパーソンがはっきりしているとアドバイスやサポートがしやすくなります。

藤本 介護のキーパーソンはご家族の場合が多いですが、いわゆる〝おひとり様〟の患者さんでも、ケアマネージャーなどを通じて介護保険＊のサービスを受けながら長期の療養を続けやすくなっていると感じます。

近藤 ご家族が介護をする場合でも、長期の療養を続けるには誰かに負担が偏りすぎないように、行政サービスを含めてチームワークでの対応が欠かせません。

藤本 患者さんにとって、介護をされていた家族が倒れてしまった時のダメージは相当大きいと思います。この点からも、信頼できるケアマネージャーやヘルパーさんを早めに見つけて、家庭内の事情を含めて理解・協力関係を深めておいたほうが安心です。まずは各市町村の高齢福祉課や地域包括支援センターなどを訪ねてみてはいかがでしょうか。

近藤 ケアマネージャーの中でもパーキンソン病の知識が豊かな人や、医療制度やサービスなどに詳しい方など、それぞれの得意とする分野がありますね。

藤本 個々の患者さんに最適なケアプランを作成するケアマネージャーは、サービスの利用途中でも希望によって変更が可能です。よいケアマネージャーさんを見つけましょう。

社会とのつながり

藤本 パーキンソン病友の会をはじめ患者さん同士のつながりはご家族にとっても情報交換の場として役立つものだと思います。

近藤 困っていることや悩みなどを経験者に相談できるので心強いのではないでしょうか。

＊「わかる！ パーキンソン病」（74ページ）で解説しています

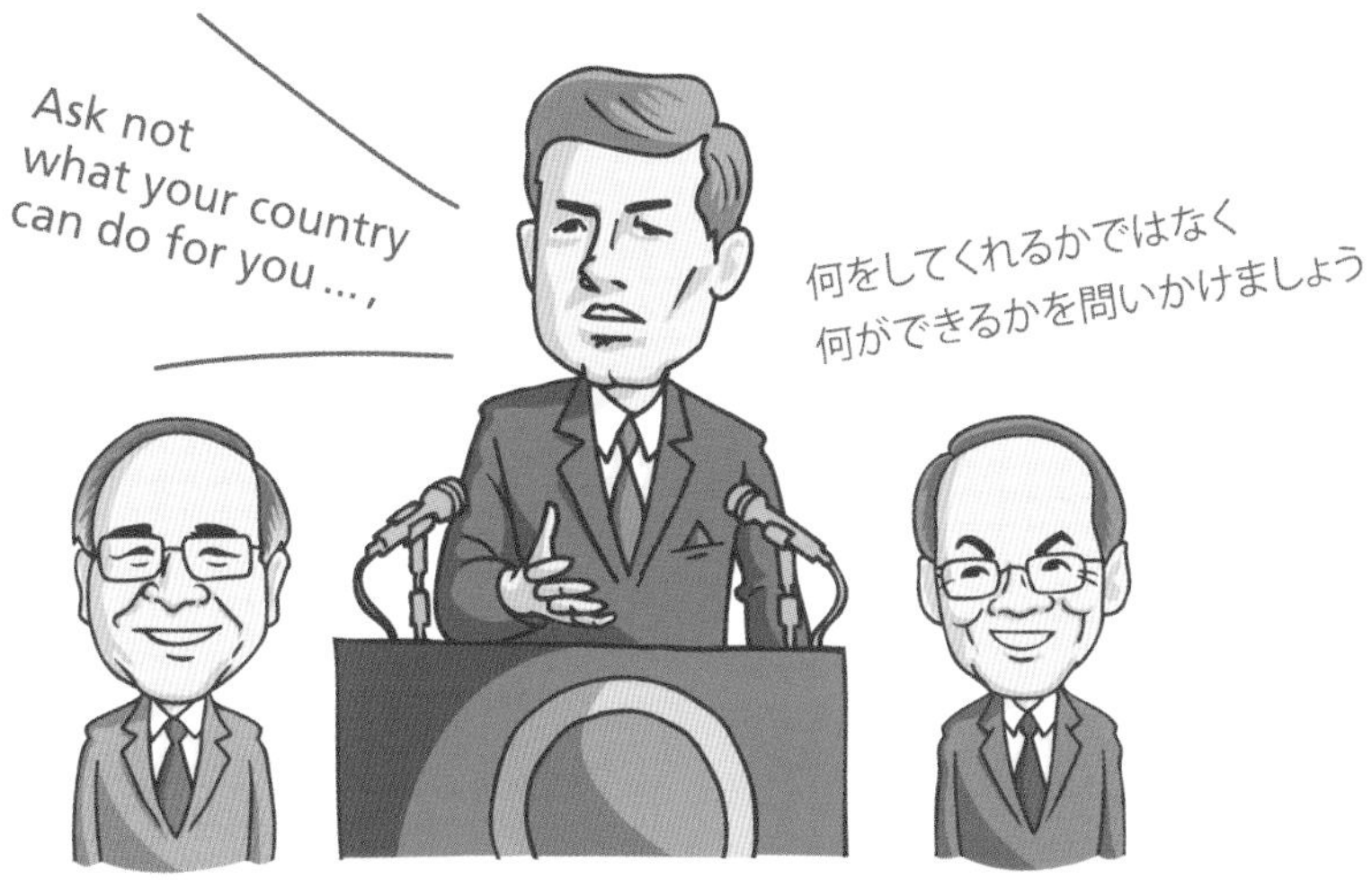
Ask not
what your country
can do for you…,
何をしてくれるかではなく
何ができるかを問いかけましょう

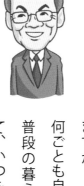

藤本　他にも各都道府県の難病相談支援センターや各地の保健所などでさまざまな難病患者さんの集いが開催されているので、パーキンソン病の患者さんやご家族も相談や出会いの場として活用してほしいと思います。

近藤　一定の健康保持が前提だと思いますが、〝おひとり様〟の患者さんは何ごとも自分ですることが基本なので普段の暮らしや通院も自立されていて、いつも尊敬しきりです。

藤本　生活の中で緊張感や張り合いがバランスよく保たれているのかもしれません。

近藤　そうですね。そういえば、商店街のアーケード掃除を請け負っているというパーキンソン病患者さんのグループを思い出しました。

この活動は身体活動にもなるし一定の収入にもなるわけですが、もう一つ、街の役に立てるという利点があります。

パーキンソン病の患者さんは時間の経過と共に手助けを受けて「感謝する」という経験は増えると思いますが、「感謝される」機会はそれほど多くないかもしれません。その点、街の掃除など、患者さんが何かをすることで「感謝という報酬」を得られる体験は長い療養の中で貴重な意味をもつのではないでしょうか。

藤本　ケネディ大統領の言葉にもありましたが、周りが何をしてくれるかではなく、ご自分から何ができるかを考えてみるのも大事だと思いますね。

〈了〉

パーキンソン病を理解するためのキーワードをわかりやすく解説します

わかる！パーキンソン病

〈監修〉
（独）国立病院機構　仙台西多賀病院　院長
武田　篤

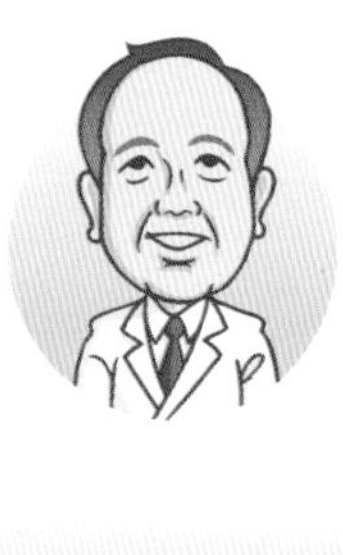

パーキンソン症候群

パーキンソン病に似た症状が現れるいろいろな病気をまとめてパーキンソン症候群と呼びます。中にはパーキンソン病との区別が難しい病気もあるので、特に病初期は注意が必要です。代表的なものとしては、何らかの薬が原因の薬剤性パーキンソン症候群、脳血管の詰まりが原因の脳血管性パーキンソン症候群、他に進行性核上性麻痺や多系統萎縮症などが挙げられます。

ふるえや動作の遅さなどのパーキンソン病症状には大きく分けて脳の3つの部位が関係しています（下図）。

パーキンソン病は黒質のドパミン減少が主な原因ですが、その他のパーキンソン症候群では線条体や視床下核・視床にも多かれ少なかれ異常が及びます。そのため黒質のドパミン不足を補うパーキンソン病治療薬では効果が得られにくいのですが、病初期にはある程度の効果が得られる可能性もあるので試してみる価値があります。なお薬剤性パーキンソン症候群の場合は原因薬の減量・中止で改善できます。

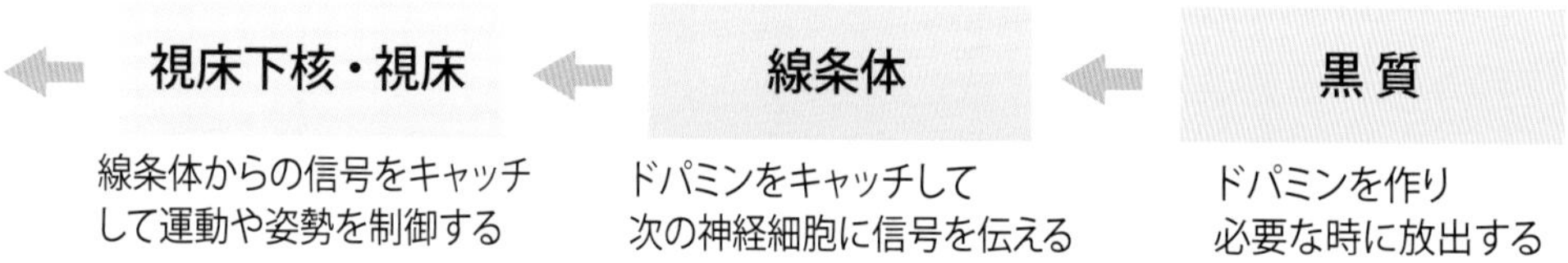
黒質
ドパミンを作り
必要な時に放出する
線条体
ドパミンをキャッチして
次の神経細胞に信号を伝える
視床下核・視床
線条体からの信号をキャッチ
して運動や姿勢を制御する

介護保険

65歳以上の高齢者介護を社会全体で支える制度です。40歳以上65歳未満でもパーキンソン病を含む16種類の特定疾病に該当すれば申請できます。

介護保険の利用には市区町村の担当窓口や地域包括支援センターに保険証と主治医の意見書を提出します。その後、訪問調査を経て各自治体の介護認定審査会で審査を受ける必要があります。認定された要介護度に応じて限度額内のサービスを利用できます。

家事支援や訪問看護、施設でのリハビリなど具体的なケアプランは都道府県認定のケアマネージャーが決定します。個々の家庭状況や治療の見通しを踏まえた最適なサービスを受けられるように、できれば複数のケアマネージャーに話を聞いてみるとよいでしょう。

とりぷる特集

全身からみるパーキンソン病

―自律神経症状（前編）―

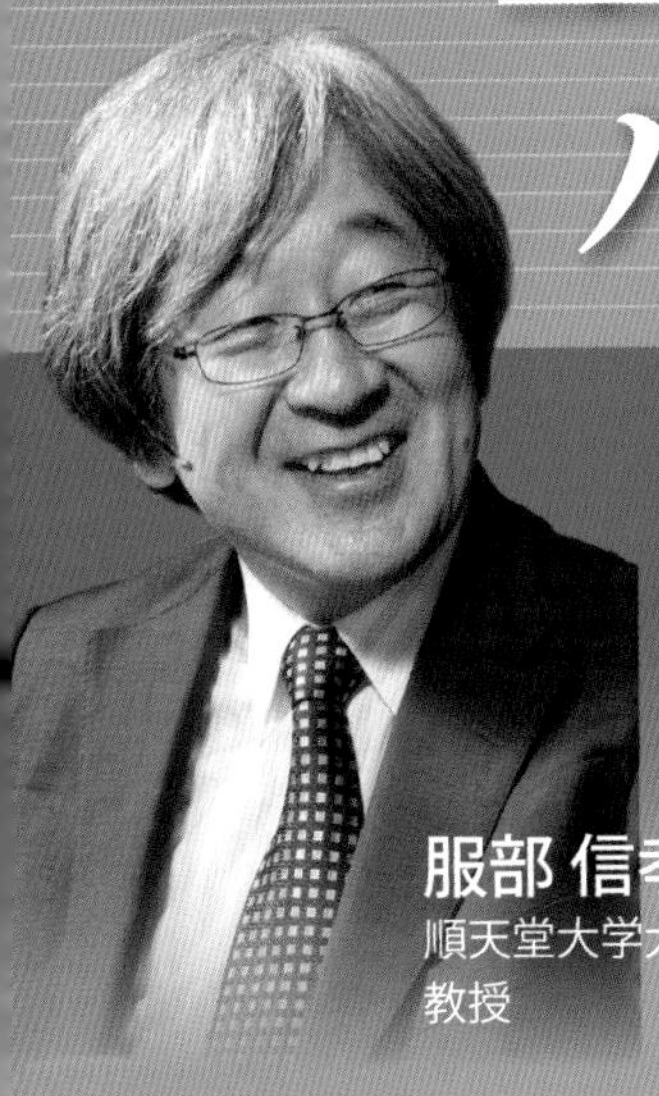

服部 信孝
順天堂大学大学院 医学研究科 神経学
教授

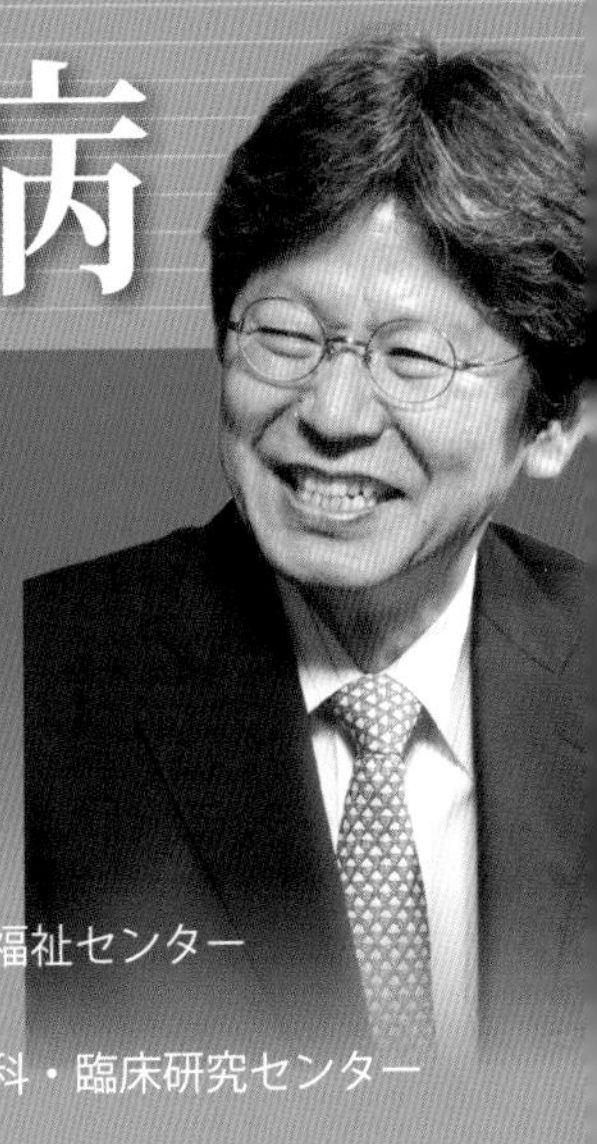

野元 正弘
済生会 今治医療・福祉センター
センター長
今治病院 脳神経内科・臨床研究センター

1 パーキンソン病と自律神経症状との関係

とりぷる特集

自律神経とは何か

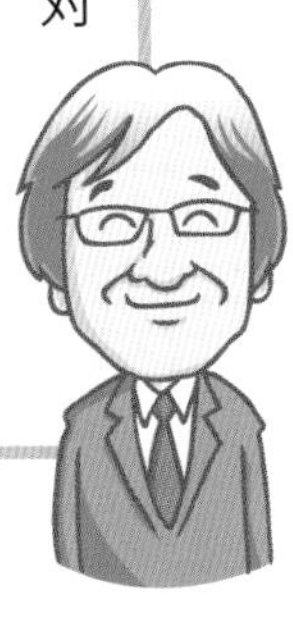

服部　今回の『とりぷる』特集対談から「全身からみるパーキンソン病」という新しいシリーズが始まります。第1弾はパーキンソン病で現れる「自律神経症状」についてです。といっても「自律神経」とは何か、なかなかピンと来ないかもしれませんので、野元先生から簡単に解説していただけますか。

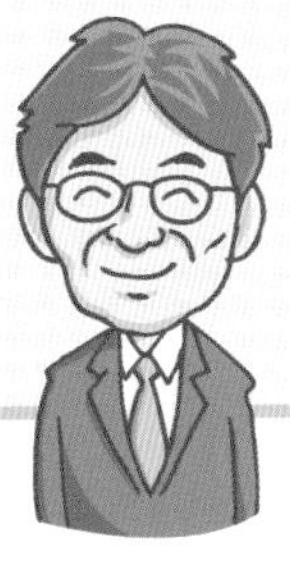

野元　はい、わかりました。自律神経とは文字通り「自分で律する」神経です。逆にいうと私たちの意志では律することができない神経です。例えば、走る時は自然に脈拍が上がりますが、自分の意志で「心臓を早く動かして脈を上げよう」と思っても上がりません。腸の動きも自律神経がコントロールしていますから、いくら「消化をよくしよう」と念じても思い通りにはいかないのです。

交感神経と副交感神経の働き（イメージ図）

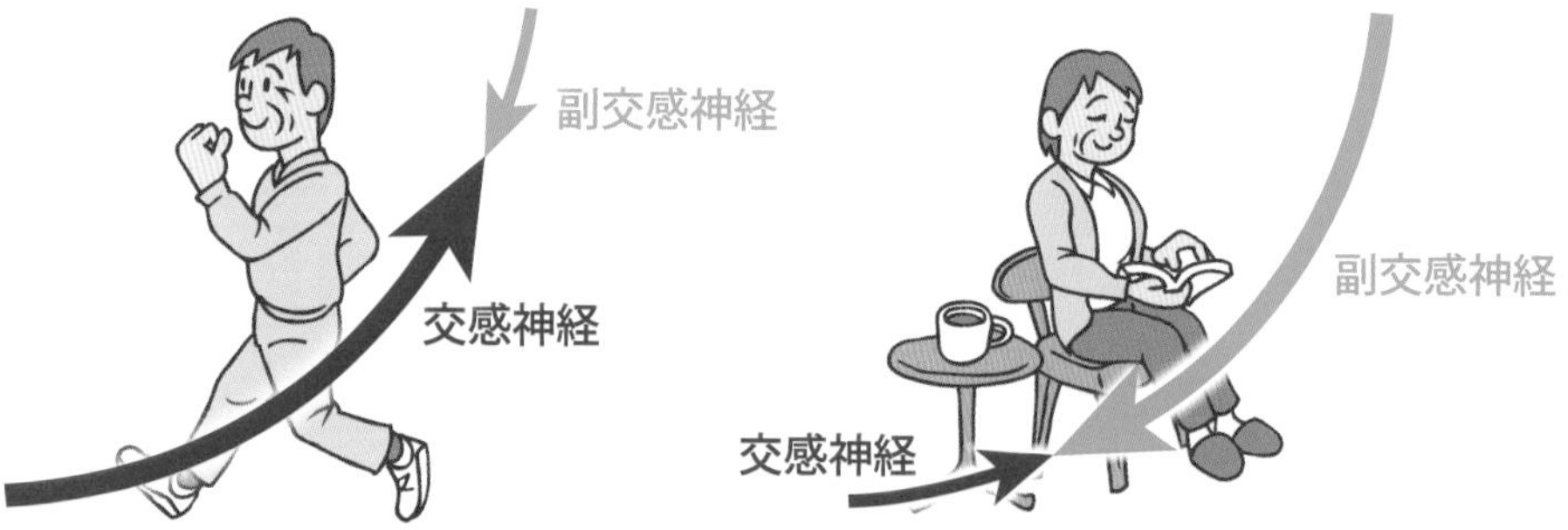

服部　自律神経には「交感神経」と「副交感神経」の2つが関係しています。

野元　昔だったら「戦う時」、現代だったら「仕事をする時」など緊張を伴うような場面では交感神経が働いて脈拍や血圧を上げたり、反対に胃腸の動きを抑制したりします。戦う時にトイレに行きたくなったら困りますものね。

副交感神経は身体を休ませる時に活動する神経で、脈をゆっくりにしたり消化を促したりします。薬の吸収も副交感神経の働きです。

服部　自律神経は内臓や血管などの働きを活発にしたり落ち着かせたりして自分でバランスを取っています。そのおかげで私たちは特に意識しなくても日常生活の多くの場面でスムーズに過ごすことができているのです。

しかしパーキンソン病では、この自律神経の一部が正常に働かなくなるために起こる症状がみられます。

パーキンソン病と自律神経

服部　一般的には「パーキンソン病は運動機能に影響する病気」という考えが広く普及していると思います。そのような考えからすると「パーキンソン病は自分の意志で動かせる筋肉に関わる病気なのに、なぜ自分では動かせない自律神経にも症状が現れるのか」と疑問を感じる方も多いかもしれませんね。

野元　確かにパーキンソン病では、次の4つの運動症状が特徴的ですが、他にも自律神経症状や心理・精神症状が現れます。

パーキンソン病の4大症状

手や足のふるえ　動きがゆっくりになる
筋肉がこわばって関節の動きに抵抗がある
身体のバランスをとりにくくなる

自律神経症状

便秘　頻尿　発汗　痛み　立ちくらみ　むくみ
嚥下（飲み込み）体重減少　性機能障害
睡眠の異常　嗅覚（匂い）の異常 など

心理・精神症状

うつ症状　幻視　記憶力の低下　認知症 など

1 パーキンソン病と自律神経症状との関係

服部　「パーキンソン病は全身性の病気」と呼ばれるゆえんですね。パーキンソン病はドパミンをはじめとする神経伝達物質の減少が重要な原因だということがわかっています。

野元　ドパミンは脳の中で運動機能の信号伝達に関わっているほか、胃腸に向けても信号を伝える役割を担っています。パーキンソン病だと胃腸の動きも悪くなるのは、一つにはこの点に関係していると考えられます。

服部　パーキンソン病と自律神経の異常を結びつけるもう一つのカギは、神経細胞の中に出現する「レビー小体」です。

パーキンソン病では脳のドパミン神経細胞の中にレビー小体という異物が生じてドパミンを作る働きが低下すると考えられています。

実はこのレビー小体が自律神経細胞内にも生じるという報告があります。つまりパーキンソン病では脳だけでなく自律神経の細胞にも並行して影響が及ぶということですね。

そのためにパーキンソン病では運動症状と一緒に自律神経症状が現れるのではないかと考えられています。

レビー小体の影響が及ぶ神経

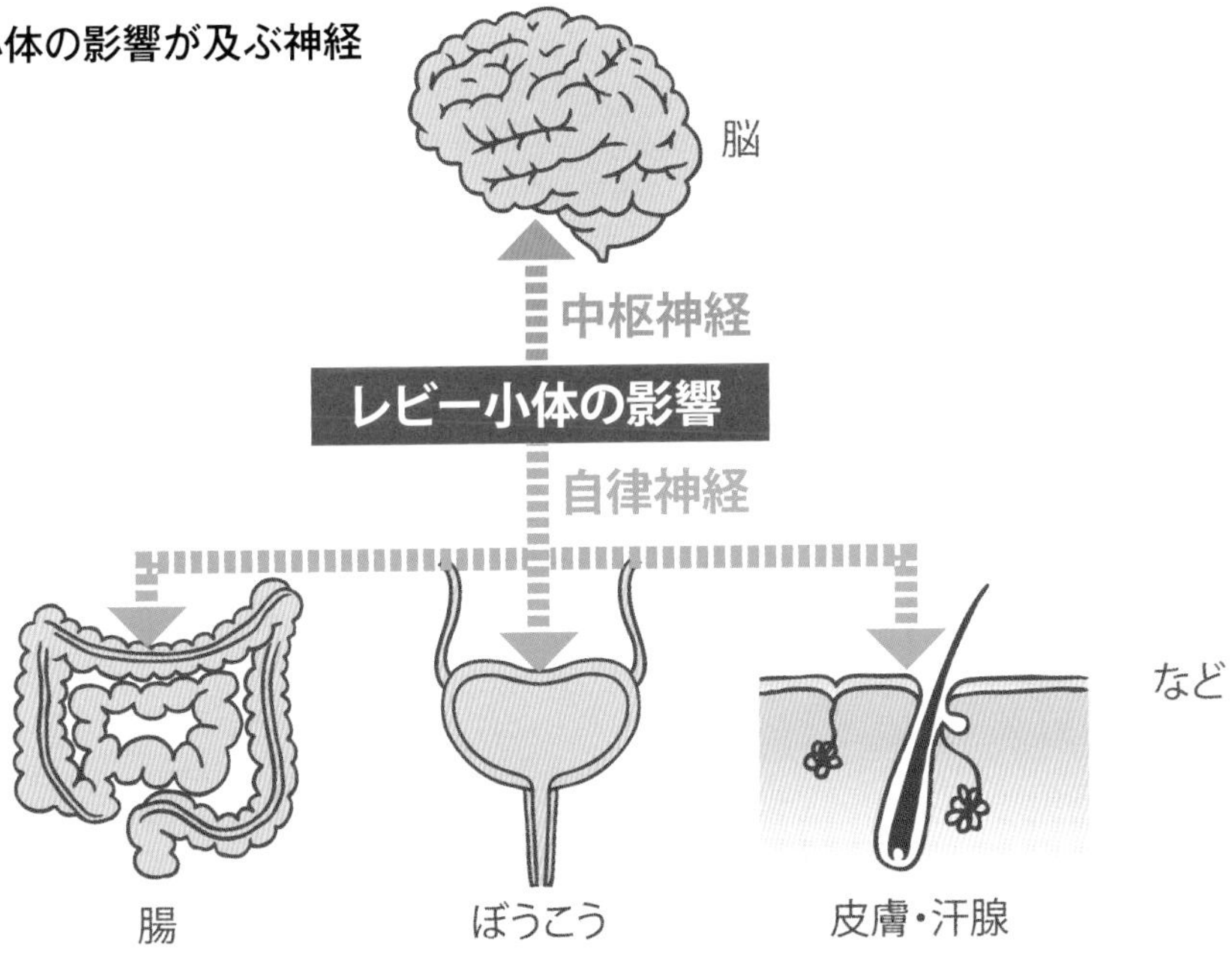

2 自律神経症状の対処

とりぷる特集

薬物治療の基本

服部　自律神経の機能やパーキンソン病との関係を理解した上で、個々の自律神経症状の特徴や対処方法について解説していきたいと思います。

野元　最初に一つだけ、自律神経症状の治療薬について説明しておきます。パーキンソン病の治療薬は基本的に運動症状の改善を目的としていて、ドパミンの補充に関係するものが中心です。これらの薬で自律神経症状がよくなることもありますが、それぞれの自律神経症状に合わせた薬を、パーキンソン病の治療薬とは別に使う場合が少なくありません。

服部　最適な治療を行うため、薬の種類が増える可能性があるということを理解しておく必要がありますね。

便秘に悩む患者さんは多い

服部　パーキンソン病の自律神経症状として便秘の訴えはとても多いです。

野元　統計によりますがパーキンソン病患者さんの7～9割が便秘を経験しているといわれています。1日1回か2日に1回くらいの排便が目安で、それよりも間隔が長い場合は便秘といえるでしょう。

服部　実はパーキンソン病では運動症状が現れるよりも前に便秘のほうが先行して始まっているのではないかとも指摘されています。アセチルコリンという神経伝達物質の不足やドパミンを補うパーキンソン病治療薬が腸の働きを悪くさせて便秘につながっていると考えられます。ドパミンが多すぎると胃腸の動きを悪くする傾向があります。また運動量が少なくお腹への刺激が弱いために便秘気味になっているケースもあります。

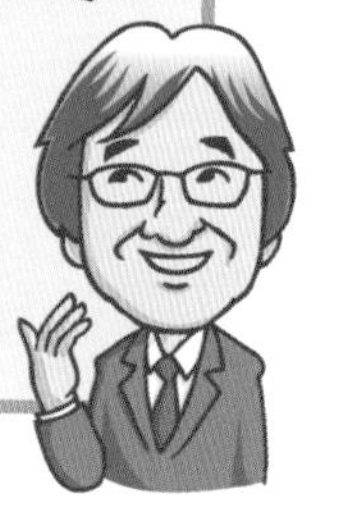

野元　リハビリは便秘の対策としても役立ちますね。食事に関しては、便が固くならないように野菜類・繊維類の摂取を心がけ、こまめに水分補給をすることが大切です。

服部　便秘の治療薬にはどのようなものがあるでしょうか。

野元　大きく2種類あります。一つは便を柔らかくする薬で酸化マグネシウムが主成分のもの。略して「カマグ」とよばれることもあります。もう一つは大腸を刺激して排便を促す薬です。ナイル川沿いに自生する植物から抽出されたセンノシドという薬が代表的で、漢方薬の中にも同じ成分のものがあります。

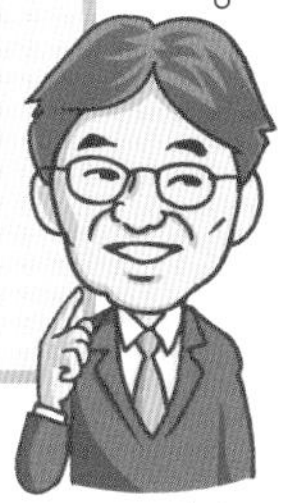

野元　便秘は苦しい症状で体調が悪くなりますし、薬の吸収も妨げるのでよいことは何もありません。効果的な対策には人それぞれ個人差がありますので、早めに医師に相談していろいろな方法を試してみてください。

食事の影響

服部　便秘に関連して食生活とパーキンソン病に関する興味深い報告があります。ハワイに移住した日本人を対象に調べたところ、国内の日本人よりもパーキンソン病の発症率が高いということがわかりました。

遺伝的には日本人なのに発症率が上がるということは、やはり食生活の影響が大きいのではないかと考えられます。

野元　確かに高血圧や心臓病などいろいろな病気で食生活が発症に及ぼす影響が明らかにされています。ハワイの調査では、尿酸値の低い人は、高い人に比べて3倍くらいパーキンソン病の発症率が高いというのも注目されました。

アミノ酸の最終代謝物が尿酸ですからパーキンソン病と食事の影響はあり得ると思います。ただ反対に尿酸が高すぎると痛風という別の病気の心配が出てきますね（笑）。

頻尿と膀胱の働き

服部　おしっこが近くなる頻尿*もパーキンソン病に多くみられる自律神経症状ですが、実は加齢がかなり影響するといわれています。70歳以上の4人に1人はパーキンソン病か否かに関わらず、十分におしっこがたまる前にトイレに行きたくなる過活動膀胱と考えられています。

野元　頻尿の薬には大きく2種類あります。

> **Ⓐアセチルコリンの働きを強める**
> おしっこを出しやすくして残尿を減らし、膀胱にためられる容量を大きくしてトイレに行く回数を減らす
> **Ⓑアセチルコリンの働きを抑える**
> おしっこを出にくいようにしてトイレに行く回数を減らす

Ⓐの薬はおしっこを出しやすくするもので残尿を減らす効果が期待されますが、アセチルコリン自体はドパミンの働きを抑える作用があって、パーキンソン病の治療に好ましいとはいえません。薬の影響はわずかと考えられますが、時々「最近、調子が悪くなった」というパーキンソン病患者さんのお薬手帳をみると泌尿器科でこの薬が処方されていることがあります。もちろん全員に当てはまるわけではないので、この薬を使ってはいけないということはありません。

服部　頻尿の薬では運動機能が悪くなる可能性があるという点を頭に留めておいていただきたいと思います。

野元　おしっこを出しにくくするⒷの薬は、ほとんどが抗コリン薬です。アセチルコリンの働きを抑えるので運動機能の改善には有利です。

ただし抗コリン薬は便秘気味になったり、効きすぎておしっこを出したいのに出せない「尿閉」になったりする恐れがあります。尿閉時には導尿管を使って排尿が可能ですが、そうならないように慎重な薬の使用が大切です。

2 自律神経症状の対処

汗は止めないことが大切

服部　汗が多くて困っているというパーキンソン病患者さんも多いです。

野元　私たちは緊張する場面では交感神経の働きで汗をかきますし、運動後に上昇した体温を下げる時は副交感神経の働きで汗をかきます。

服部　交感神経と副交感神経、どちらの働きによっても汗をかくということですね。

野元　そうですね。ですから汗を止めようとすると両方の神経を抑えることになってしまうので、無理に汗を抑える処置はお勧めしていません。薬で汗を抑える代わりに、汗をかいたらこまめに着替えをして水分を補給するように患者さんにアドバイスしています。

パーキンソン病と関係する痛み

服部　手足や腰などの痛みを訴える方も多いですね。特にパーキンソン病に関連する痛みにはどんな特徴があるでしょうか。

野元　パーキンソン病そのものが痛みの原因になっているというよりも、何か別に痛みの元があってそれがパーキンソン病によって増強されている例が多いのではないかと思います。腰に変形や異常があって、パーキンソン病の薬の効果が弱まってきた時間帯に痛みが強まる、というようなケースです。

服部　このような痛みにはどのように対処すればよいでしょうか。

野元　パーキンソン病治療薬の効きめが弱い時に痛みが強まっているかどうかは患者さん本人でも自覚するのが難しいことがあります。そこで、薬を飲んだ時刻や体調などを記録する「症状日誌」*に、痛みの強さや現れた時間を一緒にメモしておくと病気との関連性を見極めやすくなります。

服部　薬を使う時の注意点は何でしょうか。

野元　パーキンソン病に関連する痛みに対し

＊「わかる！パーキンソン病」（83ページ）で解説しています

て、一般的な消炎鎮痛薬では効果が不十分なことが多いです。その場合、痛みの強い時間帯にパーキンソン病の治療薬を補って痛みを和らげる方法を試します。

具体的にはレボドパの効果を長もちさせる薬を追加したり、レボドパよりも作用時間の長いドパミンアゴニストを使って効きめの弱まり方をゆるやかにしたりします。

パーキンソン病の薬が効いている時

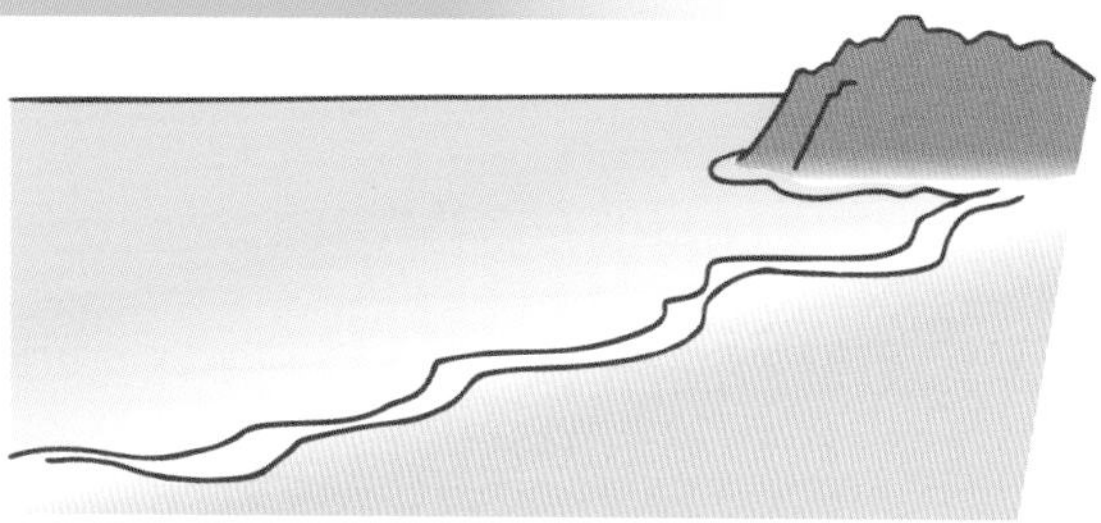

パーキンソン病の薬の効果が低下した時

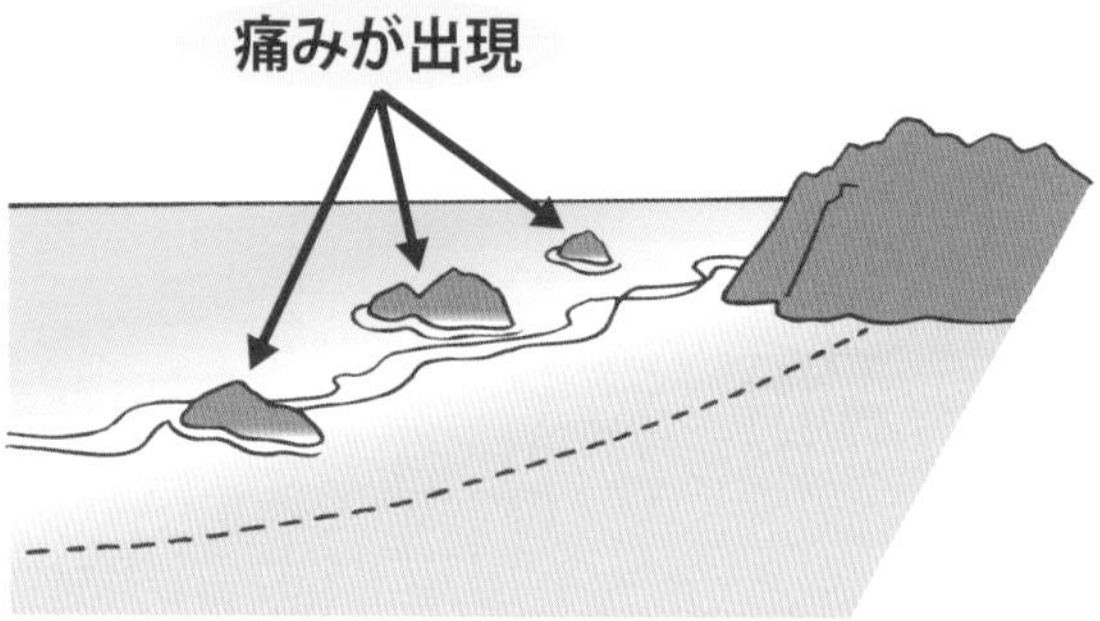

他にもまだある自律神経症状

野元　パーキンソン病の自律神経症状は他にもたくさんあって、ここですべてをお話しすることができません。

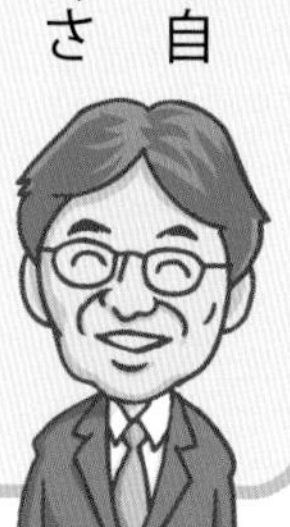

服部　そこで号を改めて対談の後編として、立ちくらみなどの血圧異常や睡眠、摂食関連の症状を取り上げる予定です。

次の『とりぷる』9号にご期待ください。

〈前編・了〉

パーキンソン病を理解するためのキーワードをわかりやすく解説します

わかる！パーキンソン病

〈監修〉
（独）国立病院機構 仙台西多賀病院 院長
武田 篤

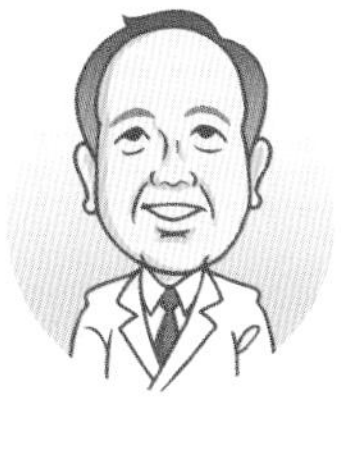

頻尿

一日の排尿回数には個人差がありますが、一つの目安として日中8回以上、夜間1回以上おしっこが出て、本人が困っている場合に頻尿と判断されます。

膀胱（ぼうこう）は筋肉でできている袋で最大約500mLの尿をためられますが、通常は250〜300mLほどたまると尿意を感じます。排尿する時は膀胱の筋肉が収縮して尿が押し出されます。

普段は筋肉が緩んで膀胱におしっこをためられるのですが、パーキンソン病では膀胱の筋肉が十分に緩みにくくなるため、少量のおしっこが溜まっただけで中の圧力が高まり我慢できなくなります。こうした状態を**過活動膀胱**と呼び、パーキンソン病の頻尿で最も多いタイプです。

おしっこが漏れないように水分を控えすぎると、特に夏など脱水に陥る可能性があります。頻尿の原因には膀胱炎や加齢が関係している場合や、男性では前立腺の病気が関係していることもあるので、まずは正しい診断が治療のためには重要です。

パーキンソン病の頻尿に対しては薬による治療が基本ですが効果には個人差があります。少しずつおしっこを我慢して膀胱の容量を広げる訓練が有用な場合もありますが腎臓を痛めることもあるので、自己判断せずに主治医に相談してください。最近は尿もれ用パッドなどケア用品も入手しやすくなっています。

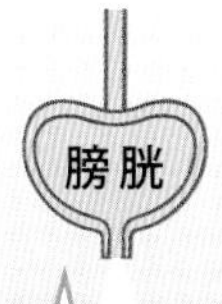

膀胱の筋肉が緩みにくくなるため少し尿が溜まるだけで尿意が強まる

症状日誌

食事・服薬の時刻や体調の変化など、診察室以外での普段の様子を記録した症状日誌は、現在の治療が適切かどうかを判断するのにとても役立ちます。病院やクリニックなどで配布されているシンプルなもので十分ですので、長期間の状態を一覧できると便利です。痛みや排尿の頻度など気になることがあれば一緒にメモしておくとよいでしょう。

表紙コレクション 4

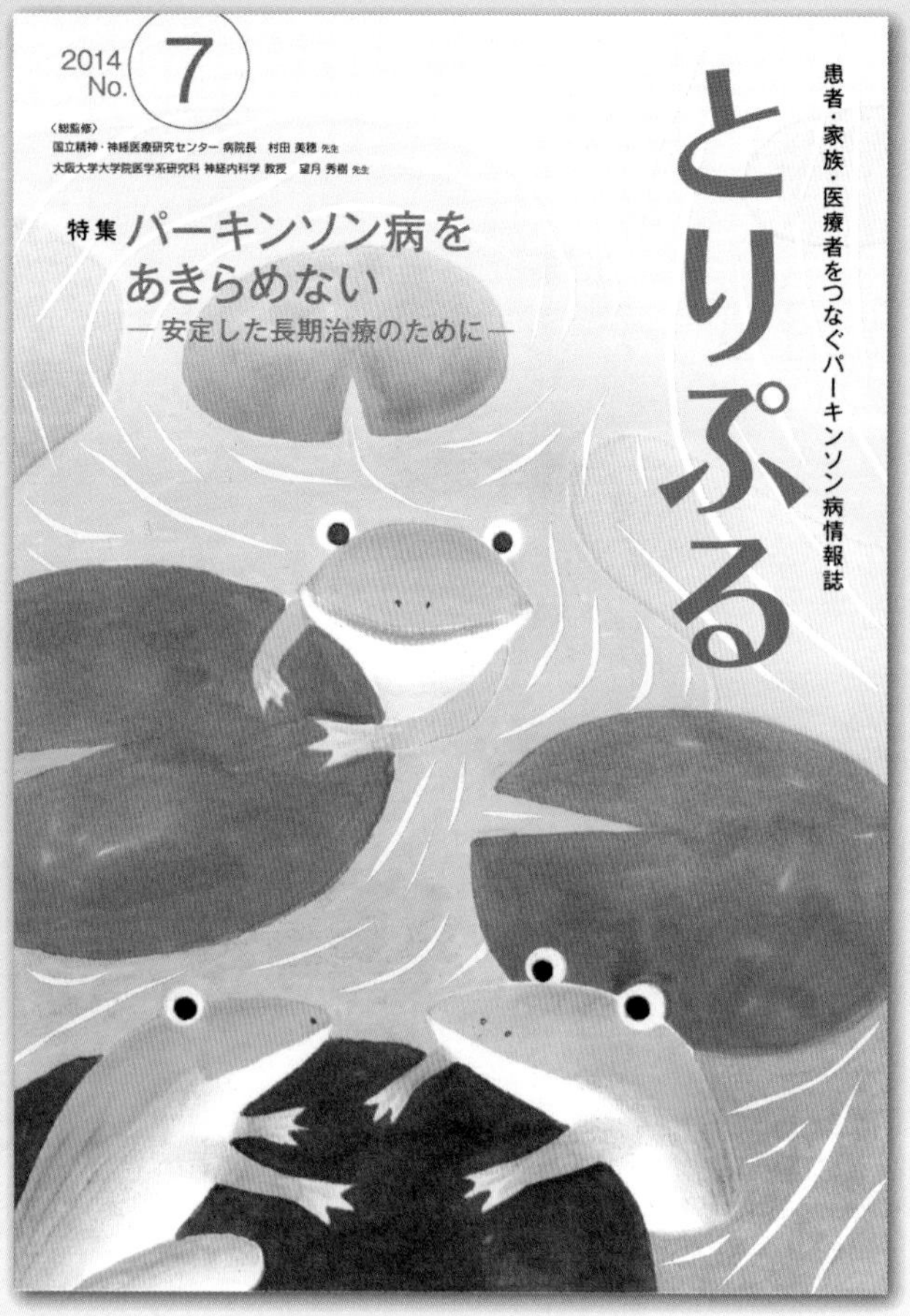
2014 No. 7
〈総監修〉
国立精神・神経医療研究センター 病院長　村田 美穂 先生
大阪大学大学院医学系研究科 神経内科学 教授　望月 秀樹 先生
患者・家族・医療者をつなぐパーキンソン病情報誌
とりぷる
特集 パーキンソン病をあきらめない
―安定した長期治療のために―

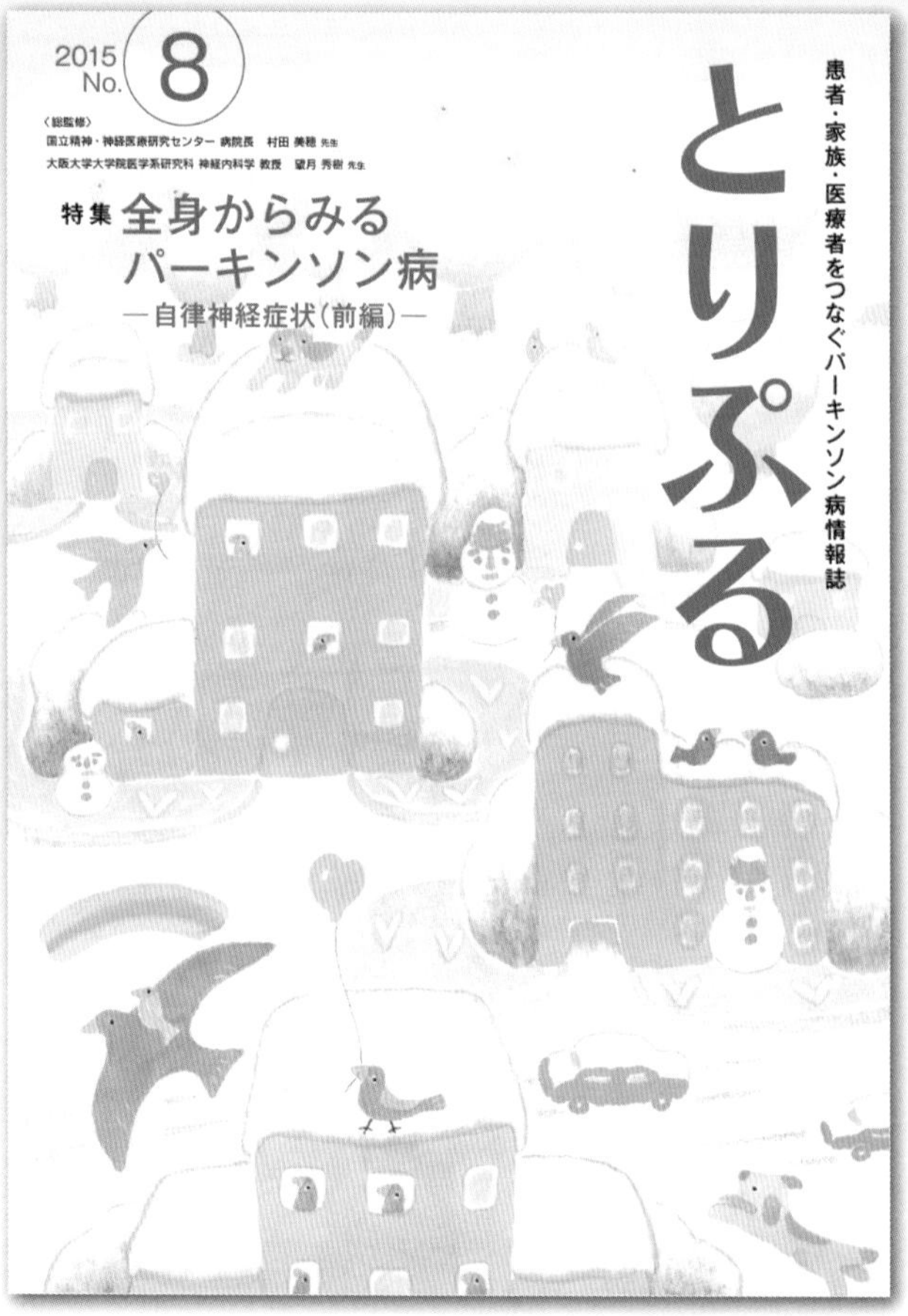
2015 No. 8
〈総監修〉
国立精神・神経医療研究センター 病院長　村田 美穂 先生
大阪大学大学院医学系研究科 神経内科学 教授　望月 秀樹 先生
患者・家族・医療者をつなぐパーキンソン病情報誌
とりぷる
特集 全身からみるパーキンソン病
―自律神経症状（前編）―

とりぷる特集

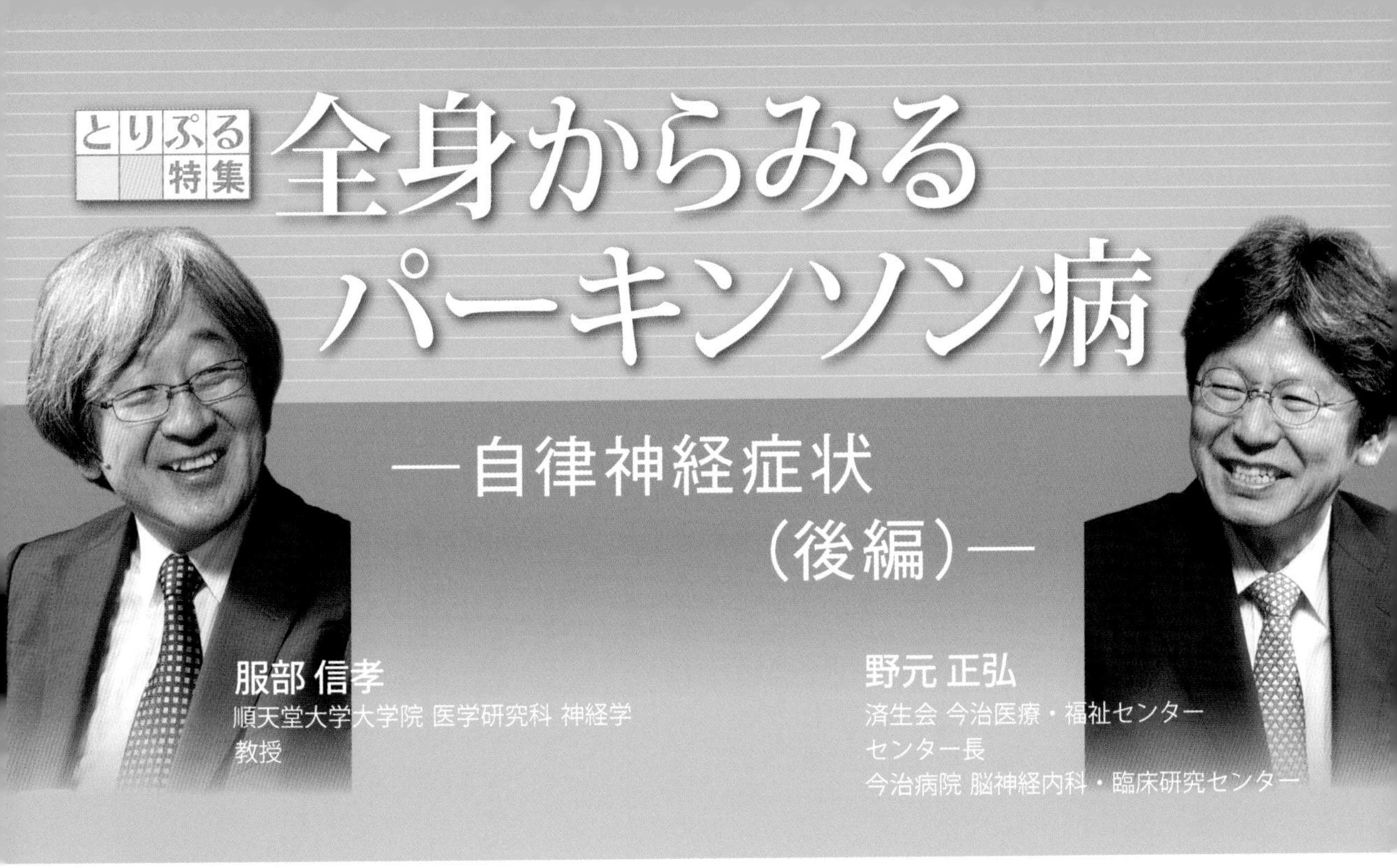

全身からみるパーキンソン病
—自律神経症状（後編）—

服部 信孝
順天堂大学大学院 医学研究科 神経学
教授

野元 正弘
済生会 今治医療・福祉センター
センター長
今治病院 脳神経内科・臨床研究センター

1 自律神経の簡単なおさらい

とりぷる特集

自分で律する神経

服部　9号の特集では8号に引き続いてパーキンソン病の自律神経症状を取り上げます。自律神経とは「自分」で「律する」神経のことで、意志の力ではコントロールできないものだと野元先生に解説していただきました。

野元　そうですね。心臓の脈拍を早くしようとか消化のスピードをゆっくりにしようと頭で考えても思い通りにはいきません。心臓や腸の働きは自律神経が調節しているからです。

服部　自律神経には身体を動かしたり緊張したりする時に活発になる「交感神経」と、リラックスしたり休んだりする時に働く「副交感神経」の2つがあってバランスを取り合っていることにも触れました。

野元　パーキンソン病では脳のドパミン神経細胞だけでなく自律神経の細胞にもレビー小体の沈着が生じるため運動関連の他に自律神経の症状が現れると考えられています。

服部　自律神経症状のうち便秘や頻尿、発汗、痛みなどは前回解説しましたので、今回は立ちくらみから紹介しましょう。

2 立ちくらみやむくみと血管の働き

とりぷる特集

立ちくらみと血管

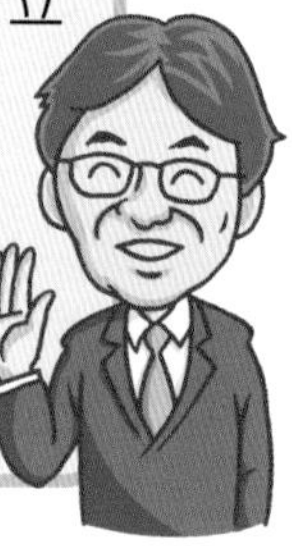

野元　立ちくらみとは、立ち上がった時に血圧が下がって脳の血流量が減るためにめまいを起こす症状で「起立性低血圧」と呼ばれます。実は血管を広げたり狭めたりして血圧を調節する働きも、自律神経がコントロールしています。

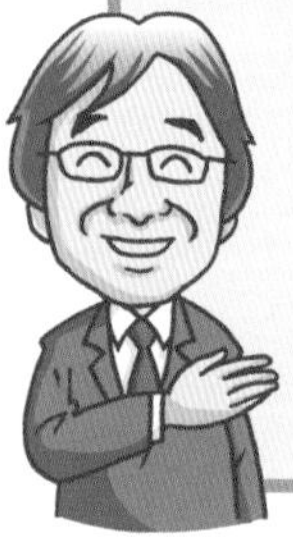

服部　パーキンソン病の患者さんは血管の拡張や収縮をコントロールする自律神経の働きが悪くなるため、立ちくらみを起こしやすいと考えられています。というのも血液にも重さがありますから何もしなければ重力に引かれて足のほうに血が溜まってしまいますが、立ち上がったタイミングで瞬間的に足の血管が収縮しないと脳の血流量が不足して立ちくらみにつながるのです。

野元　人間の身体の中にある血管は、実際の血液の3倍くらいの量を保持できる余力（血管床）があります。ところが、もしもすべての血管が開いてしまうと心臓から送り出された血液が血管の内に留まり、心臓へ戻ってこれなくなりますので、全身の血管は常に一定の度合いで収縮していることになります。

お風呂上がりに立ちくらみを感じるのも、開いた血管の収縮が遅くなるためですし、トイレで用を済ませた後は副交感神経が優位になって血管が広がり立ちくらみを起こしやすくなります。

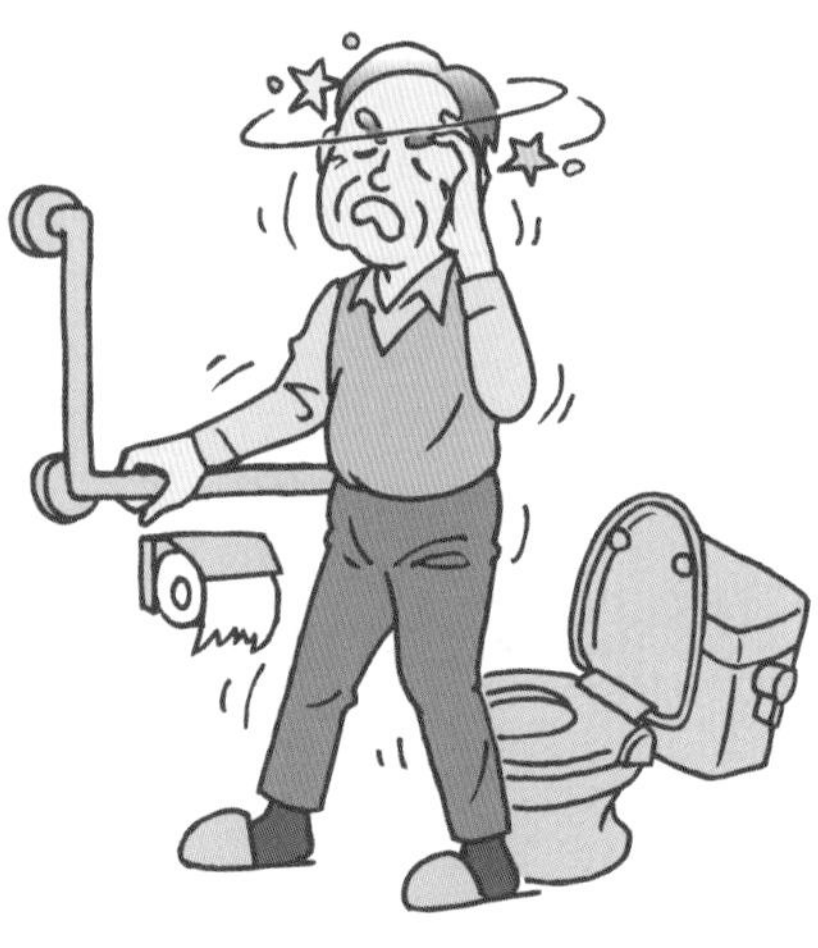

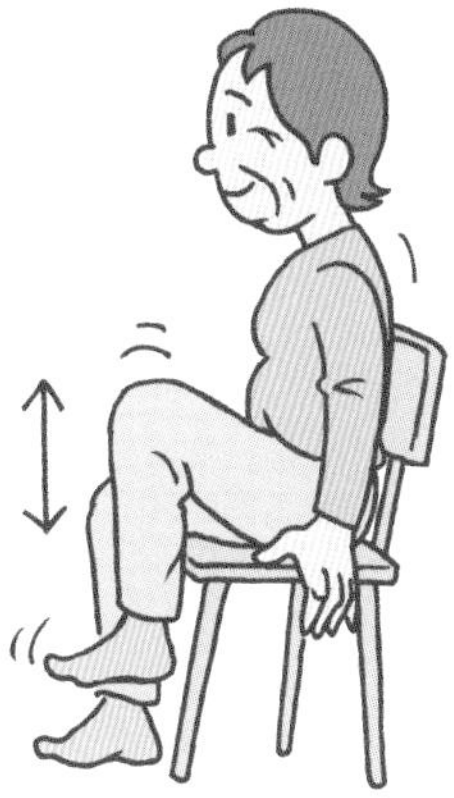

立ちくらみの対策

服部　立ちくらみは転倒の危険もあり注意が必要ですね。どのような対策をとればよいでしょうか。

野元　もっとも簡単なのは立ち上がる前に脚を少し動かすことです。筋肉を動かすことで血管が刺激され、脚の血液を上に押し上げる効果が期待できます。

服部　普段から枕を少し高くして寝ると身体の血管に持続的に圧力が加わって血管の収縮力がよくなるという考え方もありますね。

　薬による立ちくらみの治療についてはどうでしょうか。

野元　血管の収縮を促す薬がありますが、使用の前に血圧の状態を正しく把握して主治医に相談することが大切だと思います。

　血圧は座って測ることが多いですが、立ちくらみの防止には立った姿勢(立位)での測定も大事です。脳の血流を維持するには最高血圧が80㎜Hgを上回っている必要があります。ただしそれは最低限の数値ですので、現実的には立ち上がってから4~5分後に立位のまま血圧を測定して90㎜Hgを下回るようなら薬物治療を考慮する目安になるでしょう。

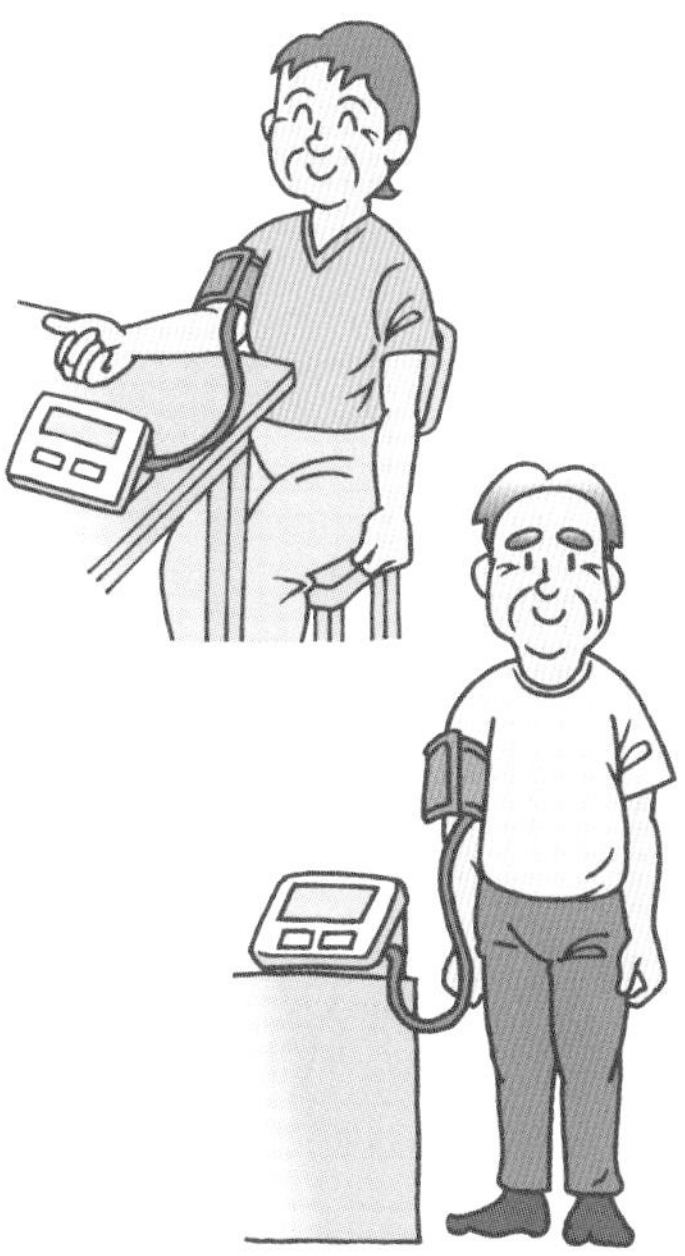

服部　パーキンソン病治療薬の中にも血圧を変化させるものがありますし、食後に血圧がすーっと下がることもあるので血圧の測定は大切ですね。

野元　血圧を上げることばかり考えていると今度は高血圧で脳出血の心配が出てきますので、主治医と相談しながら慎重な対応が必要です。

むくみとの関連

服部　血管の働きという点で立ちくらみと脚のむくみは共通性があります。むくみの原因は血液（水分）が脚のほうに溜まって元に戻りにくくなることにあります。

野元　そうですね。血液が心臓から送り出される時は勢いがついていますが、心臓に戻ってくる時は血管の収縮力や周囲の筋肉の力で押し戻さなければなりません。最後は心臓の陰圧で吸引されますが、血管の動きが悪くなると途中で血液の流れが滞ってむくみにつながるというわけです。

服部　むくみの対策も基本的には立ちくらみと共通するものが多いです。

野元　脚の筋肉を動かして血流を促すことが大切です。パーキンソン病の治療では薬と運動が「車の両輪」で、運動はむくみを防ぐことにも役立ちます。つま先から太ももに向かってマッサージするのもよいでしょう。

最近はスポーツ選手用に開発されたちょっときつめのストッキングや靴下が市販されています。脚の血管を引き締める効果が期待できるので試してみてはいかがでしょうか。

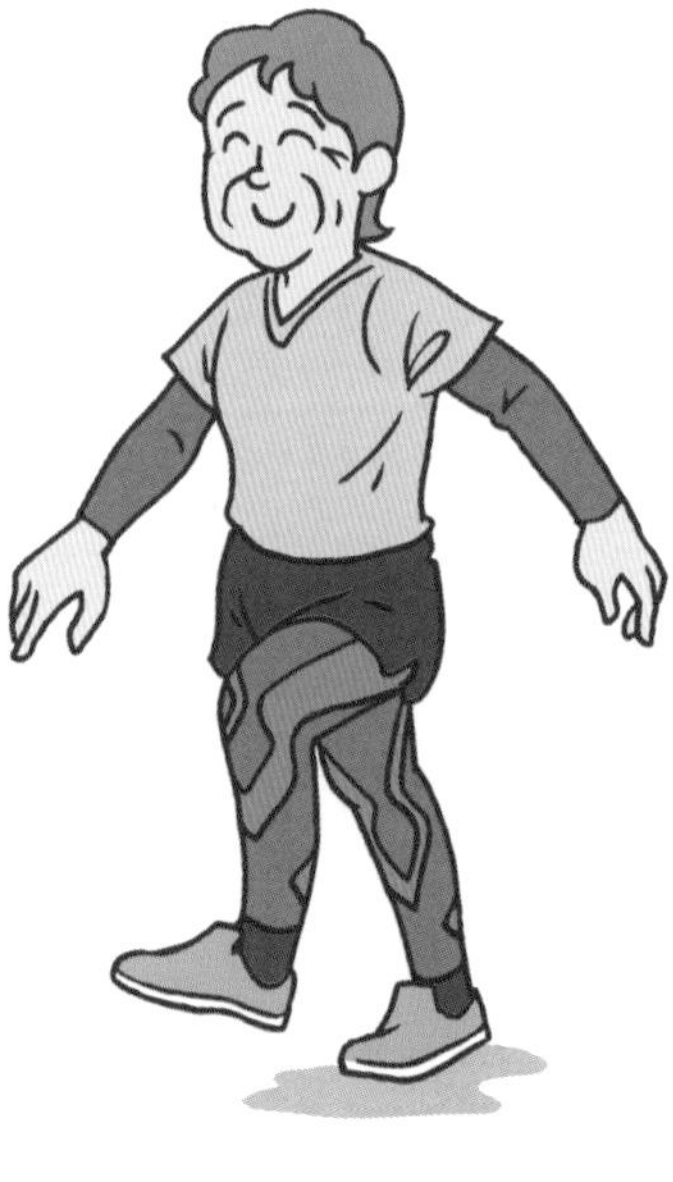

3 食事と栄養の摂取

体重減少の原因

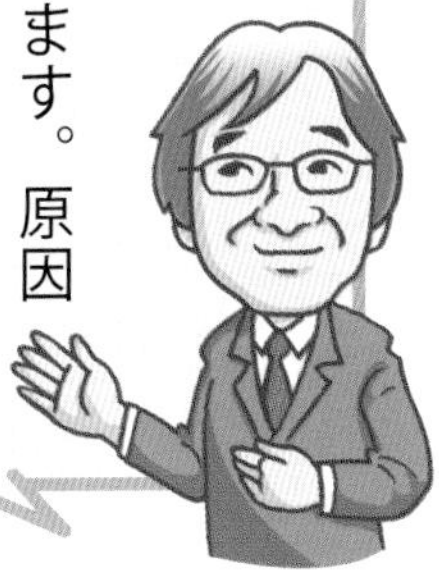

服部　パーキンソン病患者さんの中には短期間でかなり体重が減る方がいます。原因となる他の病気が隠れていないか調べても何も見つからない場合がほとんどです。体重が減りすぎると病気への抵抗力が落ちてしまうのでやせすぎないように注意しなければなりません。

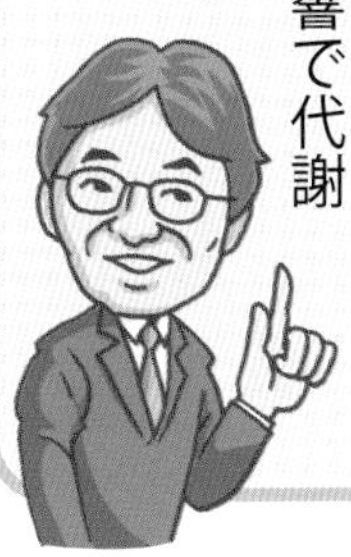

野元　パーキンソン病の薬では食欲を増すこともありますが、一般にはやせる患者さんのほうが多いですから、体重減少の対策は重要な課題です。

やせる理由はいくつかあると思いますが身体のこわばりやジスキネジアで筋肉に力が入っていたり、薬の影響で代謝が高まったりしている可能性があります。

服部　意識しないうちに身体のエネルギー消費量が増えているということですね。

野元　もう一つはエネルギーの摂取、つまり食事に関わるものです。

前号で説明したようにパーキンソン病の自律神経症状として、腸の働きが悪くなることがあります。ドパミンを補うタイプの薬も腸の働きを抑えます。こうした影響で食物の消化や栄養の吸収が不調になって体重減少の一因になるのではないかと考えられます。さらに食べ物をかんだり飲み込んだりしにくくなって食事量が減る方もいます。

嚥下の問題

服部　食べ物をかんだり飲み込んだりすることがうまくいかないのは自律神経に直接関わるものではありませんが、体重減少の原因として見逃せません。実はそしゃく（ものをかむ）や嚥下（ものを飲み込む）は一連の複雑な運動

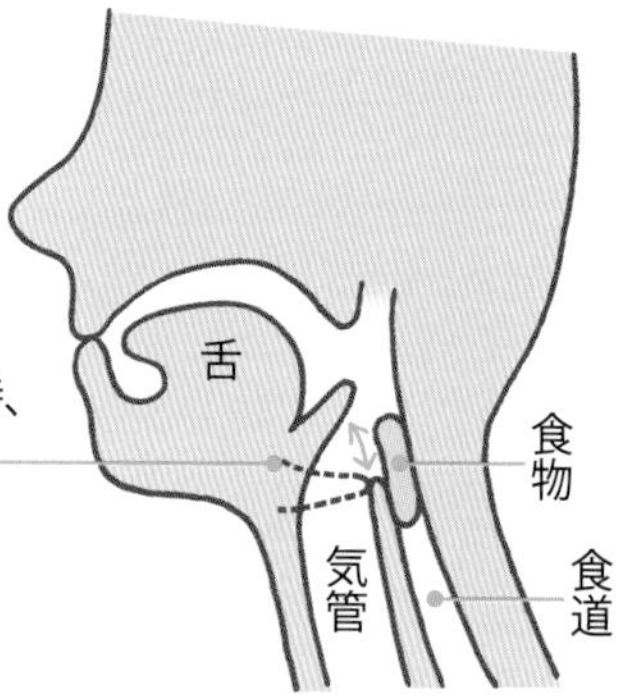

で、タイミングよく舌やあごを動かして食べ物をのどに送り、間違って気管に入らないように注意しながら食道に運ぶ必要があります。

野元　歩行機能はよく保たれているのに、食べ物の飲み込みだけ悪いという患者さんもいるので、病気の早い段階から食事がしっかりとれているかどうかに注意してほしいです。

服部　嚥下が悪くなると食べ物が気管に入り込み、誤嚥性肺炎を招く心配があります。気管に異物が入ると反射的にむせるのですが、パーキンソン病の患者さんでは感覚神経が低下して誤嚥を起こしているのに気づかない場合がありますから注意しなければいけません。

体重減少の対策

服部　体重減少の対策にはどんなものがあるでしょうか。

野元　まずパーキンソン病の薬の治療を行って、スムーズに食事ができるように運動機能を保つことが大事です。腸の働きをよくする薬を追加することも考えられます。

服部　嚥下の対策として、カラオケを楽しみながら大きな声で歌うのはどうでしょうか。発声練習になると同時に、口を大きく動かすので飲み込みをよくすることにも役立つのではないかと思います。

野元　カラオケの効用はいろいろありそうですね。嚥下の改善には言語聴覚士*の指導が有益ですので、可能であれば相談できるとよいですね。

食べ物は乾いてカラカラのものは飲み込みにくいので、少しとろみをつけるとよいです。一度にたくさん食べるのが難しい場合は、缶入りの栄養補助剤などをちょこちょこ口にするのも一つの方法でしょう。1缶200〜250kcalくらいのものもあるので体重保持に役立つと思います。

＊「わかる！パーキンソン病」（94ページ）で解説しています

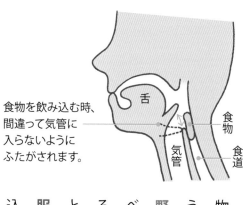

4 睡眠・性機能・QOL

とりぷる特集

不眠対策は規則的な生活から

野元　患者さんに「身体の調子がよい日の共通点」をたずねると、「天気が快晴で、前日よく眠れた日」という条件を皆さん異口同音に挙げます。

服部　睡眠と体調は本当に関係が深いわけですが、それだけに「よく眠れなくて調子が悪い」という相談もとても多いです。ひとことで「眠れない」といっても、たくさんの症状や原因があります。

加齢と共に体内時計や自律神経のリズムが少しずつ前倒しになりますから、若い頃より睡眠時間が短くなるのは自然の流れです。ただ次のような症状が慢性的に続く場合は、念のため主治医に相談するとよいでしょう。

1　布団に入ってもなかなか寝つけない
2　夜中に何度も目が覚めて眠れない
3　普段よりもかなり朝早く目が覚めて眠れない
4　ぐっすり眠れた気がしない

野元　「眠れない」という訴えには、昼間はよく動いて夜はしっかり休むという規則正しい生活を整えることがまず基本です。日中じっとしていたり昼寝が長すぎたりすれば、夜眠れないのも当然ですよね。規則正しい生活を心がけても不眠の症状が残る時には睡眠薬を使うという考え方です。

病的な睡眠の問題

服部　よい睡眠をとるためには、メリハリのある活動的な1日を過ごしているかを見直すことが大切ということですね。

睡眠の環境を整えても問題が残る場合には病気が関係している可能性があります。夜間の頻尿で眠りが妨げられている場合には、睡眠薬ではなく頻尿の治療が先決です。寝返りが打ちにくい、パーキンソン病の薬が切れ、痛みが増して眠れない時は、パーキンソン病薬の調整が必要だと考えられます。

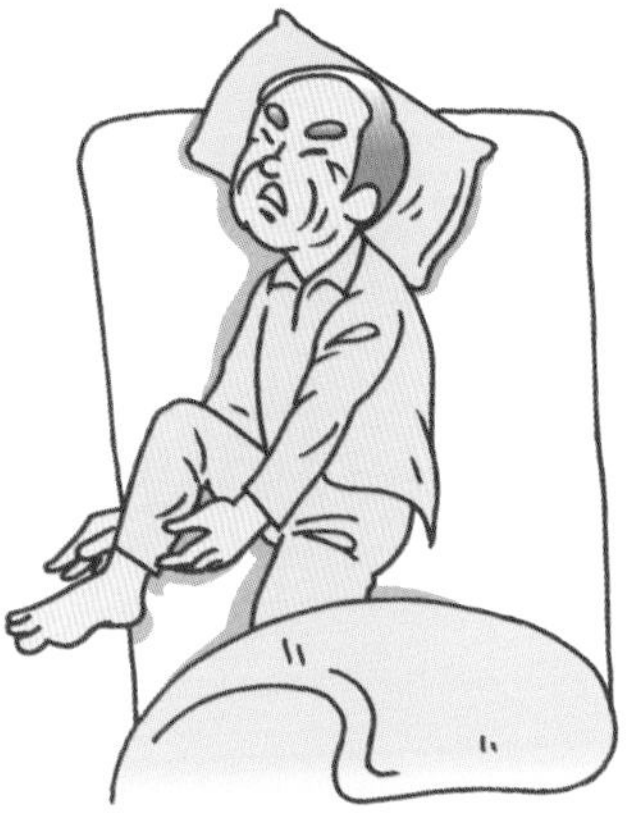

パーキンソン病と関係の深い睡眠の病気もあります。大きな寝言を話したり夢でみているのと同じように身体を動かしたりする「レム睡眠行動異常症」は別の号で取り上げる予定ですが、もう一つ「レストレスレッグス*（むずむず脚）症候群」という睡眠の病気もあります。

野元　レストレスレッグス症候群とは夕方から夜にかけて、ふくらはぎの奥のほうがむずむずするような何ともいえない感覚が起きる病気です。むずむず感は神経の働きに関係していて、それを抑えるためにどうしても脚を動かしたくなるので、眠くて仕方がないのになかなか寝つくことができません。

一部のパーキンソン病の薬はレストレスレッグス症候群の治療にも使われます。

服部　パーキンソン病の治療薬が睡眠に影響を与えることもあります。不眠の反対で、眠気が強まる過眠の症状もあるので注意が必要ですね。

自律神経と性機能

服部　取り上げられることの少ないテーマですが、パーキンソン病の自律神経症状として性機能への影響も無視できません。

野元　パーキンソン病では男性のインポテンツが増えることが知られています。一方でレボドパやドパミンアゴニストを使用すると、男性だけでなく女性でも過剰な性的興奮につながるケースがあります。

服部　ハイパーセクシュアリティとも呼ばれますね。

野元　性機能に関する相談で多いものは、性欲（性的興奮）が高まるのに男性機能が伴わないというケースです。

服部　私も相談を受けることが多くて、どのED（勃起障害）治療薬がよいかといった具体的な質問をする方もいます。

現在では種類が増えて、いくつかの薬剤の中から選ぶことができます。

＊「わかる！パーキンソン病」（94ページ）で解説しています

野元　性的なことの相談はタブー視される傾向があるかもしれませんが、暮らしの質（QOL）を高め生活に潤いをもたらす大事な要素ですので、気になることは主治医に相談していただきたいと思います。

自律神経症状とQOL

服部　パーキンソン病は運動に関わるものという理解が一般的だと思いますが、QOLへの影響という点で自律神経症状はとても重要です。例えば頻尿が原因で睡眠が妨げられたり、夜間にトイレに行く途中で転んでケガをしたりと影響が広がる恐れがあるので「たかが自律神経症状」と甘くみてはいけませんよね。

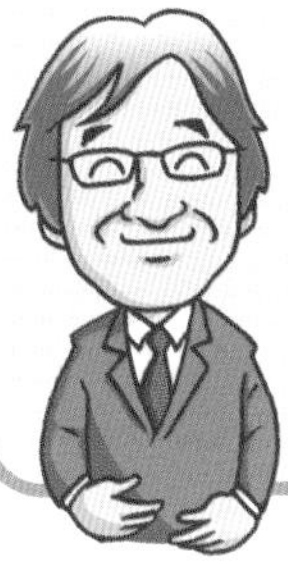

野元　患者さんの治療満足度についても、運動機能そのものよりも、気持ちよく快適な生活を送ることができる点が重視されますので自律神経症状のケアは大切です。患者さんからの相談がなくても、気になる自律神経症状がないか、医療従事者側から質問していく姿勢が求められると思います。

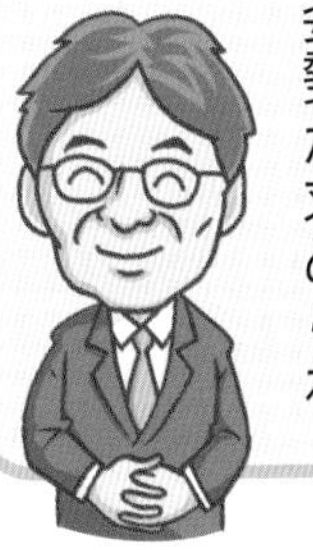

〈後編・了〉

わかる！パーキンソン病

パーキンソン病を理解するためのキーワードをわかりやすく解説します

〈監修〉
（独）国立病院機構 仙台西多賀病院 院長
武田 篤

レストレスレッグス（むずむず脚）症候群

レストレスレッグス（むずむず脚）症候群（以下、RLS）とは次の4つが主な症状で、眠くて仕方がないのになかなか寝つけない病気です。

1 「むずむず」や「ちりちり」など何ともいえない不快感のために脚を動かしたくてたまらない
2 夜間に脚の不快感が強まる
3 寝たり座ったり安静時に脚の不快感が現れる
4 脚を動かすと不快感が軽くなる

日本人の約1～5％がRLSといわれ、パーキンソン病に合併することもある睡眠の病気です。腰痛に関連する脚の痛みと間違われることもあるので気になる時は医師に相談してみてください。

言語聴覚士

言葉によって意思を伝え合うためには、発声・発音、聞き取り・理解などがスムーズに行われる必要があります。病気やケガなどでこれらの機能が損なわれた時に相談や訓練に当たるのが言語聴覚士です。発声に関わる「のど」の専門家であることから、嚥下（えんげ、飲み込み）の指導も行います。

1999年に新設された新しい国家資格で、国内で約3万人（2018年）が言語聴覚士として登録されています。

誤嚥（ごえん）性肺炎

のどの力が弱まると、嚥下の際に食物が間違って気管に入ったり、寝ている間に唾液や胃液などが逆流して肺まで流れこんだりすることがあります。この結果、細菌や化学的な刺激物が肺に入り込み炎症を起こして生じるのが誤嚥性肺炎で、70歳以上の肺炎の約8割を占めるといわれています＊。通常、気管に異物が入りかけると激しくせき込んで外に出そうとするのですが、加齢と共に「むせ」が目立たない不顕性の誤嚥が増えます。せきや発熱など典型的な肺炎の症状がみられず何となく調子が悪いという場合もあります。

肺炎は重症化すると生命に関わる恐れがあるので（日本人の死因第3位、平成26年時点）、軽視せずに早めの対策が大切です。

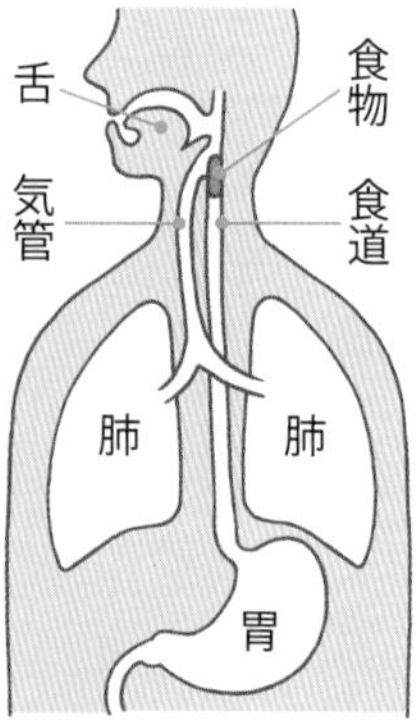

＊Teramoto S, et al. J Am Geriatr Soc 2008；56：577～579.

とりぷる特集

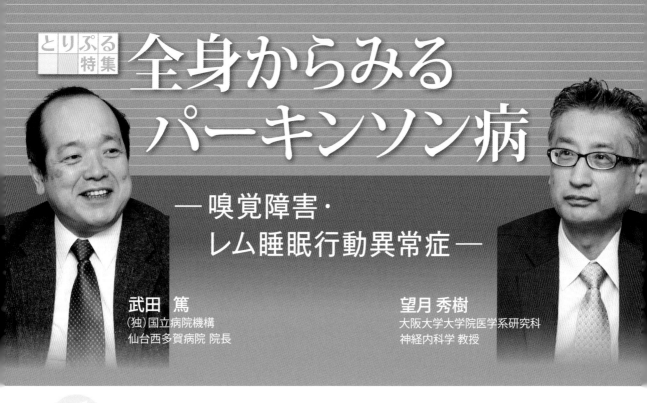

全身からみるパーキンソン病

—嗅覚障害・レム睡眠行動異常症—

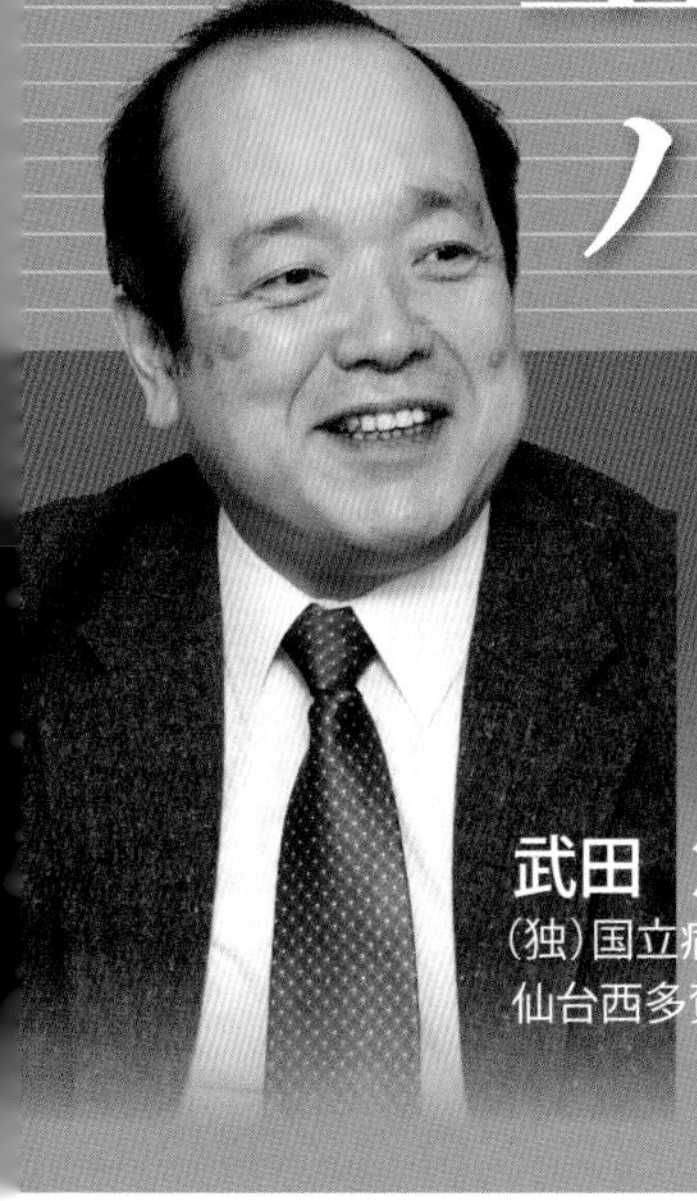

武田　篤
（独）国立病院機構
仙台西多賀病院 院長

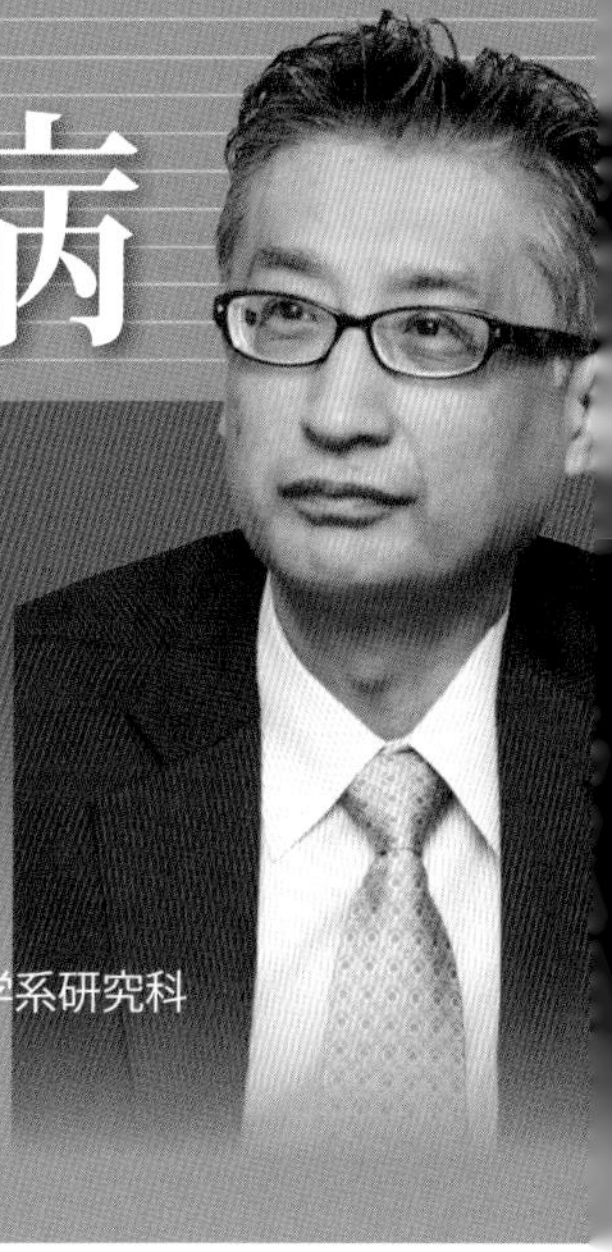

望月 秀樹
大阪大学大学院医学系研究科
神経内科学 教授

1 運動症状に先立つパーキンソン病症状

とりぷる特集

匂いと眠りの症状

望月　パーキンソン病では、「手足のふるえ」や「動きがゆっくりになる」といった運動症状が特徴ですが、近年、運動症状よりも先に現れる「前駆（ぜんく）症状」があるのではないかと注目されています。そこで今回の「全身からみるパーキンソン病」シリーズ第2弾では、前駆症状との関連で「嗅覚障害」と「レム睡眠行動異常症 REM sleep Behavior Disorder: RBD」を取り上げます。

　武田先生はパーキンソン病と嗅覚障害の関係について先駆的な研究をされていますね。

武田　海外では1970年代から、パーキンソン病では匂いを感じにくい人が多いという報告があります。私もずっと気になっていたのですが、後年いろいろな「検査キット」を比べながらパーキンソン病患者さんの嗅覚を調べる機会に恵まれ、それ以来パーキンソン病と嗅覚障害の関係を研究テーマの一つとしています。

　望月先生も嗅覚障害の研究をされていますね。そのほかRBDの大規模な調査に携わっておられますので、その点は後ほどお聞きしたいと思います。

2 パーキンソン病と匂いの関係

とりぷる特集

嗅覚障害とは何か

望月　はじめに嗅覚障害を取り上げますが、その前にヒトが匂いを感じるしくみをみておきましょう。

匂いの刺激は鼻の奥にある嗅上皮という組織でキャッチされ、嗅神経を通って脳の嗅球に情報が伝わり、さらに扁桃体＊へと進みます。

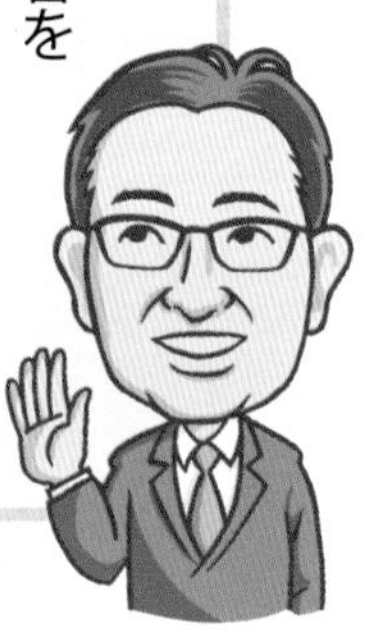

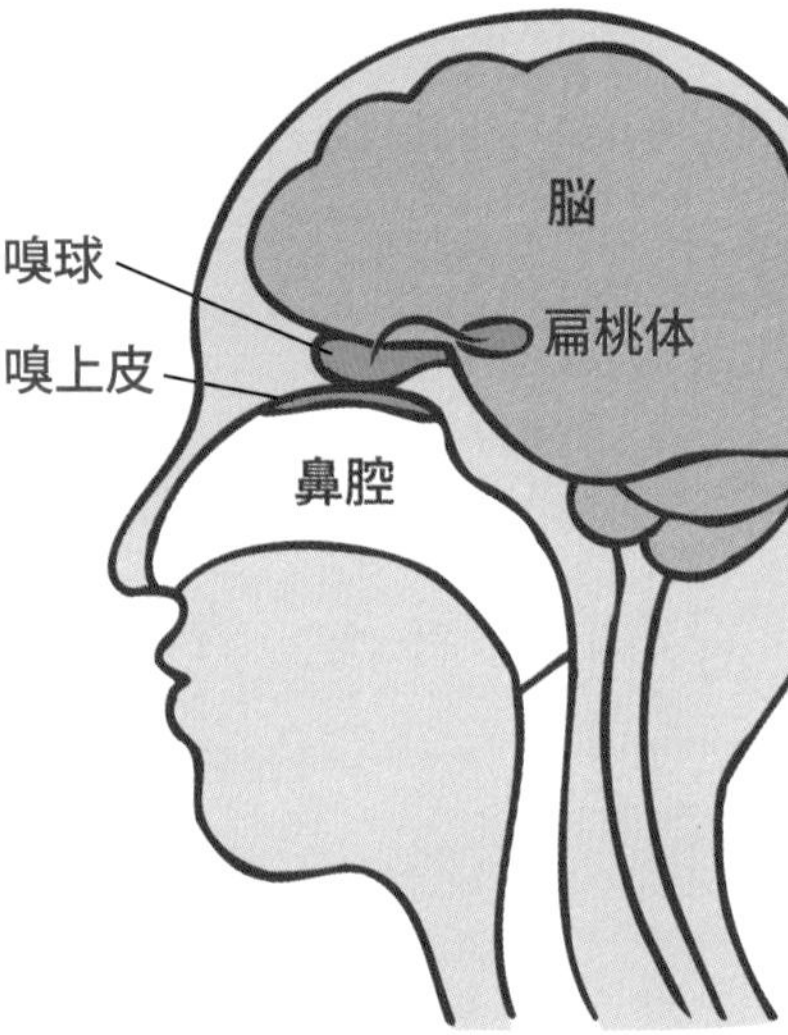

武田　最終的に脳のどの部分で匂いを判別しているかは不明ですが、嗅上皮→嗅球→扁桃体という流れはどの動物でもほぼ同じです。

脳の扁桃体は、大きな喜びや強い恐怖など心身の働きに影響するような感情の動き（情動）に関係する部分です。この扁桃体に嗅覚が深く関わっているのは、動物にとって匂いがいかに大事だったかを物語っていて興味深いですね。

下等な動物ほど、より早く餌を見つけたり天敵から逃げたりするには嗅覚が重要で、だからこそ匂いが情動に直接的に働きかけて機敏な行動を起こさせる必要があったと考えられます。

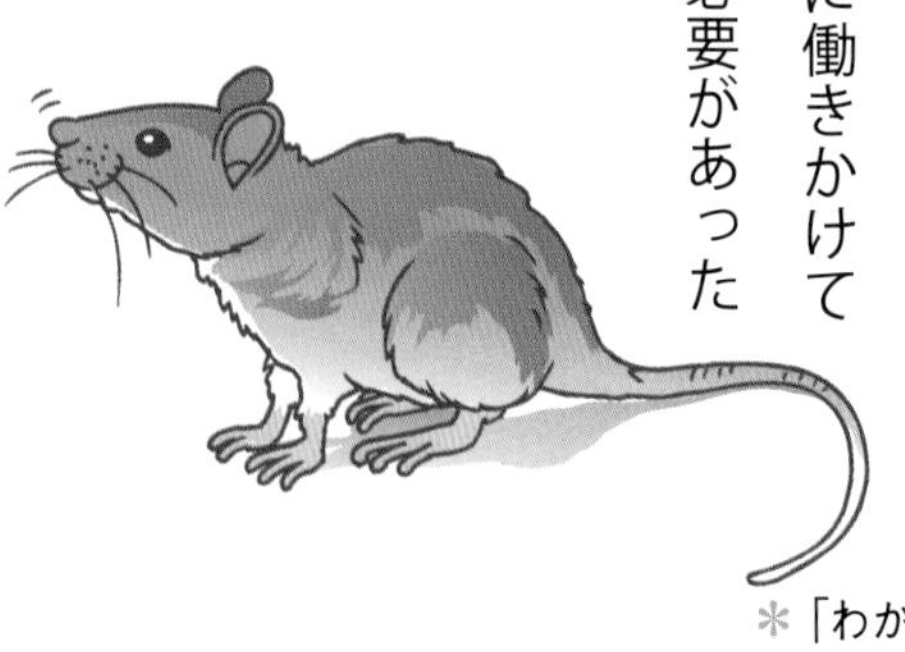

＊「わかる！パーキンソン病」（106～107ページ）で解説しています

パーキンソン病と嗅覚障害

望月　嗅覚の基本を押さえた上で、パーキンソン病の患者さんで嗅覚が低下するとはどういうことかみてみましょう。

武田　嗅覚障害という言葉には2つの側面があります。

> **A**　匂いがするかどうかわからない、匂い自体を感知しにくい
> …**嗅覚障害**（嗅覚機能の低下）
>
> **B**　匂いは感じ取れても何の匂いかわかりにくい
> …**嗅覚認知障害**（嗅覚識別機能の低下）

パーキンソン病患者さんの8割ほどで嗅覚障害が認められますが、これはAとBの両方を合わせた数字です。8割というと手足のふるえよりも多い割合です。

望月　パーキンソン病の嗅覚障害では、まったく匂いがわからない重症例（嗅覚脱失）は少ないといわれていますね。

武田　そうですね。パーキンソン病の患者さんの場合、重症例は2～3割で、残りの方は一定の嗅覚が保たれています。しかし、一般の方でも交通事故などで頭部をケガして嗅上皮と嗅球をつなぐ嗅神経が切れてしまったというようなケースでは、まったく匂いがわからなくなります。

望月　パーキンソン病の患者さんは、匂いの種類によってわかりやすい、わかりにくいという違いがあるでしょうか。

武田　匂いの種類による違いはなく、全般的に低下傾向になります。ただし、嗅覚を調べる時に使う検査キットで海外製のものには、日本人にはなじみの薄い「○○のハーブの香り」などが含まれているので、そうした匂いは当然識別しにくいですが、日常生活の中で「特にこの匂いがわかりにくい」というものはないと思います。

嗅覚テストの種類

選択肢をみながら匂いをかげる

匂いをかいだ後に目隠しをはずして選択肢を見る

匂いのついた台紙
選択肢カード

嗅覚検査キットとは?

望月　嗅覚を客観的に測定する検査キットが国内外で数多く開発されています。これらの検査キットについて簡単に教えていただけますか。

武田　まず、匂いを感知できるかどうかだけを判定する単純なものとして「アリナミンテスト」がよく使われます。匂いを感知して識別するテストは国内外でたくさんありますが、私自身は台紙に匂いを塗りつけるタイプのテストを主に使います。

望月　嗅覚検査の結果が悪い場合、本当に匂いがわかりにくくて点数が低いのか、それとも匂いはわかっているのに記憶を思い出す機能が悪くて低いのか、見分けがつかないということですね。

武田　はい、そこがポイントです。台紙に匂いを塗りつけるテストなら選択肢をみながら匂いをかいで回答できるので、記憶力に左右される心配が小さいのです。このテストで調べた結果、パーキンソン病患者さんの8割に嗅覚障害がみられたということです。

台紙に匂いを塗りつけるテストは選択肢の書かれたカードをみながら台紙の匂いをかげる特徴があります。海外の検査キットでは目隠し状態で匂いをかぎ、目隠しを外して選択肢をみるというパターンが多いです。しかし、これでは嗅覚の識別能力だけではなく、匂いを覚えて思い出すという余分な要素が入り込んできます。

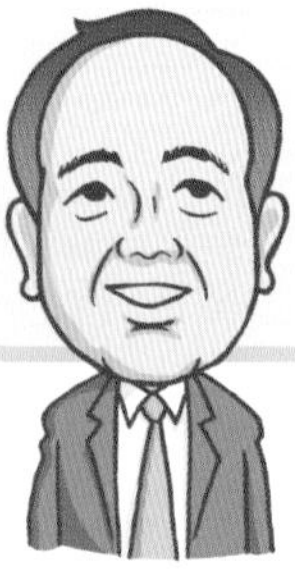

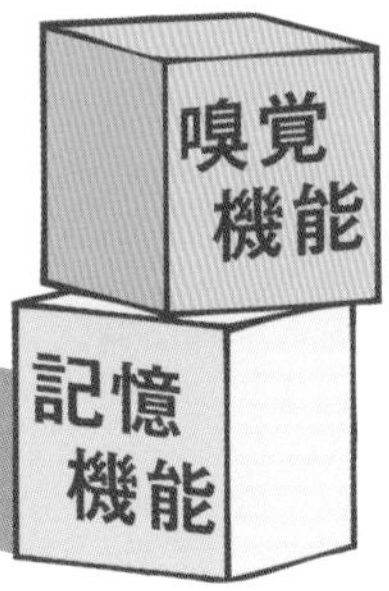
嗅覚機能
記憶機能

2 パーキンソン病と匂いの関係

嗅覚低下と脳の変化

望月　パーキンソン病の患者さんでは嗅覚そのものは比較的よく保たれていて、匂いを識別する嗅覚認知の低下が目立つということは、鼻よりも脳の機能によって影響されていることがうかがわれます。この点は、嗅覚認知障害のある方では嗅球や扁桃体の変性がみられるというデータとも合致すると考えられます。

武田　そうですね。ただ、嗅球や扁桃体の変化はパーキンソン病の発症前にほぼ定まり、嗅覚障害がどんどん進行するというものではないので、この点は患者さんに安心していただきたいです。

望月　嗅覚障害は運動症状の出現よりも何年くらい早く現れるのでしょうか。

武田　運動症状が現れる3年位前から出現する嗅覚障害はパーキンソン病との関係が強いと考えられています。それ以前から存在する嗅覚障害とパーキンソン病との関係はよくわかっていません。

望月　『とりぷる』読者アンケートの結果＊、「5年以上前から匂いを感じにくい」と回答している方が87名中20名おられましたが、これは『とりぷる』を読んでいる患者さんがご自分の症状に関心をもち、よく観察されていることが、高い数値として反映されているのかもしれません。

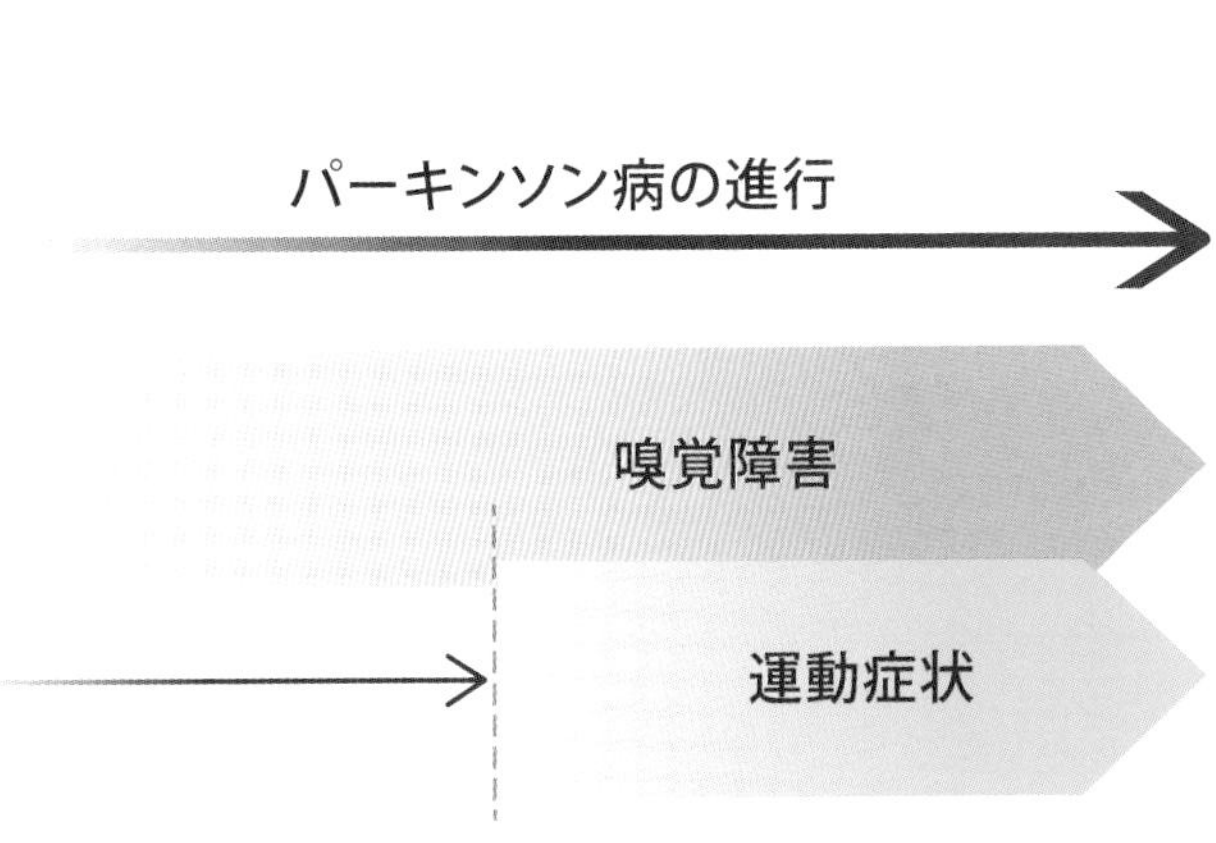

運動症状に先行して
嗅覚障害が現れる可能性

＊『とりぷる』8号・9号読者アンケート報告、2016年12月時点.

2 パーキンソン病と匂いの関係

嗅覚障害に気づかない

武田　パーキンソン病では嗅覚障害の割合が高いのですが、症状が重い人でも自覚症状がない場合がほとんどです。

望月　現代では匂いがわかりにくいとしても日常生活で不便を感じることはあまりないので、なかなか嗅覚障害には気づきにくいと思います。

武田　ネズミのような祖先から進化して、今や最高の高等生物になったヒトは、身の危険を察知するにしてもほとんど嗅覚に依存していません。強いて挙げれば鼻が悪いとガス漏れには気づきにくいと思いますが、めったにない危険です（笑）。

望月　そうですね。ただし、だからといって嗅覚障害は気にしなくてよいのかというと、そんなことはありません。例えばパーキンソン病に似た病気との区別で、匂いがわかるかどうかは重要な手がかりになり得ます。

武田　また重症の嗅覚障害は将来の物忘れに関係するかもしれないといわれ、早めの治療が物忘れ予防に役立つ可能性が考えられています。アルツハイマー型認知症による物忘れの治療は脳のアセチルコリンを補う方向で進めますが、これは嗅覚認知機能の改善にもつながると推測されます。

早く気づくために

望月　実生活上の不便は小さいとしても、嗅覚障害に早く気づいて対処することの大切さは、これまでのお話の中で確認できたと思います。なかなか意識されにくい嗅覚障害ですが、どうすれば早く気づけるでしょうか。

武田　自覚症状に乏しいので、医師から患者さんに「匂いがわかりにくくないですか」と聞いても「そんなことないです」という返答で終わってしまう心配があります。ですからご家族にも聞いたり、質問の仕方を変えてみたりすることが考えられます。

海外では「花の香りを楽しめますか」「生ゴミの匂いを不快に感じますか」などの質問例が考えられているようですが、私自身は匂いと味覚の関係が役立つのではないかと思っています。

望月　視点を変えた興味深い方法ですね。

武田　あるTV番組で、出演者が鼻をつまんで目隠しした状態で何を食べたか当てるクイズがありました。正解はカレーライスを食べているのですが「あ、からい、それにしょっぱいから…マーボー豆腐かな?」などと見当外れのことを答えていました。それくらい匂いと味覚は深く関係しています。そこで「最近、料理の味が変わったと感じませんか」といった質問で嗅覚低下を発見できないか試してみたいと考えています。

望月　匂いがわからないと味覚が変わって感じられることはあり得ると思います。

武田　おそらく「パーキンソン病で味覚自体が変わる」という可能性は小さいと思うので、こうしたアプローチも役立つのではないかと考えています。

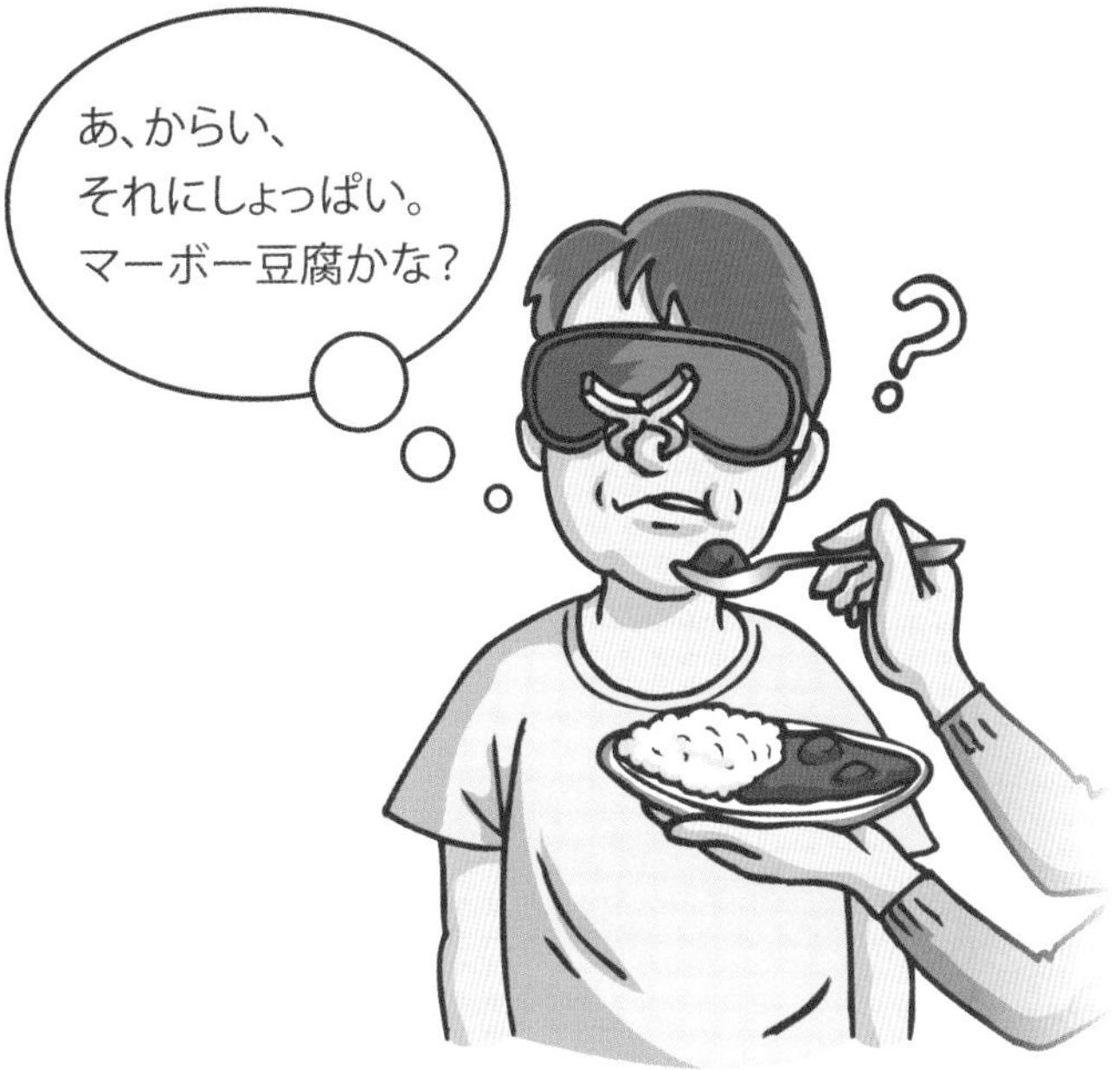
あ、からい、
それにしょっぱい。
マーボー豆腐かな?

3 RBDとパーキンソン病

とりぷる特集

RBDとは何か

望月　パーキンソン病では睡眠関連の合併症状も多くみられますが、レム睡眠行動異常症（RBD）もその一つです。眠りの深さにはいくつかの段階がありますが、*レム睡眠は浅い段階の眠りで、夢をみているのはこの時間帯です。RBDではレム睡眠に異常が生じて、次のような症状がみられます。

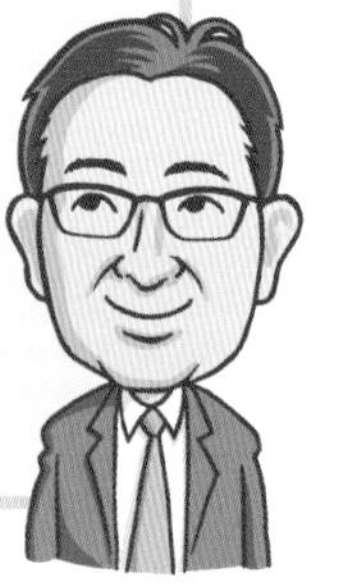

・生々しい夢や悪夢をよくみる
・大きな声で寝言をいったり、夢と同じように手足をばたつかせたりする
（一緒に寝ている人がケガをすることもある）

望月　本来、レム睡眠の間は筋肉の力が抜けるため手足が大きく動くようなことはないのですが、RBDでは脱力のスイッチがオフにならないことが特徴の一つといえます。RBD患者さんの割合は人口の0.5〜1%ほどといわれていますが、パーキンソン病の患者さんに限ると3割以上に達するというデータもあります*。

武田　RBD患者さんは10年ほどの間に約半数が神経疾患を併発し、そのうちの半分はパーキンソン病という海外の報告があります。

望月　現在、国立精神・神経医療研究センターの村田美穂先生が中心となり、大阪大学を含めた国内5つの施設で、RBDの患者さんがどのような長期経過をたどるのか、パーキンソン病を発症する割合はどのくらいかを調べる共同研究を進めています。この研究を通して、早期にパーキンソン病の兆候をつかむ手がかりが得られるのではないかと期待しています。

＊高橋一司. 臨床神経学 2013; 53: 974-976. 野村哲志. 臨床神経学 2014; 54: 987-990.

＊「わかる!パーキンソン病」（106〜107ページ）で解説しています

診断に必要な検査と質問票

望月　RBDの症状は患者さんが眠っている間に現れることなので、「寝言が大きい」などご家族からの情報が発見の手がかりとなるケースが多いです。一方で、生々しい夢や怖い夢などは患者さん本人でも気づきやすいポイントといえます。武田先生は患者さんにどのように質問されていますか。

武田　「最近、寝言が多いですか、増えていませんか」などと質問していますが、やはりご家族の話が大切だと感じます。RBDが疑われる場合、確定診断には睡眠検査が必要ですが、これがなかなか簡単ではありませんね。

望月　一晩、睡眠中の脳波を調べる*ポリソムノグラフィ（PSG）検査が必須のため、かなり時間がかかります。またPSG検査を実施できる施設自体が限られているという問題もあります。大阪大学にもPSG検査の設備がありますが、他の睡眠関連疾患の患者さんにも使われるため、実際には検査設備をもつ近隣施設との協力が欠かせません。

武田　大阪でもPSG検査の実施が簡単ではないとのことですが、大都市以外の地域ではなおさらです。そのためRBDの診断には、まず質問票を使って病気の可能性を十分に見極めてからPSG検査を行うこと、つまり無用の検査を減らすための効率的なしくみが大切です。

　夢の内容や就寝中の動作などを聞き取る「RBDスクリーニング問診票」が国内で作成されており、RBDの判定に有効といわれているので、今後いっそう活用される機会が増えるのではないかと思います。

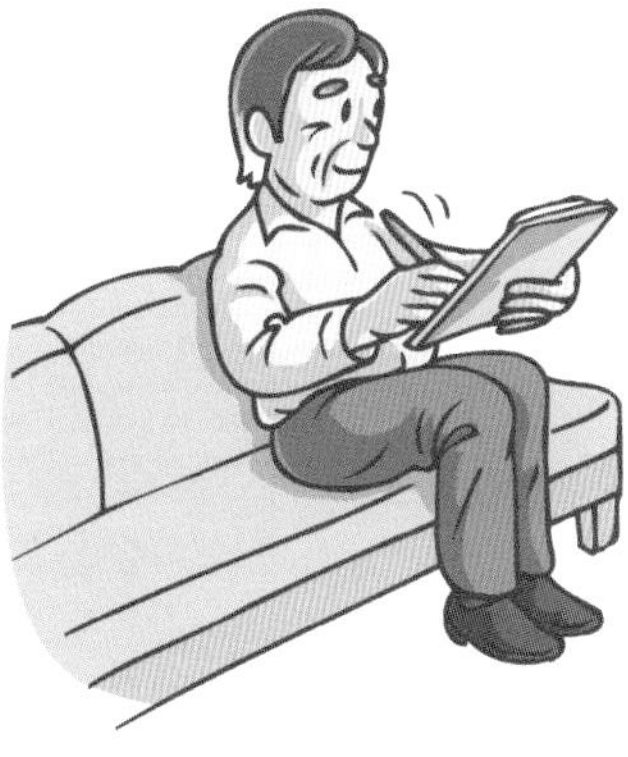

RBDの治療

望月　RBDの原因はまだよくわかっていませんが、薬物治療の検討にも期待したいですね。

患者さんやご家族の中には、大きな寝言や睡眠中の不可解な動作を何か恥ずかしいものと感じてなかなか口に出せないという場合があるかもしれませんが、決して恥ずかしいものではありません。

武田　またRBDの症状に驚いてパーキンソン病が悪化したと誤解される方もおられますが、そのような心配は不要ですので安心していただきたいです。

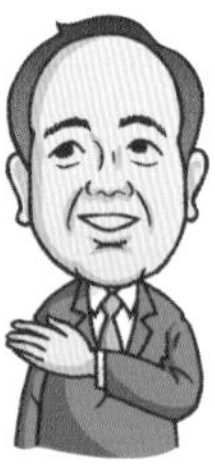

一方で、病歴の長い方ではパーキンソン病発症の十数年も前から寝言や寝相の悪さが続いて「慣れっこ」になっているご家庭もあるかもしれません。その結果、大きな寝言があっても気にも留めず、ましてやパーキンソン病との関係など思いもよらなかったという患者さんもおられるのではないでしょうか。RBDの特徴を知り、納得されたうえでひとまず様子をみるというのは一つの選択肢だと考えられますが、今まであまり意識してこなかったという方の場合には、これを機に主治医に相談されてみることをお勧めします。

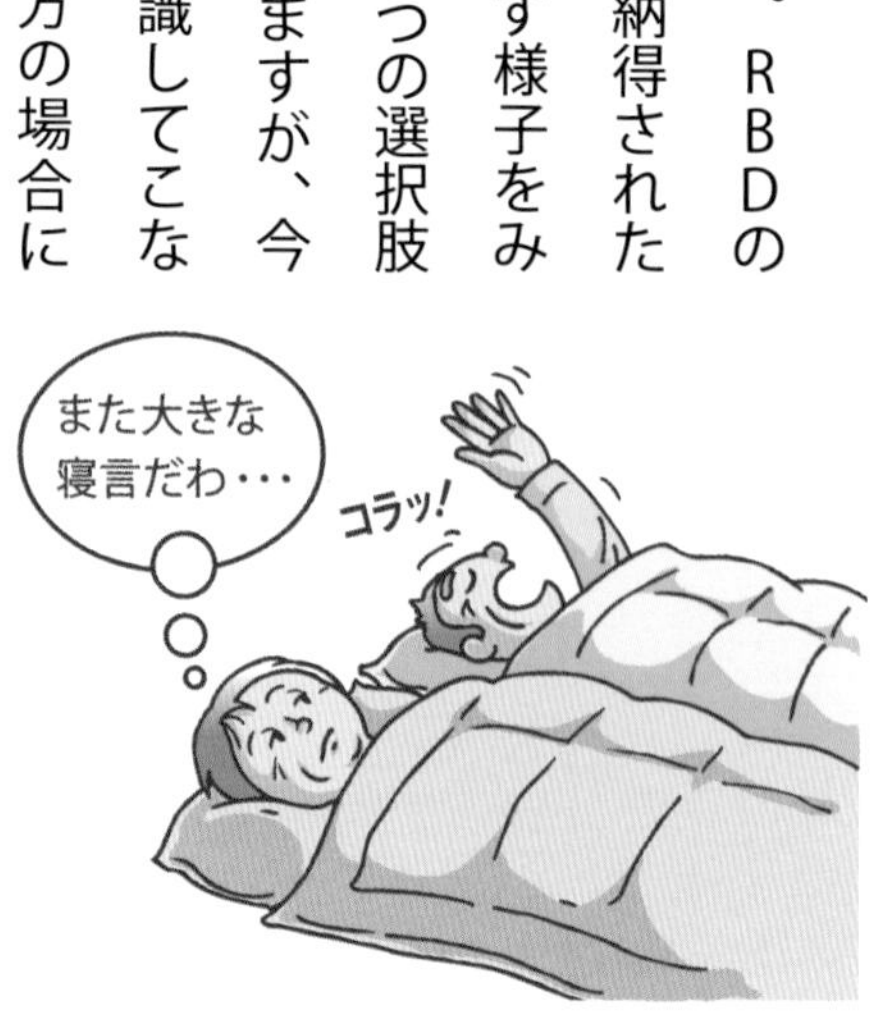

望月　薬の治療以外にも次のような点に注意することも大切になると思います。

- 睡眠中にケガをしないように整理整頓して、寝床の周りに物を置かない
- 転落を避けるため、ベッドの場合には、可能ならば布団やマットレスに替える

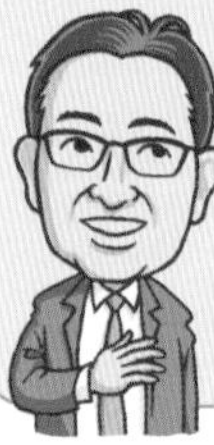

4 早期発見に向けた可能性

とりぷる特集

手がかりを生かす

望月 今回取り上げた嗅覚障害やＲＢＤは将来的にパーキンソン病の早期発見に役立つ可能性が検証されています。

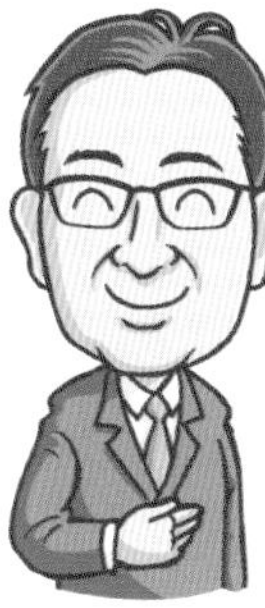

武田 嗅覚の低下を示す人は事故や加齢を原因とするものを含めると相当な数に上ります。実際のところ、嗅覚障害全体としてはパーキンソン病と無関係のものが大半を占め、嗅覚機能だけでパーキンソン病かどうかを判定するのはなかなか難しいです。しかし、匂いと別の検査を組み合わせることで早期発見の精度を高めることができないか、研究を続けていきたいと考えています。

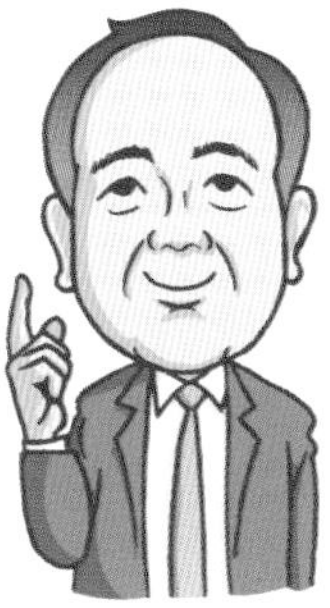

望月 ＲＢＤについても国内の共同研究を通じて、パーキンソン病の早期発見・早期治療につながる成果が出せればよいなと思います。

またＲＢＤの認知度がそれほど高くなかった時代には、症状が類似していることから薬剤性の幻覚やレビー小体型認知症などと誤解されていたケースも少なくなかったかもしれません。その意味で、ＲＢＤや嗅覚障害について広く情報を伝えていくことも私たち医療従事者の役目だと思います。

武田 今回の『とりぷる』もその一助になることを期待しています。

わかる！パーキンソン病

パーキンソン病を理解するためのキーワードをわかりやすく解説します

〈監修〉
（独）国立病院機構　仙台西多賀病院　院長
武田　篤

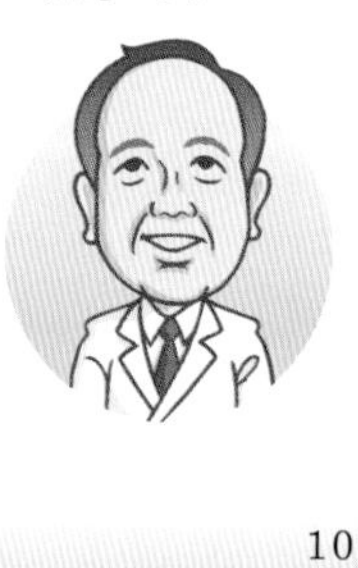

レム睡眠・ノンレム睡眠

睡眠は動物にとって不可欠のものですが、睡眠中は意識レベルが低下し外敵に対して無防備になるため危険を伴う行為でもあります。そこでそれぞれの動物は自分に合った無駄のない眠り方を発達させてきました。脳の小さい下等動物では脳の活動をある程度保ち、危険に備えながら筋肉の緊張を解くレム睡眠が多いといわれています。一方、より大きな脳を発達させた高等動物では、脳を休めるためにレム睡眠よりも深いノンレム睡眠を必要とするようになりました。

ヒトの成人の睡眠は、ノンレム睡眠とレム睡眠が交互に現れる約1・5時間のセットを一晩に4、5回繰り返し、脳と身体を効率よく休ませています。また優先的に大脳を休ませるため、深いノンレム睡眠（熟睡の状態）が睡眠の前半に多く現れます。

レム睡眠の名前の由来となったレム（Rapid Eye Movement：REM）とは、眠っているのに眼球だけが素早く動く急速眼球運動のことです。レム睡眠中は筋肉が弛緩するほか、不思議なことに大脳が活発に働いており、夢をみるのはこの時間帯が多いと考えられています。この時に何かの拍子で目が覚めると「金縛り」状態になります。一方、レムのみられないノンレム睡眠中は大脳の活動は低下しています。

一般的には加齢と共に深い眠りのノンレム睡眠が減り、浅い眠りが増え、夜中に目が覚めることも多くなり、睡眠時間も短縮傾向となります。これは自然の変化ですので日中の生活に支障がなければ特に心配はありません。

図　睡眠経過図（イメージ図）

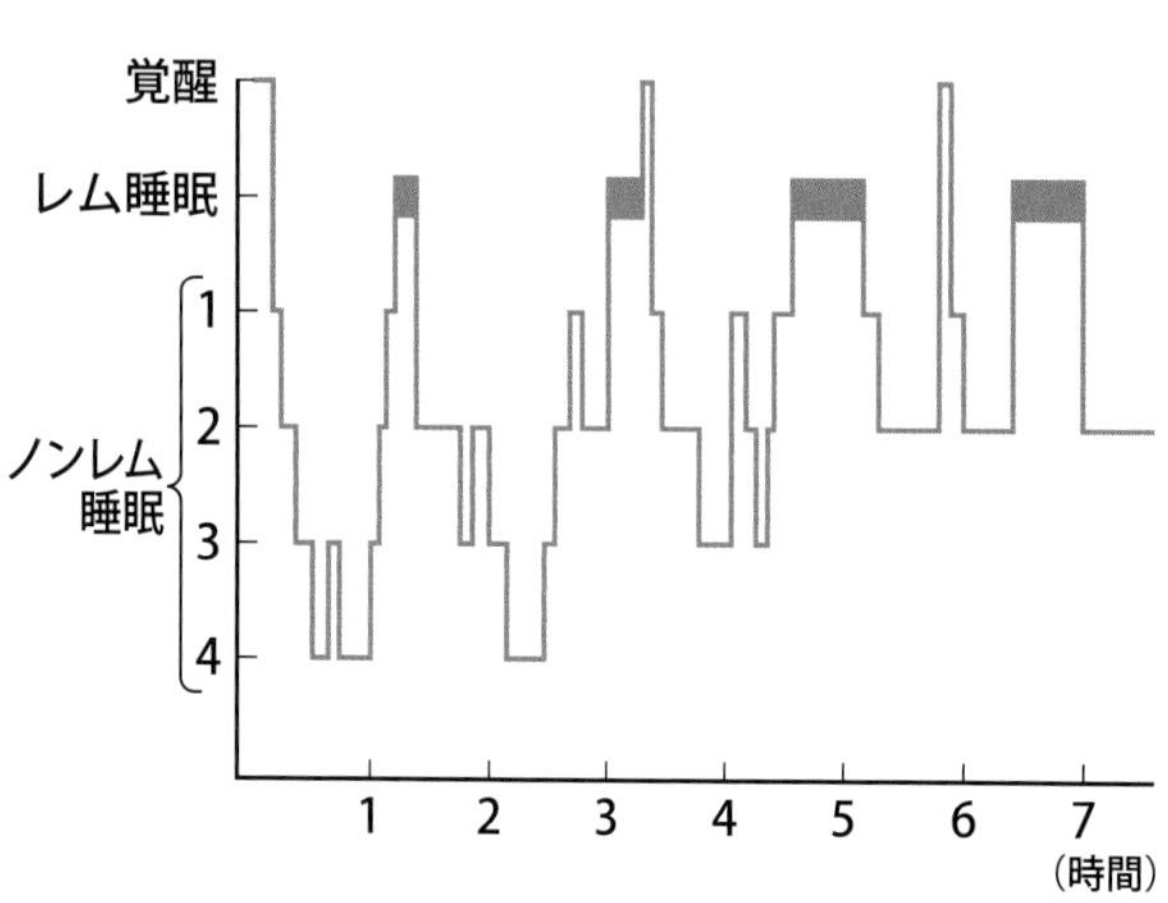

PSG検査

睡眠関連の病気を正確に診断するためには、睡眠中の患者さんの状態を多面的に測定する必要が出てきます。PSG（ポリソムノグラフィ、Polysomnography）検査とは「多項目の（poly）」「睡眠関連の（somno）」「グラフ化（graphy）」という意味で、たくさんの計測器を身につけた状態で患者さんが病院のベッドに寝て、実際の睡眠状態を一晩かけて調べる検査です。主な検査項目は次のようなものがあります。

PSG検査の主要項目

脳波／眼球運動／心電図／筋電図／呼吸量やいびき／血圧／体温／血中酸素飽和度／ビデオ録画 など

この検査を通じて、睡眠にどのような異常があるのか、その原因は何かを突き止めるのに役立つ情報が得られます。

扁桃体

扁桃体とは大脳の内側にある直径1.5cmほどの部位で左右に1つずつあります。形がアーモンド（扁桃）に似ていることから扁桃体（扁桃核）と呼ばれています。

扁桃体は「好き・嫌い」「よい・悪い」などの判断に関係しており、その判断に基づいた感情や行動（情動）を引き起こします。例えば、雷の大きな音が聞こえた時に（感覚刺激）、「嫌だ、怖い（感情）」と感じて「身を隠す（行動）」というようなケースです。扁桃体は「好き」や「うれしい」という判断に応じた情動を招くこともありますが、どちらかというと「恐怖」や「不安」など不快な刺激に強く反応すると考えられています。

扁桃体は、記憶に関わる「海馬」という部位に隣接しています。そのため、扁桃体を強く刺激する「恐怖」や「不安」の経験は鮮明に記憶され、似たような状況に接するたびに思い起こされて、いっそう記憶に定着する可能性があります。

特集の本文中で触れたように、嗅覚刺激が嗅球を介して扁桃体に達するのは、天敵の接近といった強い恐怖体験を記憶に刻印し、次に天敵の匂いを感知した時は即座に逃避行動を取らせるようにする仕組みとして理にかなったものと考えられます。

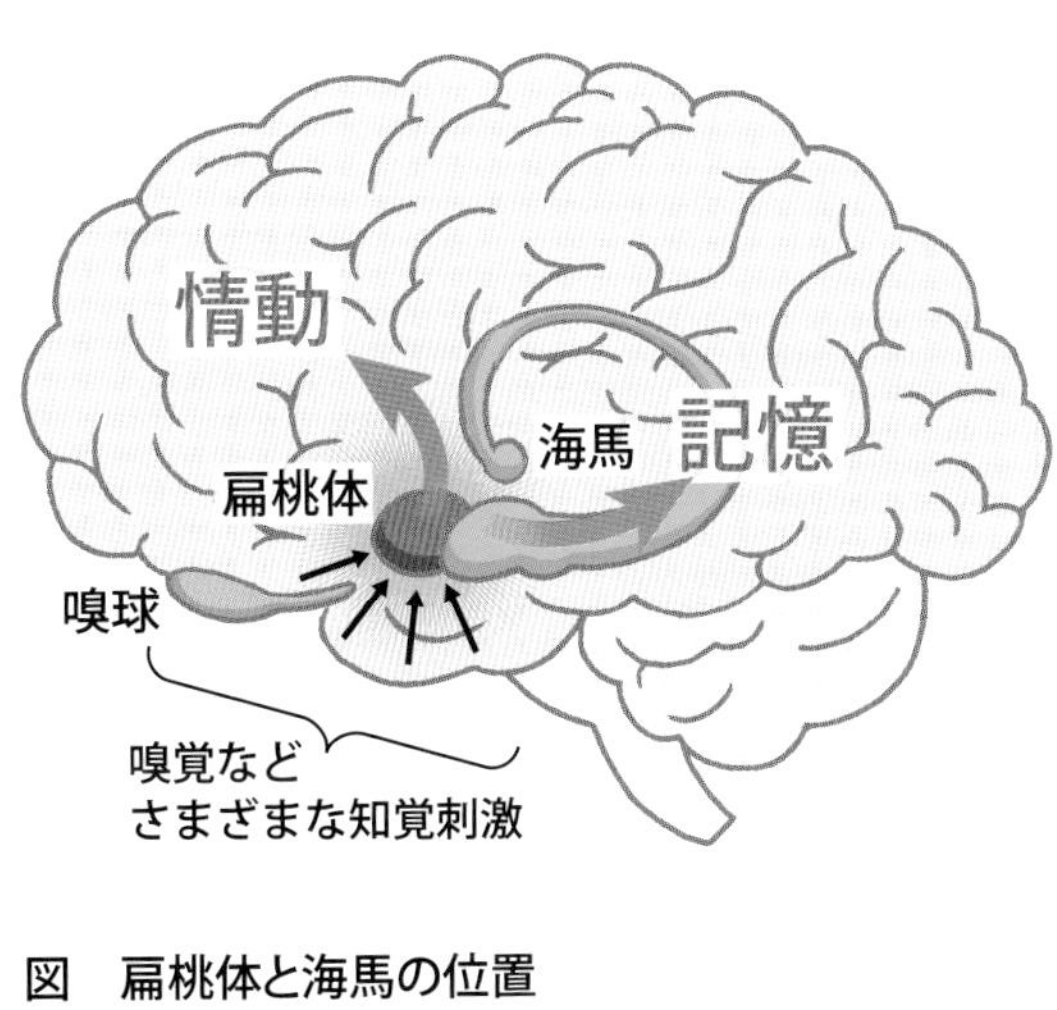

図　扁桃体と海馬の位置

表紙コレクション 5

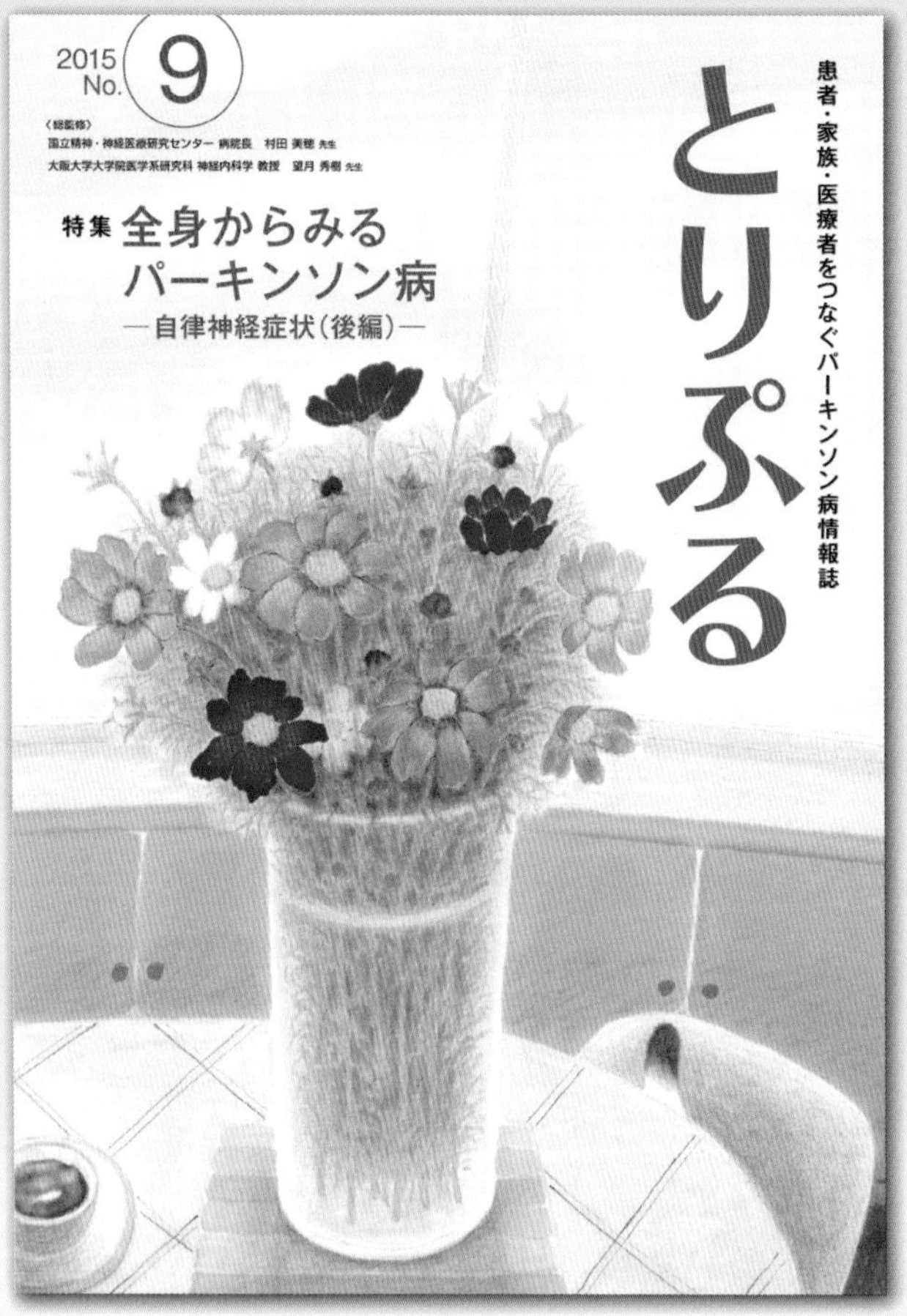

2015 No. 9
〈総監修〉
国立精神・神経医療研究センター 病院長　村田 美穂 先生
大阪大学大学院医学系研究科 神経内科学 教授　望月 秀樹 先生
特集 全身からみる
パーキンソン病
—自律神経症状（後編）—
とりぷる
患者・家族・医療者をつなぐパーキンソン病情報誌

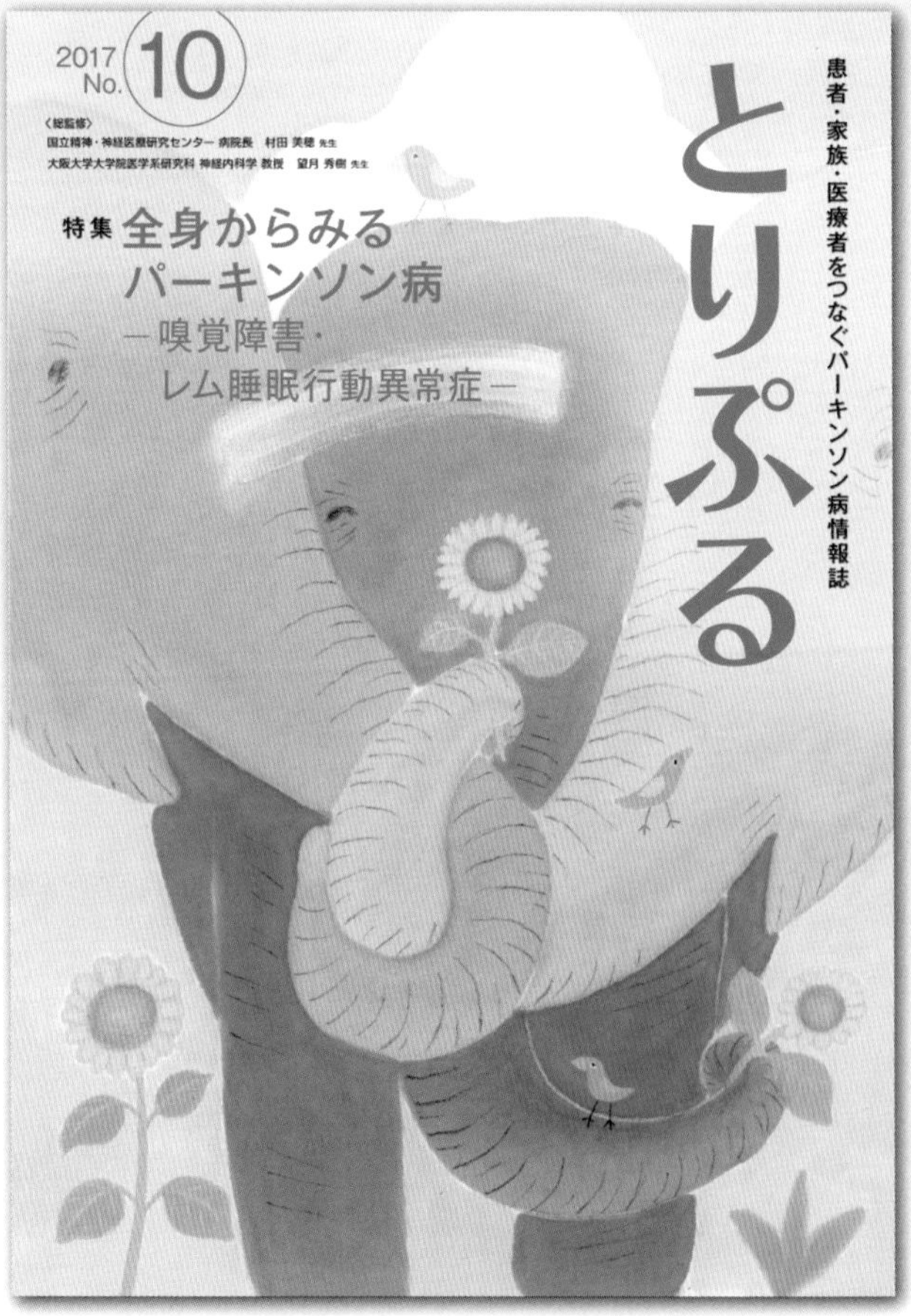

2017 No. 10
〈総監修〉
国立精神・神経医療研究センター 病院長　村田 美穂 先生
大阪大学大学院医学系研究科 神経内科学 教授　望月 秀樹 先生
特集 全身からみる
パーキンソン病
—嗅覚障害・
レム睡眠行動異常症—
とりぷる
患者・家族・医療者をつなぐパーキンソン病情報誌

リハビリポイント1《ワン》

音楽療法でスムーズな歩行を取り戻そう！

〈監修〉順天堂大学医学部附属浦安病院 教授
林 明人

誰でも好きな音楽を聴くと心地よい気分になりますよね。音楽療法にも、そうした気持ちを明るくする効果があります。

しかし、それだけではありません。音楽療法はパーキンソン病患者さんの歩く速度や歩幅、足取りの力強さを改善することにも役立ちます。これは脳から出される運動リズムの乱れや途切れが音楽の刺激で回復するからです。

リハビリの方法は簡単で、毎日好きな音楽を聴くだけでOKなのですが、*リズム音がはっきりしたメロディのほうが効果的です。

音楽療法と歩行※トレーニングを一緒に行えば、さらに改善が期待できます。主治医の先生と相談された上で、イラストに示したポイントに気をつけながらトライされてみてはいかがでしょうか。

※歩行トレーニングは
広くて段差のない場所で
ご家族と一緒に行いましょう

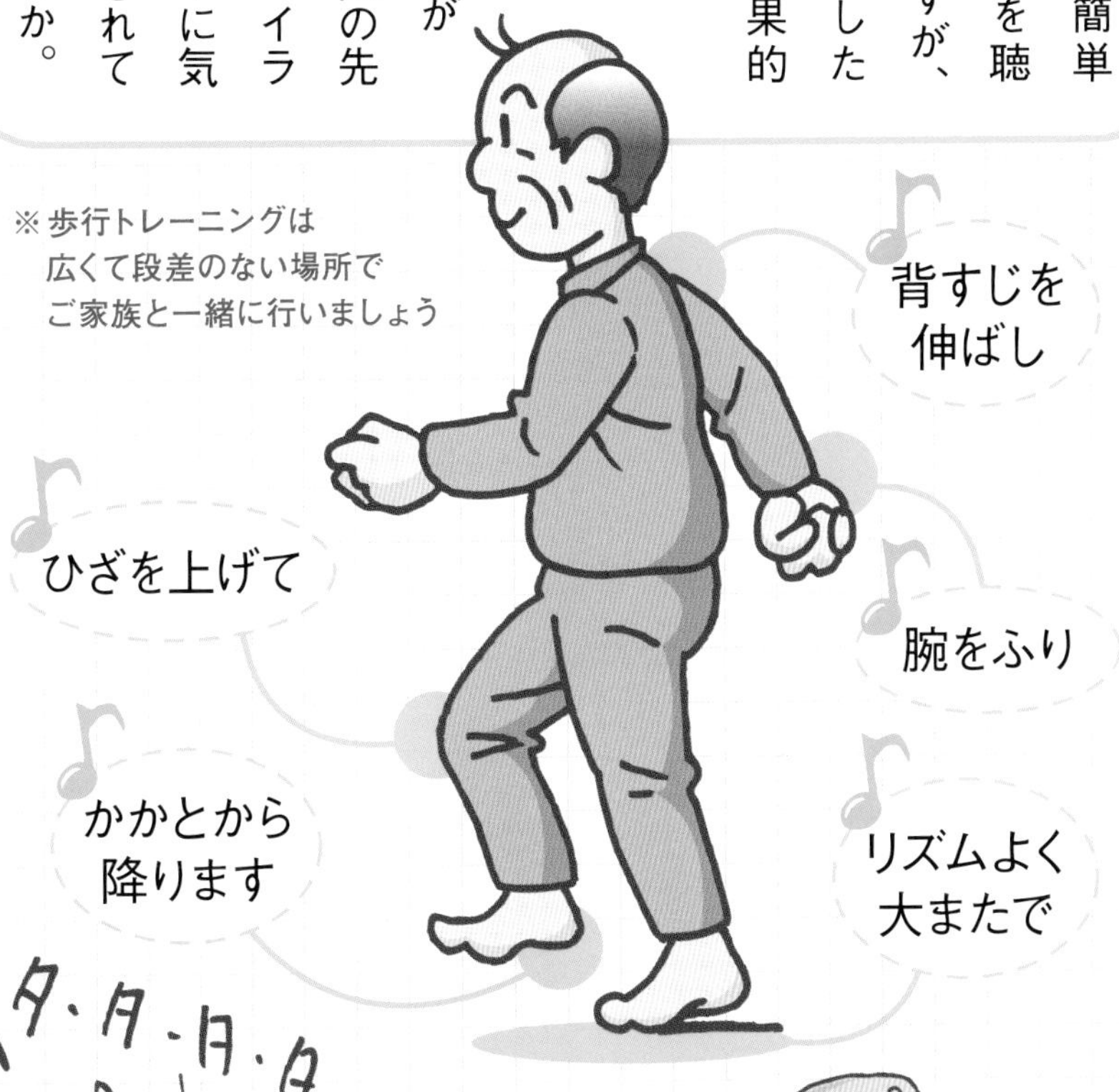
背すじを伸ばし
ひざを上げて
腕をふり
かかとから降ります
リズムよく大またで

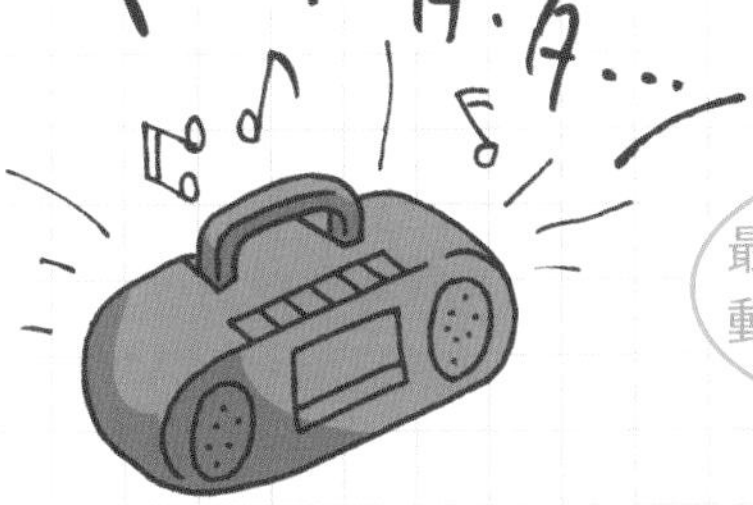
タ・タ・タ・タ・タ…

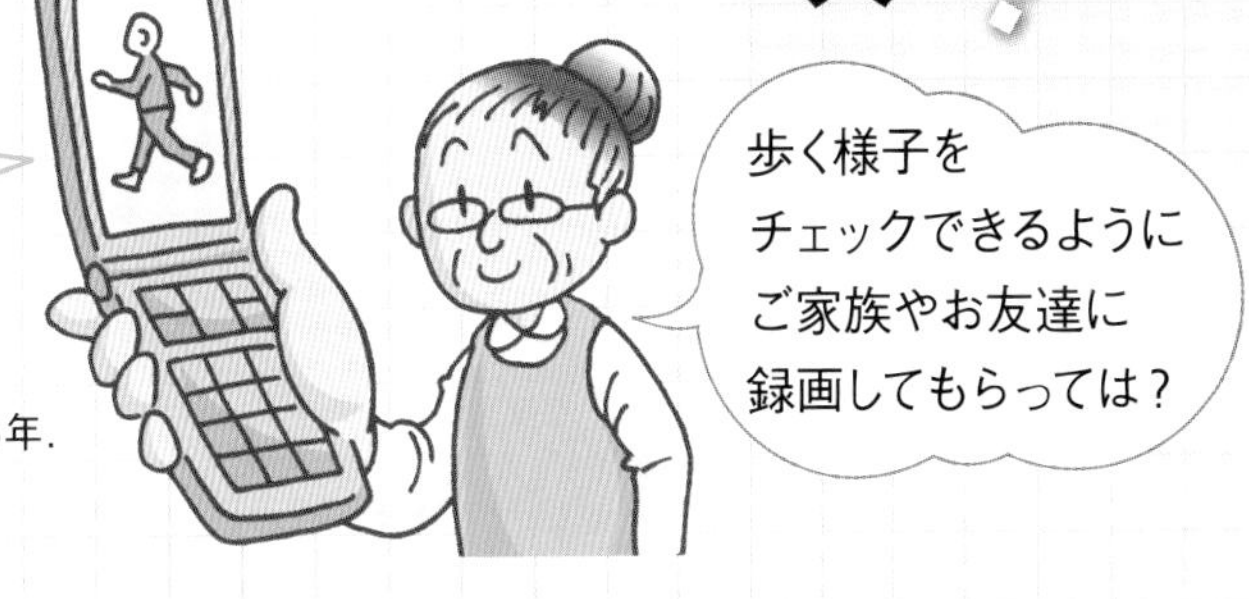
最近のケイタイは動画も撮れて便利！
歩く様子をチェックできるようにご家族やお友達に録画してもらっては？

* 林 明人. パーキンソン病に効くCDブック. マキノ出版. 2005年.
この本にはリズム音とクラシック音楽を録音したCDが
添付されています（マキノ出版　電話：03-3815-2981）。

リハビリ1《ワン》ポイント

「大きな声」と「大きな動き」の感覚を呼び戻そう！

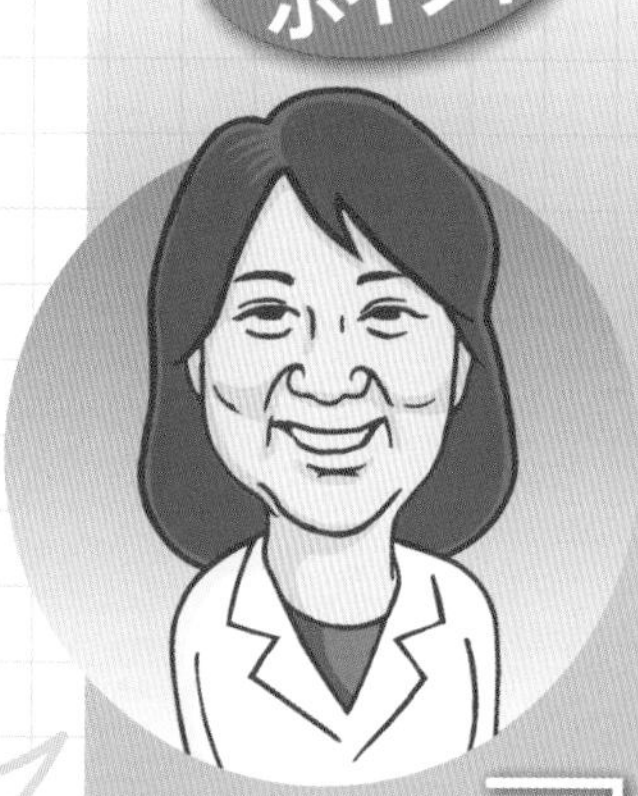

〈監修〉国立精神・神経医療研究センター病院 身体リハビリテーション部 医長（掲載当時）
小林《こばやし》 庸子《ようこ》

自分では「大きな声のつもり」、「大股で歩いているつもり」でも、周りからするとそうでもないことがよくあります。このように自分の感覚と現実とがズレたままだと、せっかくリハビリに取り組んでも、実際の声や動きが小さいために本来の効果が得られません。

　このズレを直すには、自分の声や体操の様子を録音・録画してみることをお勧めします。「あれ、思ってたよりも声や動きが小さいな…」と感じた方は、意識的に大きくするようにしてください。「やりすぎかな」と思うくらいでちょうどよいものです。ラジオ体操ではリズムに合わせようと無理するよりも、動作の回数を減らしてそのぶん大きく動かしたほうが効果が期待できます。

　近年「大きく話す・動かす」という点に特化した＊「LSVT® LOUD」「LSVT® BIG」という4週間の集中訓練法が脚光を浴びています。日本ではまだ普及途上ですが、今後は対応施設が増えていくかもしれませんね。

＊LSVT 本部のホームページ（英語）
http://www.lsvtglobal.com/

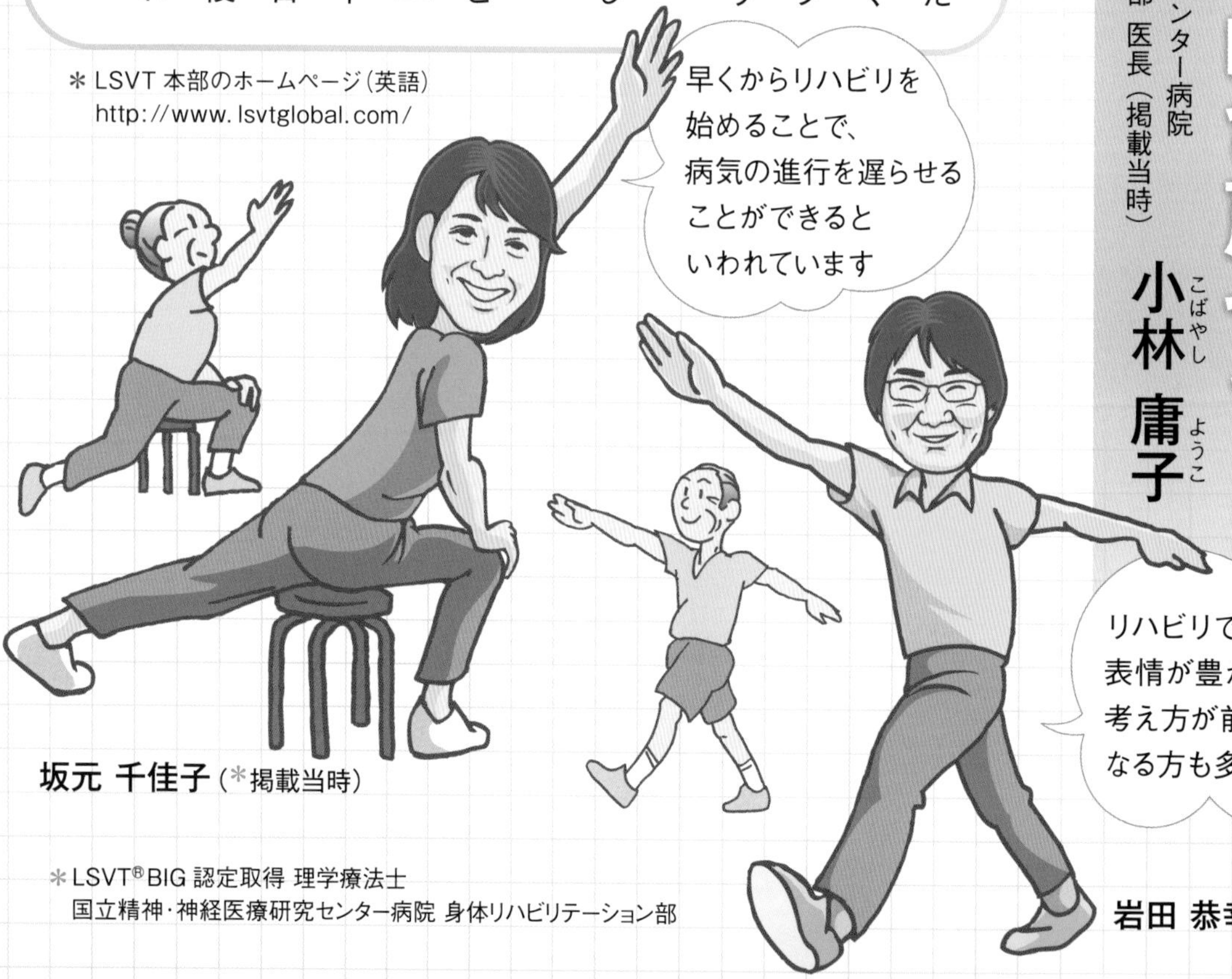
早くからリハビリを始めることで、病気の進行を遅らせることができるといわれています
リハビリで元気が出て、表情が豊かに、考え方が前向きになる方も多いですよ
坂元 千佳子（＊掲載当時）
＊LSVT®BIG 認定取得 理学療法士
国立精神・神経医療研究センター病院 身体リハビリテーション部
岩田 恭幸＊

リハビリ1《ワン》ポイント

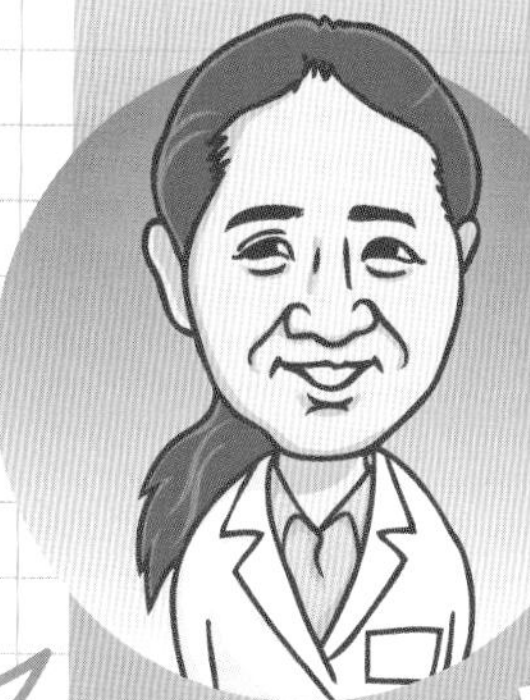

きれいな姿勢を普段から意識してみませんか

〈監修〉滋賀県立総合病院
リハビリテーション科　科長
中馬《ちゅうま》　孝容《たかよ》

姿勢は発声や呼吸、嚥下など多くの動作に影響します。パーキンソン病は病気の進行と共に身体の前傾や側屈（横に傾く）が現れやすくなりますが、ちょっとした心がけできれいな姿勢を保つことができます。実際、長く社交ダンスをされている患者さんは、発症後何年経っても背筋の伸びたよい姿勢を保ち続けています。

ご自分の姿勢を鏡で確認するだけでもだいぶ違うと思いますが、肩が凝ったら自然にトントンと肩をたたくように、普段の生活に無理なく取り入れられる、そんな運動を2つご紹介します。

一つ目はイスの背もたれをつかんで、身体を後ろにぐうっと左右にねじる運動です。もう一つは椅子に座ってバンザイをするように伸びをする運動です。どちらも座ったまま仕事の合間にもできます。

「リハビリはまだ先でよい」という方がいますが、いったん筋肉がやせてしまうと元に戻すのは一苦労です。腹筋や背筋の力が十分に残っている早期の段階から意識して姿勢を整えることが効果的です。

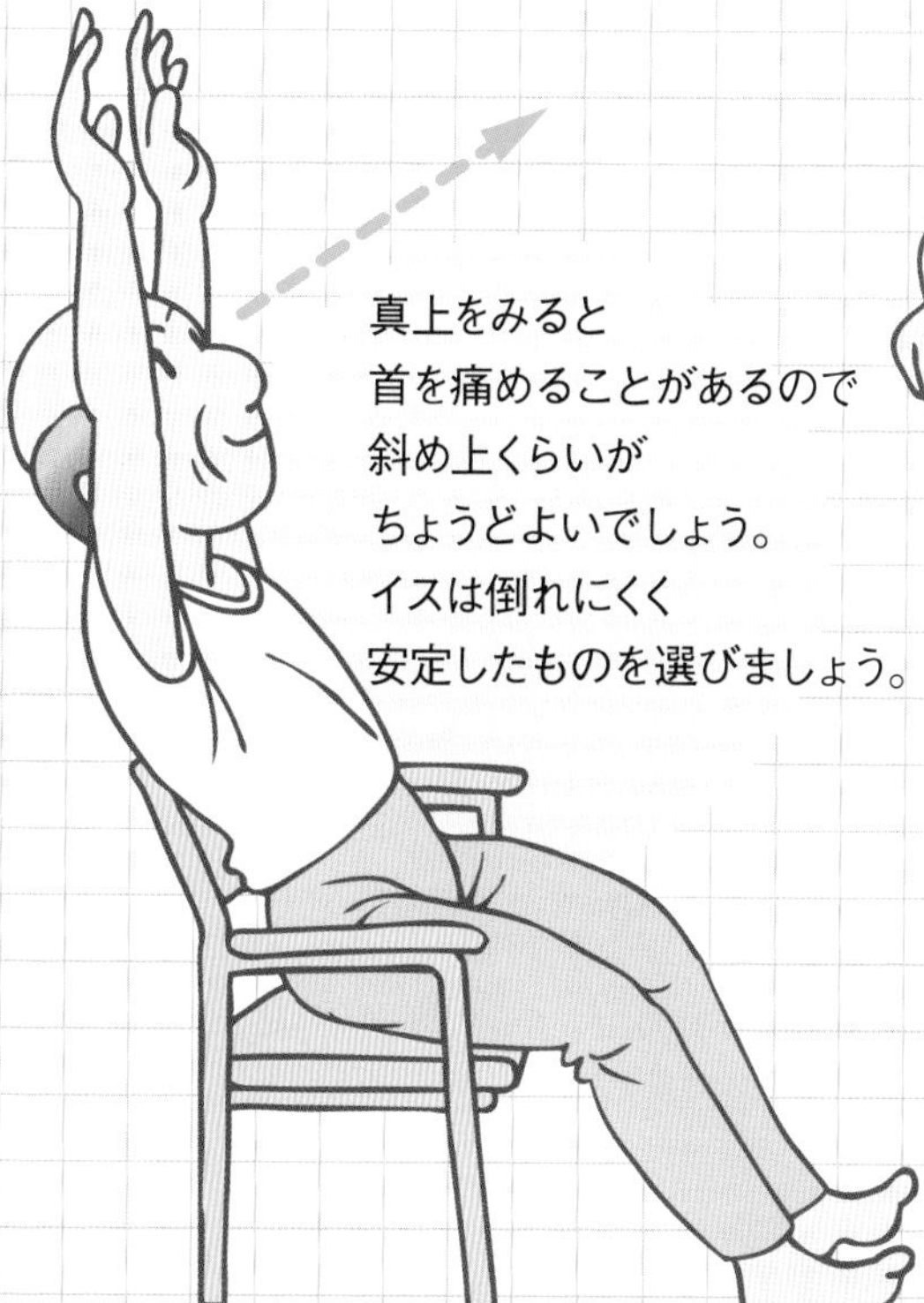

真上をみると
首を痛めることがあるので
斜め上くらいが
ちょうどよいでしょう。
イスは倒れにくく
安定したものを選びましょう。

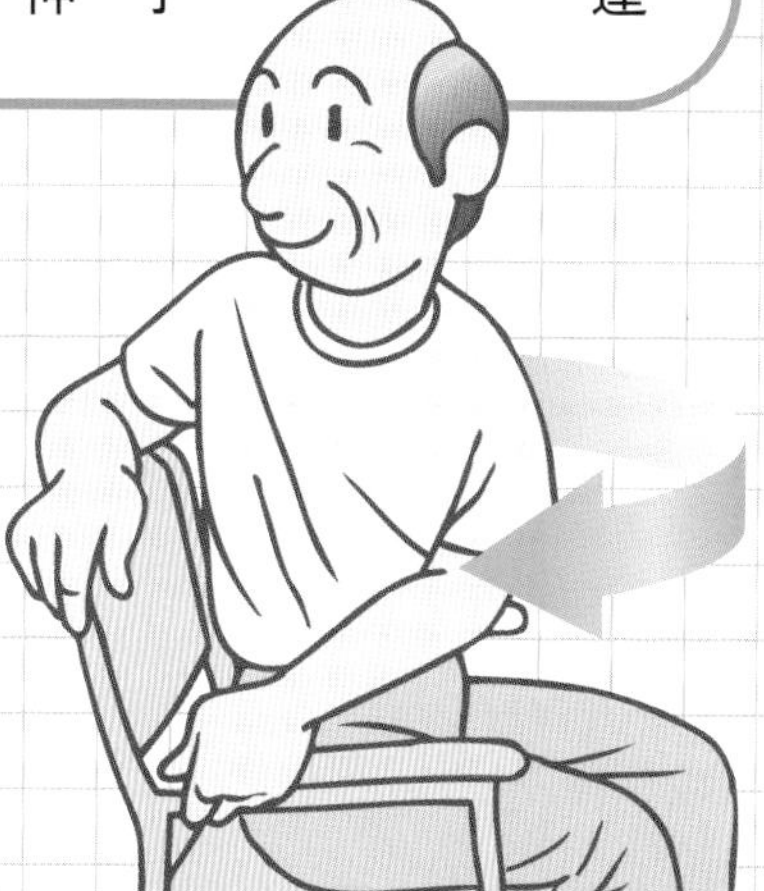

パーキンソン病の患者さんの中には
首だけで後ろを振り返ろうとする方がいます。
この運動のポイントは首だけでなく
身体全体をひねって振り返るようにすることです。

リハビリ1《ワン》ポイント

身体に"ひねり"を加える回旋運動

〈監修〉滋賀県立総合病院
リハビリテーション科 科長
中馬《ちゅうま》 孝容《たかよ》

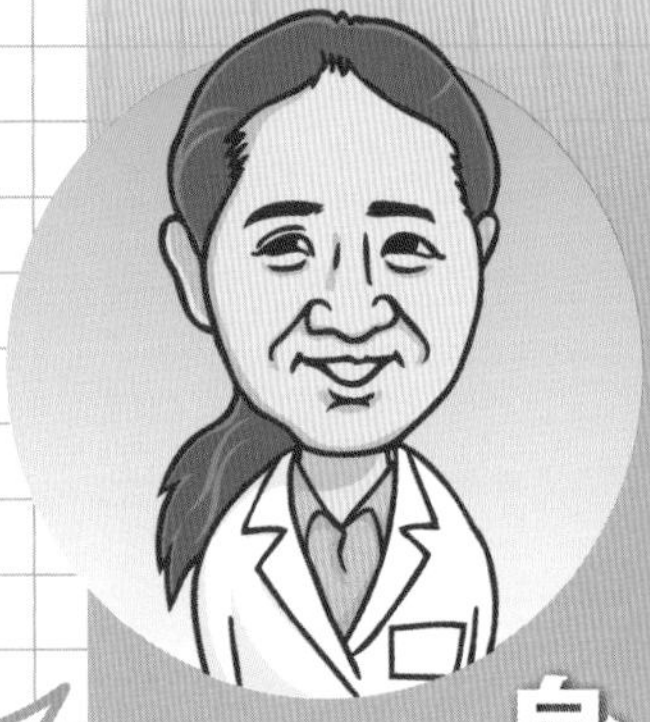

歩いている時、自然に骨盤（腰）をひねるように脚が動いていますか。パーキンソン病では身体の軸をひねる「回旋」の動きが少しずつ衰えがちです。回旋の動きが低下すると一歩一歩の歩幅が小さくなり寝返りも打ちにくくなるので、病気の特徴をよく知って早い段階から対策を意識しておきましょう。

そこで腹筋や背筋を刺激して回旋の機能を保つ簡単な運動をご紹介します。仰向けになって両ひざを軽く曲げ、腰から下をひねるように左右に動かします。この時、肩を浮かせると身体をひねってストレッチする効果が下がってしまうので、床から肩を離さないように気をつけてください。

リハビリテーションは必ずしも「特別に時間を設けて行うべきもの」というわけではなく、また「生活に支障が現れてから始めるべきもの」でもありません。「身体がほぐれて気持ちがいいな」と実感できる運動を、普段の生活の合間に早い段階から取り入れられれば、それだけ効果も期待できますし、長く続けていけると思います。

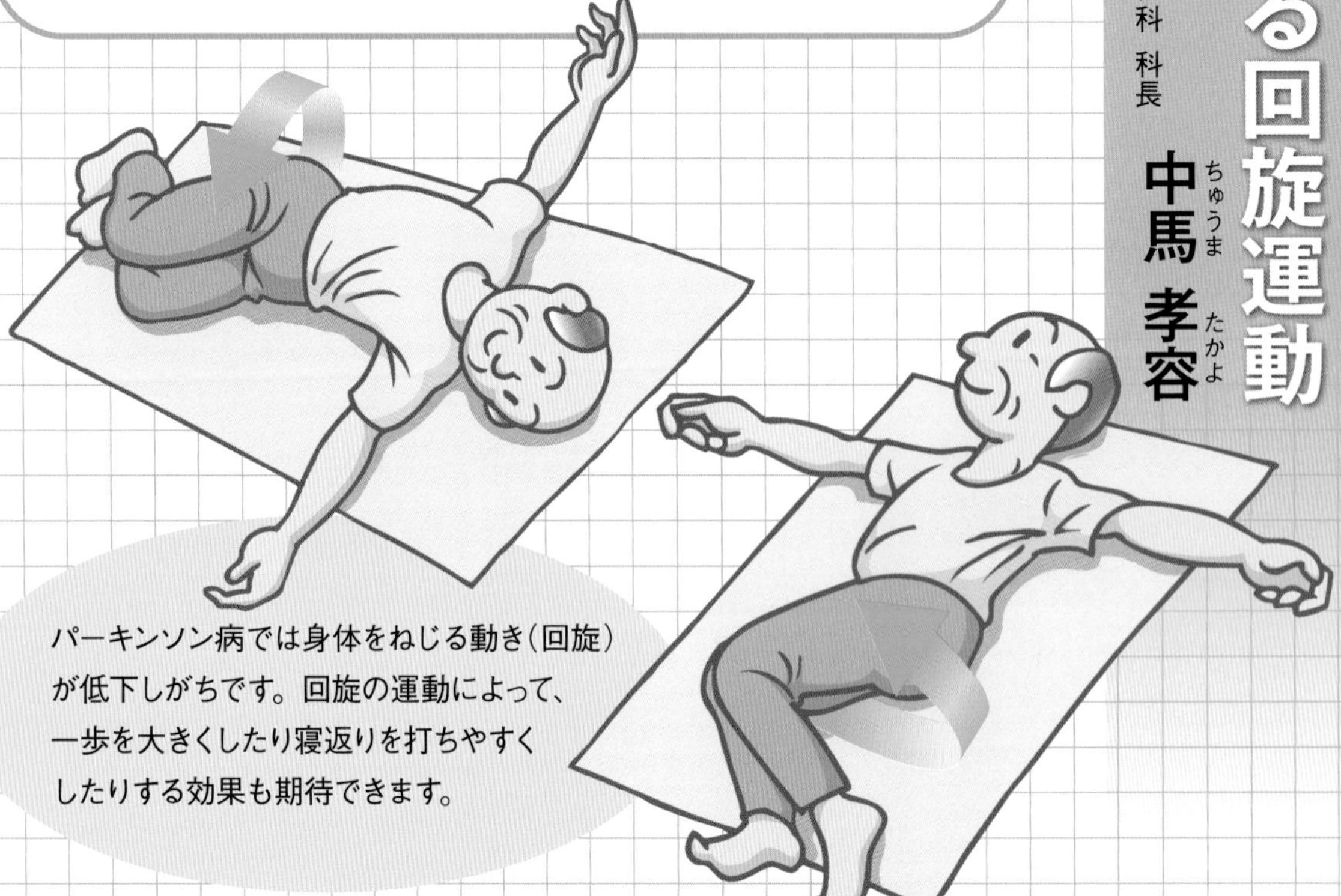

パーキンソン病では身体をねじる動き（回旋）が低下しがちです。回旋の運動によって、一歩を大きくしたり寝返りを打ちやすくしたりする効果も期待できます。

リハビリ1《ワン》ポイント

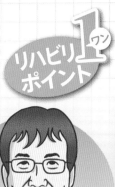

タオルや棒を使った〝ひねり〟の運動

〈監修〉北里大学医療衛生学部　教授
福田《ふくだ》　倫也《みちなり》

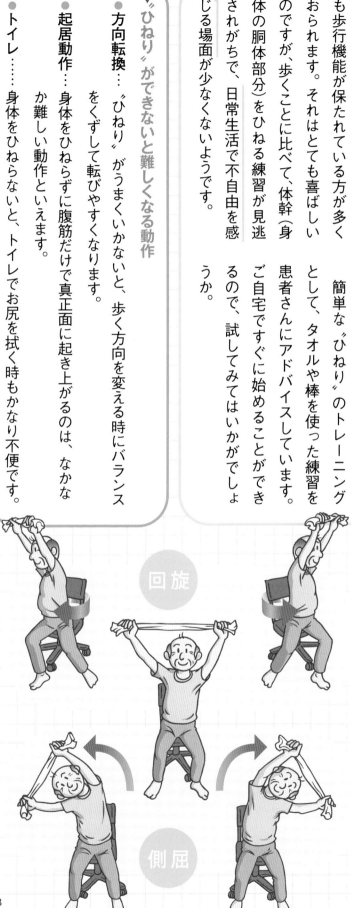

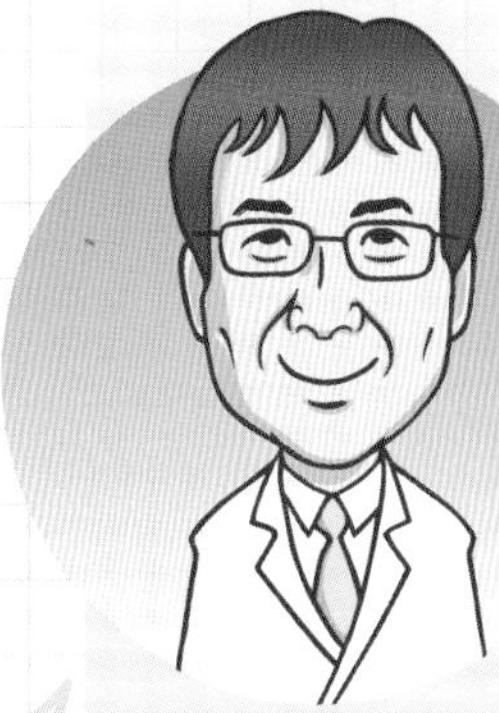

パーキンソン病の患者さんにリハビリをお勧めすると、熱心に散歩に励まれるので、比較的病期が進んでも歩行機能が保たれている方が多くおられます。それはとても喜ばしいのですが、歩くことに比べて、体幹（身体の胴体部分）をひねる練習が見逃されがちで、日常生活で不自由を感じる場面が少なくないようです。

他にもズボンをはく時やワイシャツを着る時など、何気ない動作にも体幹のひねりが重要です。

簡単な〝ひねり〟のトレーニングとして、タオルや棒を使った練習を患者さんにアドバイスしています。ご自宅ですぐに始めることができるので、試してみてはいかがでしょうか。

〝ひねり〟ができないと難しくなる動作

- **方向転換**…〝ひねり〟がうまくいかないと、歩く方向を変える時にバランスをくずして転びやすくなります。
- **起居動作**…身体をひねらずに腹筋だけで真正面に起き上がるのは、なかなか難しい動作といえます。
- **トイレ**……身体をひねらないと、トイレでお尻を拭く時もかなり不便です。

バスタオルや棒などを両手でつかみ身体をねじったり（回旋：かいせん）、左右に傾けたり（側屈：そっくつ）する運動です。

なるべくゆっくり、10往復くらいが目安ですが無理なくできる範囲で構いません。

リハビリ1《ワン》ポイント

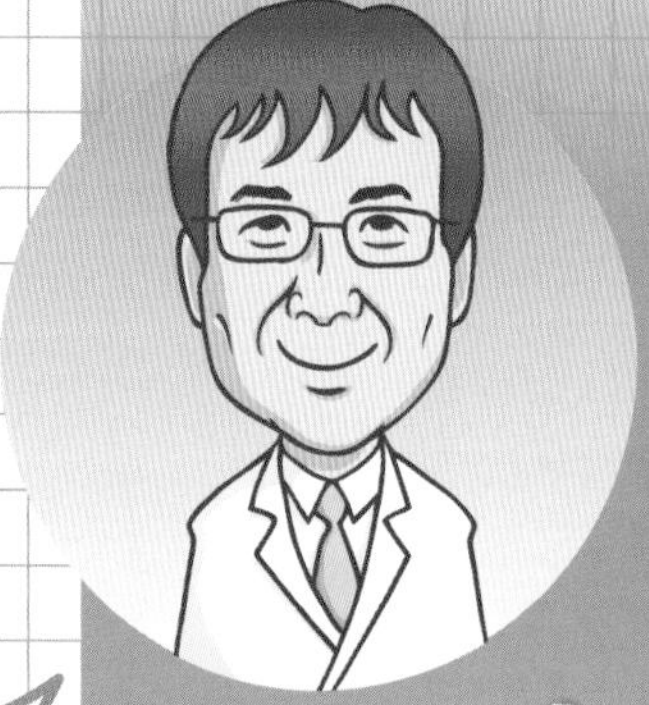

力強い〝咳払い〟で誤嚥《ごえん》を防止

〈監修〉北里大学医療衛生学部 教授
福田《ふくだ》 倫也《みちなり》

何かの拍子で食べ物が気管に入りそうになると、ごほごほっとむせますよね。これは、異物が肺に入る〝誤嚥〟を防ぐための正常な反応です。

ところが、パーキンソン病では徐々にのどの感覚が低下するため、うまく飲み込めない嚥下《えんげ》障害や誤嚥などが起こる恐れが高まります。特に問題なのは誤嚥しているのに周囲もご本人も気づかないケースです（不顕性誤嚥）。肺に異物が入ると肺炎の原因ともなりますので、早く発見することが大切です。

周囲の方が**誤嚥に気づくポイント**は、〝むせ〟以外にも

- **食事中、患者さんが何となく食べにくそうにして、食べる量や水分をとる量が減っていないか**
- **食後、タンがらみの声やぜろぜろする声になっていないか**

などがあります。

誤嚥の防止策として、**ひじかけイスを使って力強く咳払いする方法**があります。イラストのような姿勢で、エホンッ！と大きく咳き込むと、のどに残った食べ物などが出しやすくなります。咳払いの後、ぜろぜろ声が消えているかを確認するのも重要です。

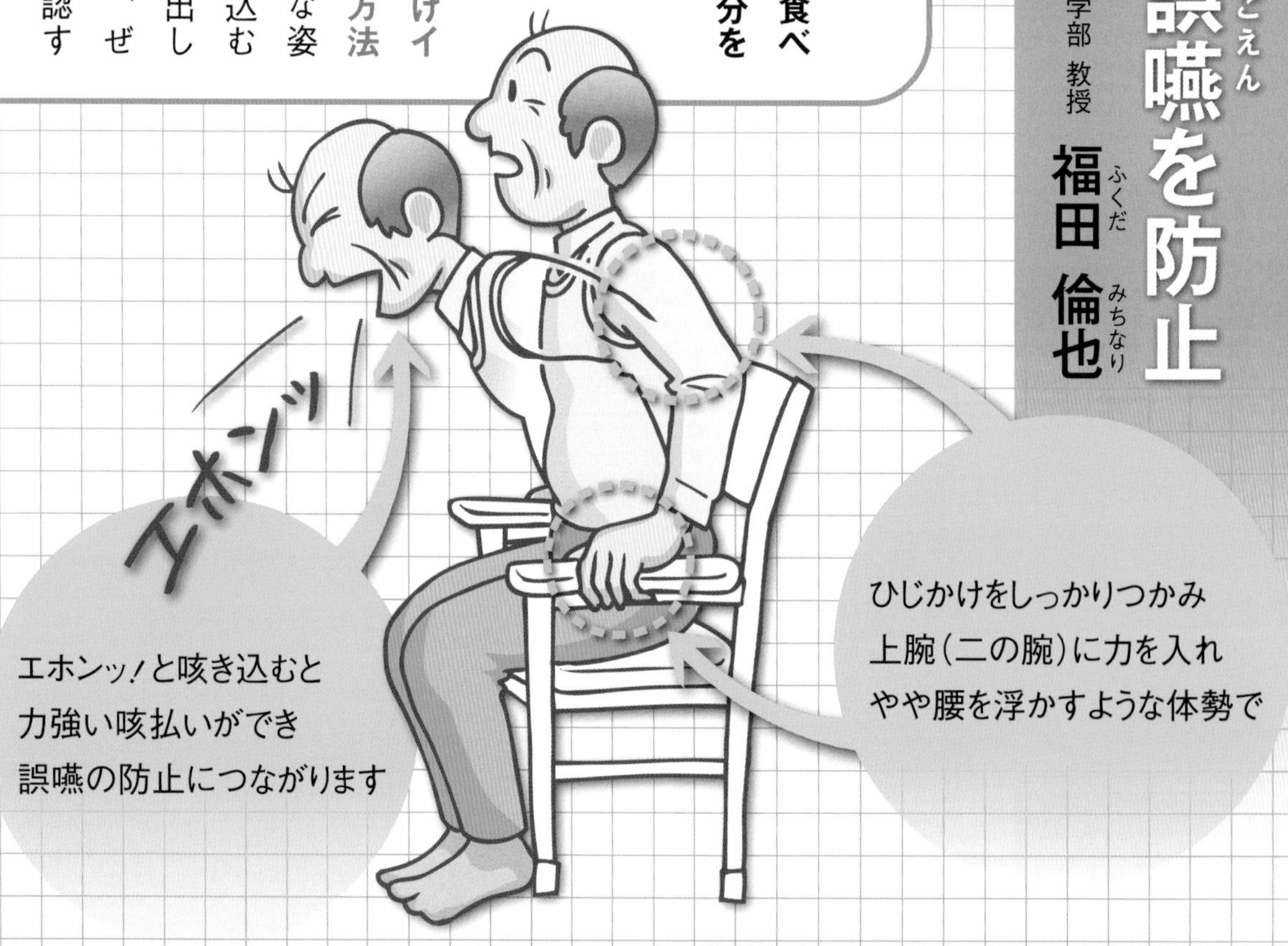
エホンッ
エホンッ！と咳き込むと
力強い咳払いができ
誤嚥の防止につながります
ひじかけをしっかりつかみ
上腕（二の腕）に力を入れ
やや腰を浮かすような体勢で

リハビリ1《ワン》ポイント

うつぶせ姿勢で一石四鳥

〈監修〉国立精神・神経医療研究センター病院
身体リハビリテーション部 医長（掲載当時）
小林《こばやし》 庸子《ようこ》

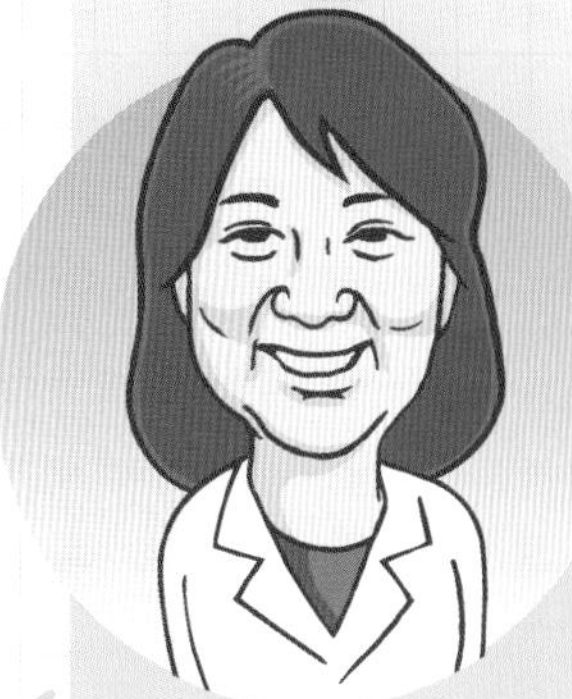

リハビリというとすぐに筋トレを思い浮かべるかもしれませんがダンベルをもち上げたり腕立て伏せをしたりして鍛えられるのは上半身の前面だけです。ただでさえ人間は身体の前側の筋力が強いので、このような筋トレばかりでは前かがみの姿勢に拍車がかかってしまいます。そこで**身体の前側をストレッチして前かがみ姿勢を防ぐ**簡単なリハビリをご紹介しましょう。

方法は**うつぶせ**になるだけ！

これだけで4つの効果があります。

① 自然に胸と腹筋が伸びる
② 背中の筋肉に力を入れやすい体勢になる
③ 股関節が自然に伸びる
④ 背中に痰をたまりにくくして肺炎予防とする

「うつぶせなんて簡単」と思われるかもしれませんが、しばらくやっていないと身体が固くなって「あれ、意外と難しいな」と感じる方が少なくありません。横になるスペースさえあればできる一石四鳥のうつぶせ姿勢。ぜひ試してみてください。

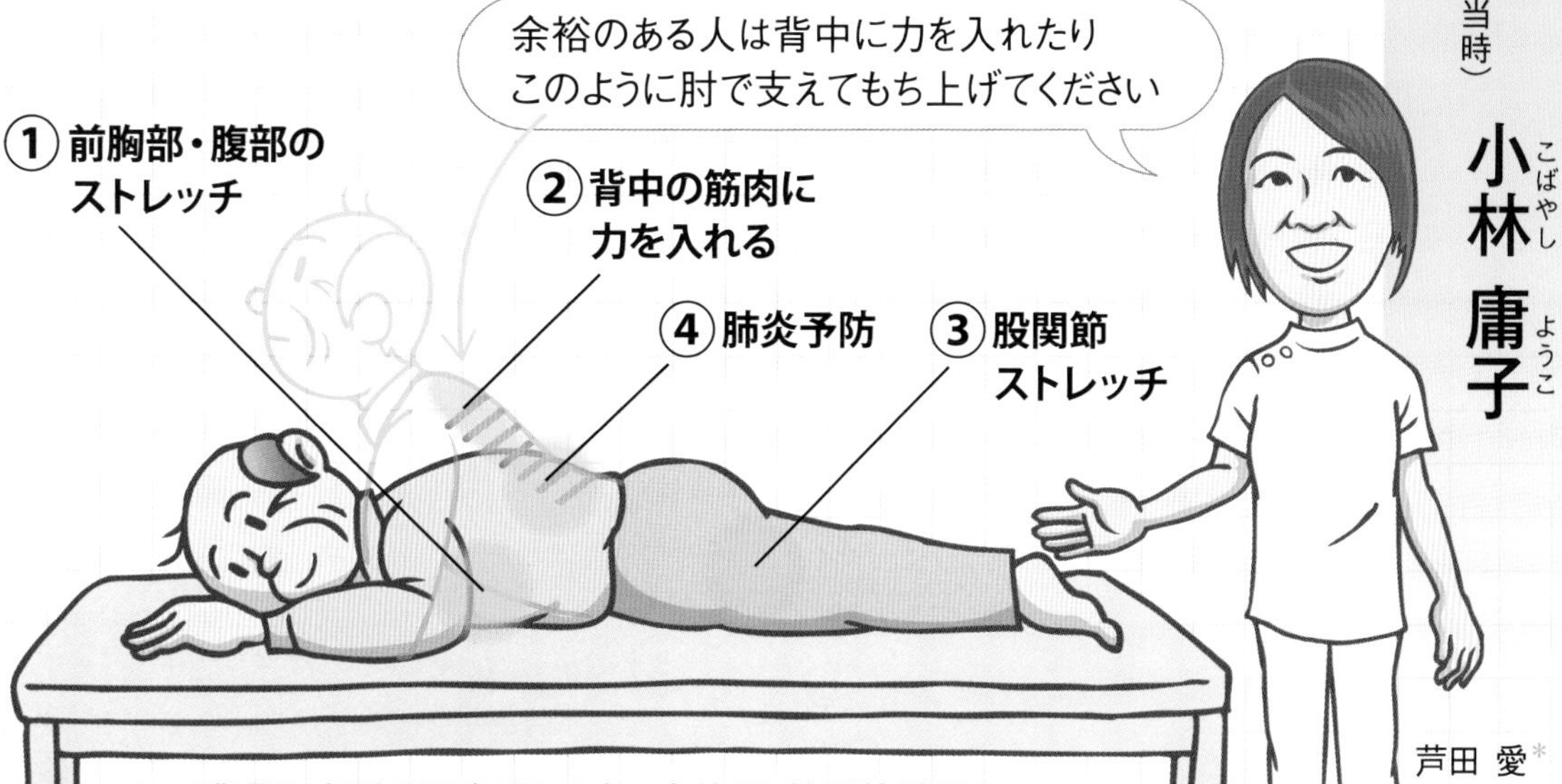
余裕のある人は背中に力を入れたり
このように肘で支えてもち上げてください
① 前胸部・腹部のストレッチ
② 背中の筋肉に力を入れる
④ 肺炎予防
③ 股関節ストレッチ

芦田 愛*

※背骨の変形や腰痛がある方は主治医・整形外科医の許可を受けてから行ってください

*国立精神・神経医療研究センター病院 身体リハビリテーション部 理学療法士

リハビリ1《ワン》ポイント

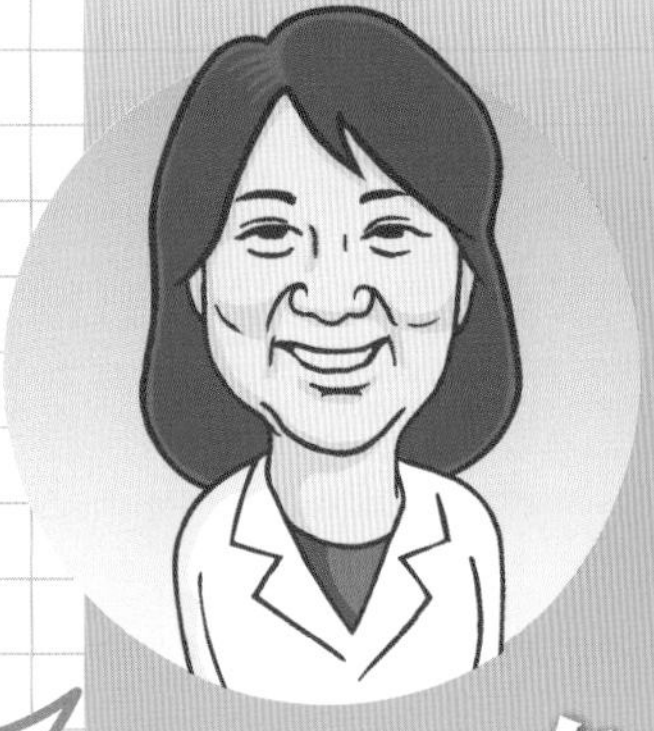

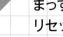

あなたの「まっすぐ」をリセットしてみませんか

〈監修〉国立精神・神経医療研究センター病院
身体リハビリテーション部 医長（掲載当時）
小林《こばやし》 庸子《ようこ》

パーキンソン病では知らず知らずのうちに少しずつ姿勢が傾いてくることがあります。いつの間にか**傾いた状態が「まっすぐ」**だと感じられてきて、本当にまっすぐな姿勢に戻すとかえって「傾いているみたいで怖い」と漏らす方がいます。

同じようなことが声の大きさにも起こる場合があります。自分では大きな声のつもりなのに、周囲からすると小さくしか聞こえません。

このような「感覚、認識のずれ」を元に戻すことを意識してみましょう。周りの人から声が小さいといわれる方は、叫ぶつもりくらいの大きい声を出す練習をしましょう。屋外や、カラオケルームなどを利用される方が多いようです。

座った時に、いつも同じ方に傾いてしまう方は**精いっぱい反対側に傾い**てみてください。戻った時に、本来のまっすぐに近づいておられると思います。鏡を見ながら1日に何度でも行ってみてください。

徐々に正そうとするよりも「自分はそれほど曲がっていない」という思いこみと共に、「まっすぐ」の基準を一気にくずすことがポイントです。ちょうどいいと思い込んでいる声やまっすぐの**感覚をリセットして本来の状態を脳に再認識**させましょう。

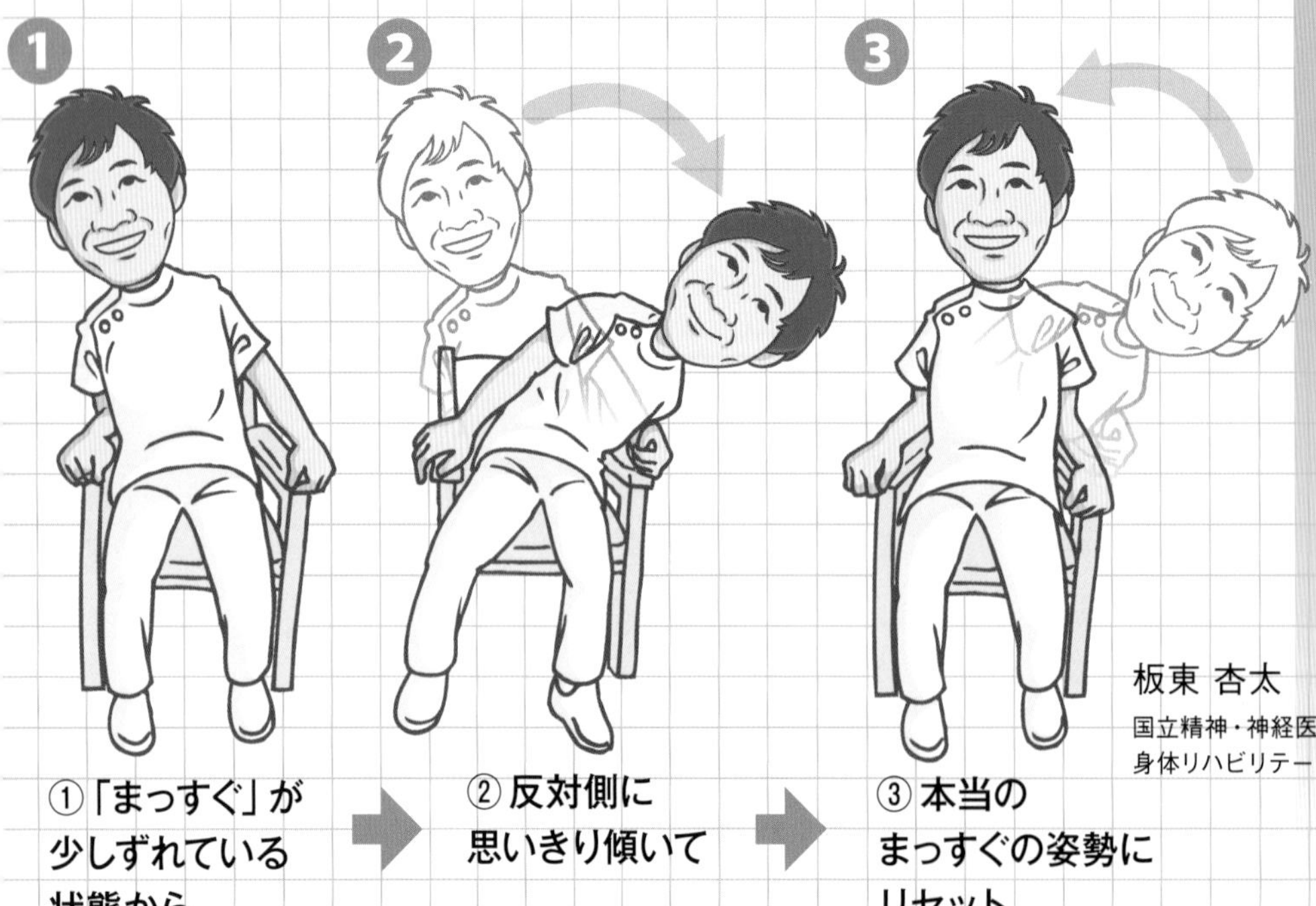

①「まっすぐ」が少しずれている状態から → ②反対側に思いきり傾いて → ③本当のまっすぐの姿勢にリセット

板東 杏太
国立精神・神経医療研究センター病院
身体リハビリテーション部 理学療法士

リハビリ1《ワン》ポイント

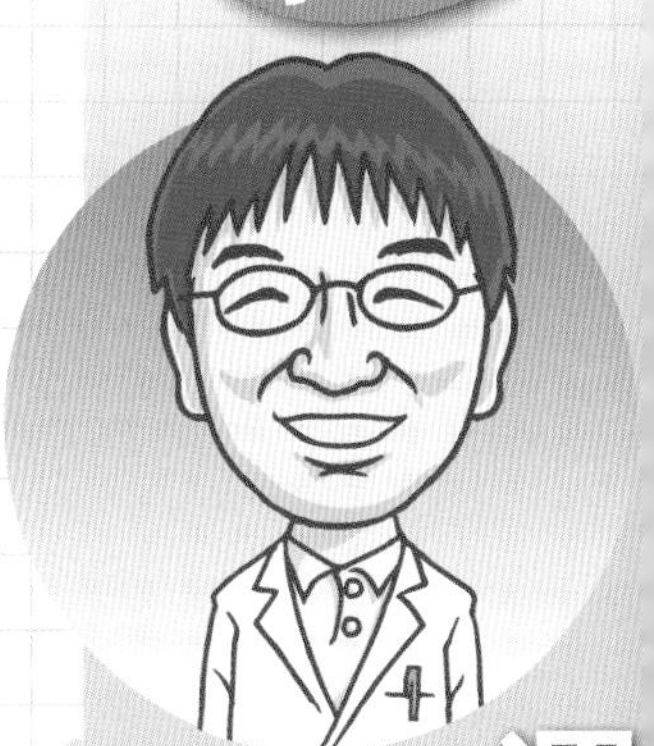

運動には家族やヘルパーさんの力も頼りになります

〈監修〉川崎医科大学 神経内科学 教授
三原《みはら》 雅史《まさひと》

パーキンソン病の患者さんにリハビリを勧める時は次のような点をお伝えしています。

- 音や目印など「リズムのある刺激」を活用
- 意識的に大きな動作をする
- 体幹（胴体）や脚の動きに気をつけて歩く
- 早い時期から運動を始める
- 定期的な集中訓練も有効

早期からリハビリしていた人は、進行してから始めた人よりも少ない薬の量で長く運動機能を保つことができるともいわれ、身体の動きがよいと頭の働きにも役立ちます。日常生活でできることから、早めにリハビリを始めましょう。あまり運動習慣がない人は、歩く時に**足の運びを意識して行う**ことから始めるのもよいです。足元が心配な方はご家族と一緒に散歩に出かけてはいかがでしょうか。

一人暮らしの患者さんは、ヘルパーさんの訪問時に「買い物」ではなく**「買い物への付き添い」**を頼めばコミュニケーションや身体を動かす機会を作れますよね。何かあってもヘルパーさんが一緒なら安心です。介護サービスをリハビリに生かせれば一石二鳥です。

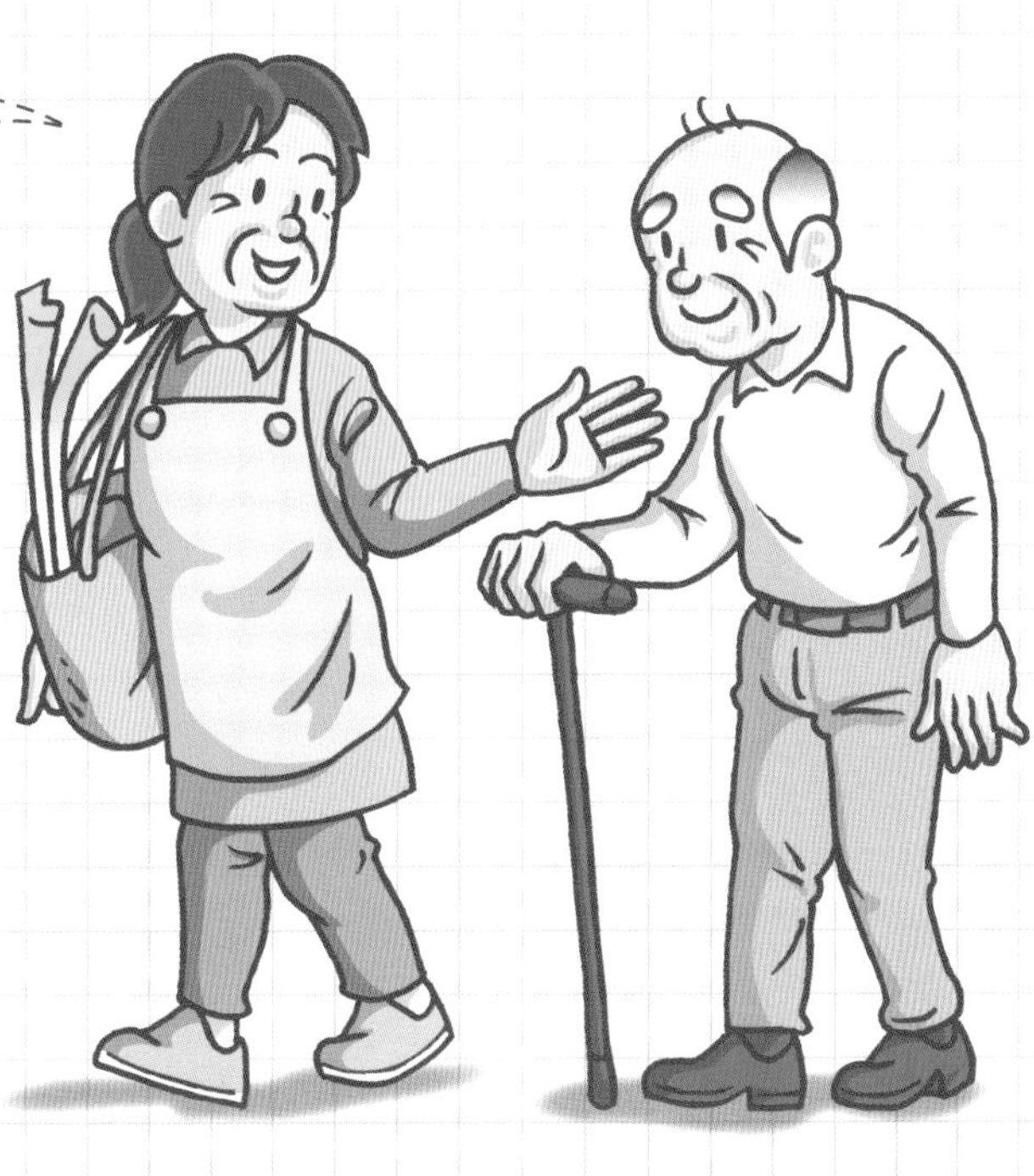
なるべく外出を心がければ
自然と身体を動かす機会が増えますすよね

リハビリ1《ワン》ポイント

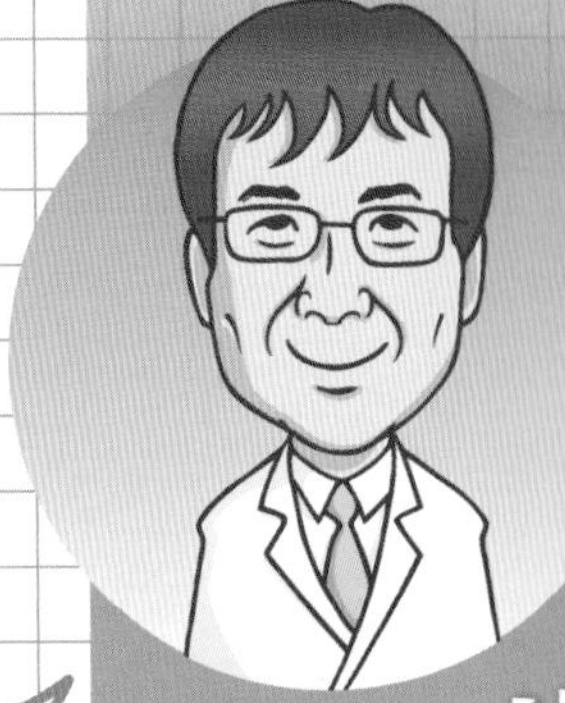

出せば出せます！発声練習

〈監修〉北里大学医療衛生学部 教授
福田《ふくだ》 倫也《みちなり》

「声が聞き取りにくい」「発音がはっきりしない」と指摘されたご経験はありますか。パーキンソン病では、のどの声帯や舌の動きが徐々に低下するため、患者さん自身は以前と同じ感覚で話していても、周りの人には早口でぼそぼそしゃべっているように聞こえることがあります。ご本人は話してもなかなか伝わらず、周囲は話が聞き取りにくいのでお互いにイライラの原因となりかねません。

ところが、診察室で「大きな声を出してください」と頼んでみると、付き添いのご家族が驚くくらい大声ではっきりと話すことができます。つまり、能力は保たれているのに、普段はあまり意識していないので実力を発揮できていないのです。

発声練習は毎日続けることが大切です。下のイラストのような方法ならご自宅で簡単にできます。「大声は近所迷惑では？」と心配な場合は、ご家族の協力を得て、部屋の窓やドアを閉めてひとりになると集中して練習しやすくなると思います。

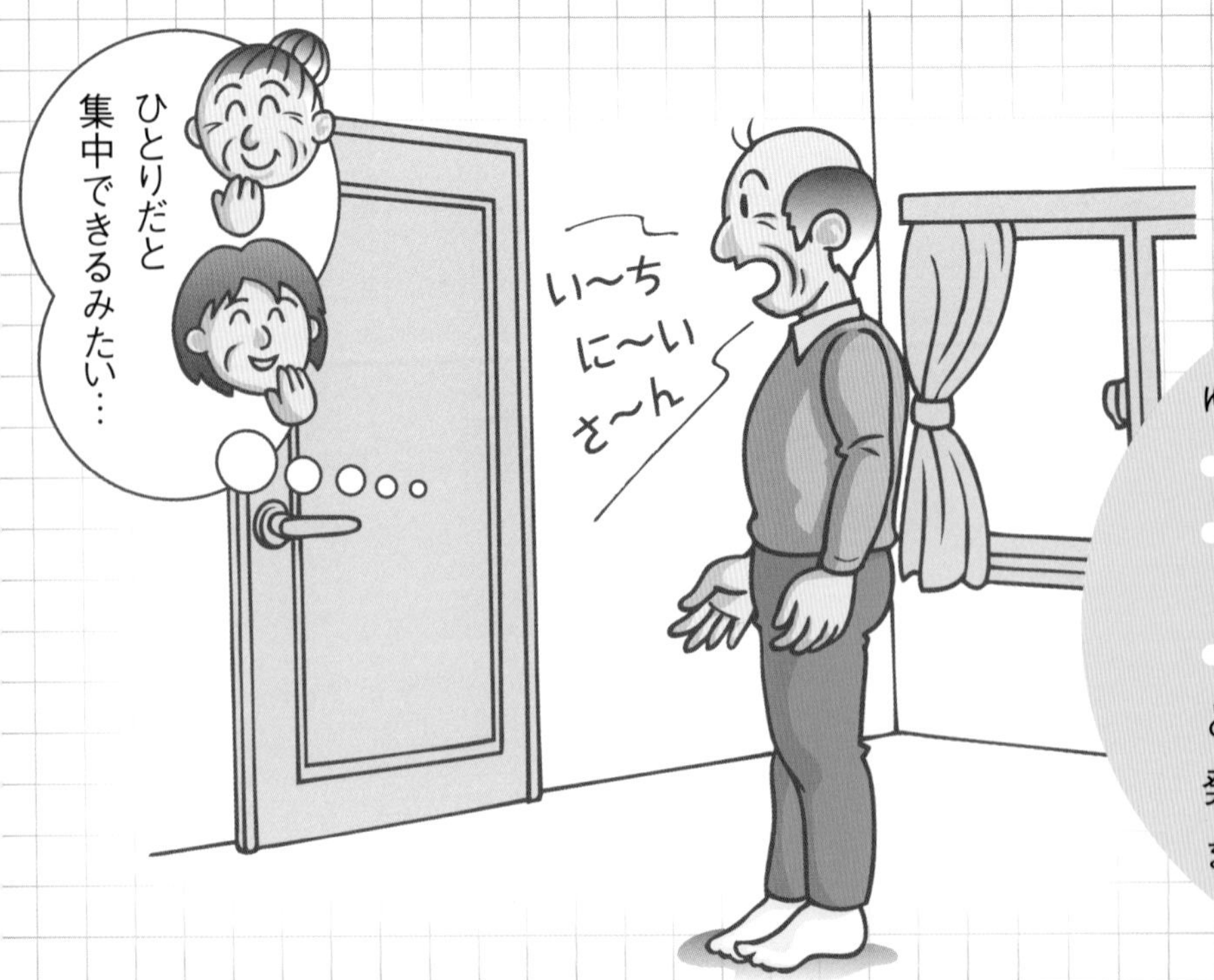

ゆっくり大きな声で
- 1から10まで数を数える
- 100〜400字くらいの短いコラムを読み上げる
- 好きな歌を歌う

といった練習で、眠っている発声能力を発揮しやすくなります。